JN292847

化学者のための薬理学

化学者のための
薬理学
Pharmacology for Chemists

J.G.キャノン 著
Joseph G. Cannon

江崎俊之 訳
Toshiyuki Esaki

地人書館

Pharmacology for Chemists
by Joseph G. Cannon

Copyright © 1999 American Chemical Society

This translation of *Pharmacology for Chemists*, originally published in English in 1999, is published by arrangement with Oxford University Press, Inc.

本書は、1999年に刊行された英語版 *Pharmacology for Chemists* を原著として、Oxford University Press, Inc. との契約により翻訳出版したものである。

Lynneへ　愛をこめて

我が伴侶としての多年の献身に感謝して

著　者

本訳書を伯父千凖と父秀方の霊に捧げる

訳者に注がれた生前の愛情に感謝して

訳　者

はじめに

　本書は，米国化学会の主催下，約20年にわたり著者が行ってきた3日間の短期講習会「化学者のための薬理学」が基になっている。製薬会社や大学などにある医薬品化学／薬物設計関係の研究室には，毎年，新しく博士課程を修了した若い化学者が多数入ってくる。彼らは，専門とする化学領域のことはよく知っている。しかし，薬理学や生理学に対する知識や理解は全くない。医薬品化学の研究が生産的であるためには，現場の化学者は，化学の専門知識と生物学を融和させ，薬理学者など生物系の共同研究者と有意義な意見交換が行えなければならない。また，彼らの化学的努力がもつ生物学的意義を正しく認識し理解している必要があろう。講習会はこのような現状を踏まえたものであった。

　著者はこの講習会を行うに当たって，講義の内容をどのようなものにすべきか考えた。そして，医薬品化学の研究者を対象とした講習会は，ヘルスケアの専門家——医師，薬剤師，歯科医師および看護婦——に対するものと同じであってはならないという結論に達した。著者は，これまでに行ってきた医薬品化学研究において実際に有用であった薬理学の側面——とりわけ物理化学的側面，分子レベルでの作用機序および代謝——を明らかにすることが重要であることに気付いた。現代の薬理学教科書のほとんどは臨床面を重視しており，薬物療法や個々の薬物の臨床的用法，投与計画に関する徹底した議論や副作用の経験的解説を特色としている。しかしこのようなアプローチは，化学者を対象とする場合には必ずしも有用ではない。

　薬理学は一貫した純粋な科学ではなく，生理学，解剖学，有機化学，生化学および物理化学をごったにした混ぜ物の科学である。したがって，化学的知識が薬理学的原理の理解に役立ち，またそうすべきであることを化学者に伝えることができる講義を工夫する必要があった。著者は，短期講習会とその成果で

ある本書において，化学を土台とし，その上に生理学や解剖学の初歩と薬理学の実用的な知識を構築することを試みた。講習会では，いくぶん冗談を含んではいるが，著者は薬理学が有機化学の一部門であることを折に触れ主張してきた。確かに，化学薬理学と医薬品化学の間にある境界線は明確ではない。しかし本書の執筆に当たっては，著者は目下の努力が医薬品化学ではなく，薬理学の解説を意図したものであることを常に意識するように心掛けた。

本書は，物理化学や生化学に対する理解はあるが，生物学についてはほとんど知識のない有機化学者を読者として想定している。また口頭による3日間の講習会では省かざるを得なかった話題も多数取り上げた。しかし本書は，薬理学の完全な教科書ではないし，そのようなことを意図してもいない。薬物のすべてのカテゴリーを含めることは，紙数などの制約により不可能であった。話題を選択した際の基準は次の三つである。

1. 現代の薬物療法と薬物研究における全般的な重要度に対する著者の主観的な評価。
2. 薬理学的原理を説明するための教材としての適否。
3. その話題に対する著者の著述能力の有無。

著者は，また読者が威圧されることがないように，本の分量を控え目に抑えることを意識的に試みた。目標としたところは，話題の紹介を通じて読者に基本的な情報を伝え，表面的で時として極度に単純化された記述の向こうにある広い薬理学の世界へ読者を誘うことにあった。各章の終わりには，さらに詳しく知りたい読者のために，参考となる文献の一覧を掲げた。読者は，本書で扱われていないカテゴリーの薬物を含め，さらに進んだ研究を自主的に遂行する上で必要な，適切かつ十分な予備知識を得るために本書を利用することもできよう。また巻末には，一般によく使用される薬理学用語の簡単な小辞典を付け，読者の便宜を図った。

本書は三つの部分から構成されている。第Ⅰ部は，薬理学がその基礎を置く化学的および生物学的な様々な話題と概念を解説する。また第Ⅱ部と第Ⅲ部では，特定のカテゴリーに属する薬物を取り上げ，実験的に観察されるそれらの薬理作用を，第Ⅰ部で説明した概念と現象に基づき合理的に説明する。そして，知的な贈り物の中で最も貴重なもの，「理解（understanding）」を得る上でこ

れらの概念が役立つことを，幾多の実例により明らかにすることを試みる．

Iowa City, Iowa　　　　　　　　　　　　　　　　　J. G. C.
1998年9月

目　　次

はじめに ……………………………………………………………… 7

第 I 部　薬理学の化学的および生物学的基礎

第 1 章　薬理学の一般概念　25
- 1.1　生体膜　25
  - 1.1.1　膜の構造　25
  - 1.1.2　イオンチャンネル　28
  - 1.1.3　流動モザイクモデル　29
  - 1.1.4　膜構造の化学的詳細　30
- 1.2　水：構造と薬理学的意義　31
- 1.3　薬物の溶出　33
- 1.4　有機分子の膜透過　33
  - 1.4.1　受動拡散　33
  - 1.4.2　能動輸送　33
  - 1.4.3　速度論のタイプ　34
  - 1.4.4　飲作用　34
- 1.5　疎水性，親水性および分配係数　34
- 1.6　薬物の吸収と輸送　35
  - 1.6.1　薬物の酸性度と塩基性度の重要性　35
  - 1.6.2　絨毛の役割　36
  - 1.6.3　薬物の吸収に影響を及ぼすその他の因子　37
  - 1.6.4　その他の吸収部位　37

1.6.5　薬物の分布 ………………………………………………… 39
　1.6.6　血漿タンパク質への薬物の結合 ………………………… 39
1.7　血液脳関門 ……………………………………………………… 41
　1.7.1　生理学 ………………………………………………………… 41
　1.7.2　関門と有機小分子 …………………………………………… 41
　1.7.3　関門とタンパク質およびペプチド ………………………… 42
　1.7.4　血液脳関門に影響を及ぼす外部因子 ……………………… 42
1.8　胎盤膜を横切る輸送 ……………………………………………… 43
1.9　薬物とその代謝物の貯蔵部位 ………………………………… 44

第2章　薬物動態学 ……………………………………………… 47
2.1　生物学的利用能 ………………………………………………… 47
2.2　コンパートメント ……………………………………………… 47
2.3　クリアランス …………………………………………………… 48
2.4　分布容積 ………………………………………………………… 49
2.5　一次消失速度論 ………………………………………………… 50
2.6　生物学的半減期 ………………………………………………… 52
2.7　複合吸収消失モデル …………………………………………… 54
2.8　非線形薬物動態学 ……………………………………………… 55

第3章　薬物の代謝 ……………………………………………… 57
3.1　生体異物の代謝 ………………………………………………… 57
3.2　腎臓の微細解剖学的構造と機能 ……………………………… 57
3.3　薬物の排泄における腎臓の役割 ……………………………… 59
　3.3.1　糸球体濾過と尿細管再吸収 ………………………………… 59
　3.3.2　尿細管分泌 …………………………………………………… 60
　3.3.3　尿細管再吸収に及ぼすpHの影響 ………………………… 61
3.4　薬物とその代謝物の腎臓外排泄経路 ………………………… 61
3.5　望ましくない代謝的結果 ……………………………………… 62
　3.5.1　致死合成 ……………………………………………………… 62

3.5.2　難溶性代謝物 ·· 63
　3.6　鏡像体間における代謝的運命の差 ·· 64
　3.7　生体内薬物代謝 ·· 65
　　3.7.1　肝ミクロソーム代謝 ·· 65
　　3.7.2　初回通過代謝 ·· 66
　　3.7.3　酵素誘導 ··· 66
　　3.7.4　薬物動態耐性 ·· 67
　　3.7.5　薬物による代謝酵素の阻害 ·· 67
　3.8　薬物代謝の化学的側面 ·· 68
　　3.8.1　第Ⅰ相薬物代謝（官能基化反応） ·· 68
　　　3.8.1.1　酸化 ·· 68
　　　3.8.1.2　還元 ·· 72
　　　3.8.1.3　エステルとアミドの加水分解型開裂 ······························· 73
　　3.8.2　第Ⅱ相薬物代謝（抱合反応） ·· 74
　　　3.8.2.1　アセチル化 ·· 74
　　　3.8.2.2　グルクロン酸抱合と硫酸抱合 ······································ 75
　　　3.8.2.3　アミノ酸抱合 ··· 75
　　　3.8.2.4　グルタチオン抱合 ·· 76
　3.9　薬物代謝の動物種差 ··· 77
　3.10　ヒトにおける薬物代謝の遺伝的変異 ·· 77
　3.11　薬物代謝の年齢差と性差 ·· 79

第4章　薬物受容体 ·· 81
　4.1　受容体部位と薬物結合部位 ·· 81
　　4.1.1　用語の定義 ··· 81
　　4.1.2　受容体の単離 ·· 82
　　4.1.3　受容体の化学的性質 ·· 82
　　4.1.4　薬物-受容体相互作用 ··· 84
　　　4.1.4.1　薬物-受容体相互作用の化学的様式 ································ 85
　　4.1.5　受容体の不斉性：3点取付け仮説 ··· 87

4.2	構造非特異的薬物と構造特異的薬物	88
4.3	作動薬と拮抗薬：薬物作用の占有理論	89
	4.3.1 占有の定義	89
	4.3.2 親和性と固有活量	90
	4.3.3 占有理論の弱点	92
4.4	作動薬と拮抗薬：薬物作用の速度理論	92
4.5	競合的拮抗薬と非競合的拮抗薬	93
4.6	誘導適合	94
4.7	不完全作動薬と逆作動薬	94
4.8	薬物受容体としての酵素	95
	4.8.1 酵素阻害のタイプ	95
	4.8.2 薬理学における酵素反応速度論	96
	4.8.3 遷移状態類似体	97
	4.8.4 活性部位特異的不可逆阻害薬	98
	4.8.5 自殺基質	98

第 5 章 薬理試験の原理　　101

5.1	親和性（結合）試験	101
	5.1.1 原理	101
	5.1.2 妥当性の判定基準	102
	5.1.3 ハイスループット自動試験	103
	5.1.4 細胞試験	104
5.2	生体反応の定量化	104
	5.2.1 用量-反応曲線	104
	5.2.2 生物学的変動	104
	5.2.3 薬理試験の種類と用途	105
5.3	タキフィラキシー：薬物耐性	108
5.4	蓄積	109
5.5	有効量の定量的説明	110
5.6	競合的拮抗作用と非競合的拮抗作用の識別	111

5.7 悉無型試験	112
5.8 治療係数	116
5.8.1 用量-反応曲線の勾配	116
5.8.2 治療係数表現の難点	118
5.8.3 臨床的意味	118
5.9 用量の数値表現	118

第Ⅱ部　末梢および中枢神経系

第6章 神経系の解剖学的構造と生理学の基本概念 … 123
- 6.1 神経系とその関連効果器官の解剖学的構造と機能 … 123
  - 6.1.1 神経細胞 … 123
  - 6.1.2 脳 … 125
  - 6.1.3 脊髄 … 127
  - 6.1.4 末梢神経と脊髄 … 128
  - 6.1.5 運動神経と筋肉の生理学的分類 … 130
  - 6.1.6 神経インパルスの伝導 … 132
  - 6.1.7 回復のプロセス … 134
  - 6.1.8 髄鞘 … 134
- 6.2 シナプスを介した神経インパルスの伝達 … 136
  - 6.2.1 シナプスの解剖学的構造 … 136
  - 6.2.2 化学物質による仲介 … 136
- 6.3 自律神経系への序論 … 139
  - 6.3.1 生理学的側面 … 139
  - 6.3.2 シナプス後およびシナプス前受容体 … 141
  - 6.3.3 自律神経系の生化学的分類 … 142

第7章 ノルアドレナリンおよびドパミン作動性神経系 … 145
- 7.1 ノルアドレナリン作動系 … 145
  - 7.1.1 ノルアドレナリン作動性節後神経終末 … 145

7.1.2 ノルアドレナリン作動性神経伝達物質の生合成 —— 146
7.1.3 ノルアドレナリン作動性神経伝達物質の酵素的不活性化 —— 148
 7.1.3.1 カテコール-*O*-メチル転移酵素 —— 149
 7.1.3.2 モノアミン酸化酵素 —— 150
7.1.4 フェニルケトン尿症 —— 151
7.1.5 アドレナリン受容体の分類 —— 151
 7.1.5.1 アドレナリンβ受容体のサブタイプ —— 152
 7.1.5.2 アドレナリンα受容体のサブタイプ —— 153
7.1.6 アドレナリンβ受容体の生化学 —— 153
7.1.7 アドレナリンα受容体の生化学 —— 157
7.1.8 直接，間接および混合作用型アドレナリン作動薬 —— 157
7.1.9 イミダゾリン類 —— 159
7.1.10 アドレナリン受容体刺激薬の治療的用途 —— 160
7.1.11 アドレナリン受容体遮断薬 —— 161
7.1.12 交感神経遮断薬：神経終末における
    ノルエピネフリンの枯渇 —— 164
7.2 ドパミン作動系 —— 165
 7.2.1 生理学 —— 165
 7.2.2 パーキンソン症候群 —— 166
  7.2.2.1 病因 —— 166
  7.2.2.2 パーキンソン病の薬物療法 —— 167
  7.2.2.3 パーキンソン病患者におけるドパの副作用 —— 167
  7.2.2.4 ドパ療法の問題点 —— 168
  7.2.2.5 カルビドパ —— 168

第8章 コリン作動系 —— 171
8.1 アセチルコリン不活性化酵素 —— 171
8.2 コリン作動性神経終末の構造と生理学 —— 172
8.3 アセチルコリン受容体の種類 —— 175
 8.3.1 薬理学的分類 —— 175

8.3.2 アセチルコリン受容体の化学的性質 176
8.4 ムスカリン受容体の作動薬と不完全作動薬 176
8.5 ニコチン様作動薬 178
　8.5.1 ニコチンの薬理学 178
　8.5.2 ニコチン受容体刺激薬の今後の治療的用途 179
8.6 間接作用型コリン作動薬 180
　8.6.1 アセチルコリンエステラーゼとコリンエステラーゼの阻害薬 180
　　8.6.1.1 アセチルコリンの酵素加水分解 180
　　8.6.1.2 アセチルコリンエステラーゼとコリンエステラーゼの阻害薬 181
　8.6.2 アセチルコリン遊離促進薬 184
8.7 アセチルコリン受容体刺激薬の治療的用途 184
8.8 ニコチン受容体遮断薬 186
　8.8.1 神経節遮断薬 186
　8.8.2 神経筋遮断薬 186
　　8.8.2.1 神経筋遮断薬の用途 188
　　8.8.2.2 神経筋遮断薬の*in vivo*運命 189
8.9 ムスカリン受容体遮断薬 189
　8.9.1 ムスカリン受容体遮断薬の末梢作用 189
　8.9.2 ムスカリン受容体遮断薬の中枢作用 191
8.10 認知機能不全：アルツハイマー症候群 192

第9章 中枢神経系 I：向精神薬 195
9.1 中枢神経系の薬理学で一般に使用される用語 195
9.2 中枢神経系における神経伝達物質の生化学と生理学 196
　9.2.1 セロトニン（5-ヒドロキシトリプタミン，5-HT），
　　　　　　　　　　　　　　ブホテニン，メラトニン 197
　　9.2.1.1 セロトニンとブホテニン 197
　　9.2.1.2 メラトニン 199
　　9.2.1.3 セロトニン受容体 200
　9.2.2 γ-アミノ酪酸（GABA） 201

9.2.3 グルタミン酸 ･･･ 202
9.2.4 グリシン ･･ 204
9.2.5 アスパラギン酸 ･･ 205
9.2.6 アデノシンとアデノシンリン酸エステル類 ･･････････････････････････ 205
9.2.7 ヒスタミン ･･･ 206
9.2.8 性腺ステロイドホルモン類 ･･･ 207
9.2.9 一酸化窒素 ･･･ 207
9.2.10 ペプチド系神経伝達物質 ･･ 208
9.2.11 神経伝達物質の生理学的な相互関係 ････････････････････････････････ 209
9.3 脳の各領野の機能 ･･･ 211
9.4 向精神薬候補の動物スクリーニング ･･････････････････････････････････････ 211
9.5 抗うつ薬 ･･･ 214
9.6 コカイン ･･･ 218
9.7 気分安定薬 ･･･ 218
9.8 抗不安薬 ･･･ 220
9.9 抗精神病薬 ･･･ 222

第10章 中枢神経系Ⅱ：鎮静薬と催眠薬 229

10.1 定義 ･･ 229
10.2 急速眼球運動睡眠 ･･ 229
10.3 エタノール ･･ 230
10.4 非バルビツレート，非ベンゾジアゼピン系の鎮静薬と催眠薬 ･･････････････ 231
10.5 ベンゾジアゼピン類 ･･ 232
10.6 バルビツレート類 ･･ 233
10.6.1 二日酔い ･･ 233
10.6.2 バルビツレート類の薬理学的分類 ･･････････････････････････････････ 234
10.6.3 バルビツレート中毒 ･･ 237

第11章 鎮痛薬Ⅰ：生理学的および生化学的側面 239

11.1 痛みと鎮痛 ･･ 239

11.2 動物とヒトにおける鎮痛薬の効力評価 240
11.3 痛みの発生と認知の生理学的および生化学的側面 242
11.4 非麻薬性鎮痛薬と非ステロイド系抗炎症薬 242
　11.4.1 サリチレート系抗炎症鎮痛薬 242
　　11.4.1.1 代謝と排泄 243
　　11.4.1.2 その他のサリチレート系薬物 243
　11.4.2 炎症症候群 244
　　11.4.2.1 プロスタグランジン 245
　　11.4.2.2 抗炎症鎮痛薬の作用機序 247
　　11.4.2.3 胃に対する抗炎症鎮痛薬の副作用 249
　　11.4.2.4 ライ症候群 249
　　11.4.2.5 非サリチレート系抗炎症鎮痛薬 250
　11.4.3 コールタール鎮痛薬 251
　　11.4.3.1 コールタール鎮痛薬の慢性毒性 252
　　11.4.3.2 コールタール鎮痛薬の解熱作用 253
　11.4.4 痛みの分類 253
　11.4.5 カプサイシン 254

第12章 鎮痛薬Ⅱ：オピオイド鎮痛薬 257

12.1 用語について 257
12.2 モルヒネ様鎮痛薬 257
12.3 オピオイド薬物の拮抗薬 262
12.4 鎮痛受容体 263
　12.4.1 κ作動薬，ペンタゾシン 264
12.5 鎮痛受容体の内因性作動薬 265
12.6 エンドルフィンとオピオイドの鎮痛作用機序 267
12.7 オピオイドと鎮痛ペプチドの耐性ならびに依存性 268
12.8 内因性鎮痛物質の生理学的意味 269

第13章 全身および局所麻酔薬 ……………………………… 271
　13.1 全身麻酔薬 ……………………………………………… 271
　　13.1.1 吸入麻酔薬 ………………………………………… 271
　　13.1.2 静脈麻酔薬 ………………………………………… 275
　13.2 局所麻酔薬 ……………………………………………… 276

第Ⅲ部　末梢器官系の薬理学

第14章 心血管系Ⅰ：解剖学的構造と生理機能，高血圧症，高脂血症／
　　　 アテローム性動脈硬化症および心筋梗塞 ……………… 281
　14.1 心臓の解剖学的構造と生理機能 ………………………… 281
　14.2 高血圧症 ………………………………………………… 283
　　14.2.1 血圧の生理的調節 …………………………………… 283
　　14.2.2 高血圧症の臨床的カテゴリー ……………………… 285
　　14.2.3 高血圧症の治療への挑戦と戦略 …………………… 287
　　14.2.4 抗高血圧症薬 ……………………………………… 288
　　　14.2.4.1 利尿薬 ………………………………………… 288
　　　14.2.4.2 交感神経遮断薬 ……………………………… 288
　　　14.2.4.3 血管拡張薬 …………………………………… 291
　　　14.2.4.4 アンギオテンシン変換酵素（ACE）阻害薬 … 293
　14.3 高脂血症／アテローム性動脈硬化症 …………………… 294
　　14.3.1 病理学 ……………………………………………… 294
　　14.3.2 リポタンパク質の化学と生理学 …………………… 295
　　14.3.3 高脂血症の薬物療法 ………………………………… 297
　14.4 心筋梗塞 ………………………………………………… 299
　　14.4.1 血液凝固の生理学 …………………………………… 300
　　14.4.2 抗凝血薬 …………………………………………… 301
　　14.4.3 血栓溶解薬 ………………………………………… 304
　　14.4.4 抗血小板薬 ………………………………………… 304

第15章 心血管系Ⅱ：不整脈と心筋虚血 — 307
15.1 不整脈 — 307
15.1.1 病理学 — 307
15.1.2 不整脈の薬物療法 — 308
15.1.2.1 クラスⅠ抗不整脈薬 — 308
15.1.2.2 クラスⅡ抗不整脈薬 — 312
15.1.2.3 クラスⅢ抗不整脈薬 — 312
15.1.2.4 クラスⅣ抗不整脈薬 — 313
15.2 心筋虚血 — 313
15.2.1 病理学と病因学 — 313
15.2.2 狭心症の薬物療法 — 317

第16章 心血管系Ⅲ：うっ血性心不全と利尿薬 — 321
16.1 うっ血性心不全 — 321
16.1.1 病因学 — 321
16.1.2 強心配糖体の化学構造と薬理学的効果 — 322
16.1.3 ジギタリス受容体 — 323
16.1.4 強心配糖体の作用機序 — 324
16.1.5 強心配糖体の薬理学的に重要な物理化学的性質 — 325
16.1.6 強心配糖体の臨床的側面 — 325
16.1.7 その他のうっ血性心不全治療薬 — 326
16.2 利尿薬 — 327
16.2.1 腎臓の解剖学的構造と生理学：尿の生成 — 327
16.2.2 各種利尿薬とその利尿機序 — 328
16.2.2.1 体内の酸塩基平衡を変化させる利尿薬 — 329
16.2.2.2 尿細管輸送機構を変化させる利尿薬 — 330
16.2.2.2.1 水銀利尿薬 — 331
16.2.2.2.2 Na^+-Cl^-共輸送阻害薬 — 331
16.2.2.2.3 Na^+-K^+-$2Cl^-$共輸送阻害薬 — 332
16.2.2.2.4 アルドステロン拮抗薬 — 333

16.2.2.2.5 その他のカリウム保持性利尿薬 ……………… 336
　　　16.2.2.2.6 キサンチン類 ……………………………… 336

第17章 ヒスタミンが関与する疾患の薬理学：アレルギー，喘息および胃酸分泌過多 ……………… 339

　17.1 アレルギー ……………………………………………… 339
　　17.1.1 免疫応答 ……………………………………………… 339
　　17.1.2 ヒスタミンに由来するアレルギー反応 …………… 340
　　17.1.3 アレルギーとヒスタミンH_1受容体 ……………… 342
　　17.1.4 アナフィラキシー …………………………………… 343
　　17.1.5 H_1受容体拮抗薬による治療 ……………………… 343
　17.2 気管支喘息 ……………………………………………… 345
　　17.2.1 生理学 ………………………………………………… 345
　　17.2.2 喘息の薬物療法 ……………………………………… 347
　17.3 胃酸分泌過多 …………………………………………… 350
　　17.3.1 胃腸の生理学 ………………………………………… 350
　　17.3.2 消化性潰瘍 …………………………………………… 351
　　17.3.3 消化性潰瘍の薬物療法 ……………………………… 351
　　　17.3.3.1 ビスマス化合物 …………………………… 352
　　　17.3.3.2 H_2受容体拮抗薬 ………………………… 352
　　　17.3.3.3 H^+/K^+ ATPアーゼ阻害薬 ……………… 352
　　　17.3.3.4 胃壁コーティング薬 ……………………… 354

訳者あとがき …………………………………………………… 357
用語集 …………………………………………………………… 359
索　引 …………………………………………………………… 367

第Ⅰ部　薬理学の化学的および生物学的基礎

第1章 薬理学の一般概念

薬理学という学問は，薬物に関するあらゆる知識——化学，生理学，生化学——を必要とする。薬理学で扱われるテーマは，薬物の効能（effect）と作用（action）である。薬物の効能とは，薬物により誘発される生理機能の変化のことである。たとえば，心拍数や血圧の変化，痛みの軽減といったものがそれに該当する。一方，薬物の作用は，薬物が生体のどの部位に働き，どのような機序でその薬理学的反応を引き起こすのかを問題にする。

薬理学の文献はきわめて多い。本章末尾の推薦文献欄に紹介したモノグラフ，総説，教科書および逐次刊行物は，それらの中でも特に有用と思われるものである。一覧には，薬理学の説明にかなりの紙数を割いている医薬品化学の解説書も含めてある。これらの解説書に共通する特徴は，著者が化学者であり，化学系の読者を念頭に置いて書かれているという点であろう。生理学の教科書や医学辞典もまた，薬理学の研究とその理解には不可欠である。

1.1 生体膜

1.1.1 膜の構造

生体の細胞表面を覆い，空間や器官を仕切る薄い層組織は膜と呼ばれる。膜は，細胞を保護するいわば「皮膚」の役目を果す。細胞を統合してその形を保持し，外部環境への成分の流出を食い止めているのは，膜に他ならない。また，食物や栄養分はすべて細胞膜を通って細胞内部へ入り込み，細胞代謝の老廃物もすべて膜を通って細胞外へ取り除かれる。膜の表面や内部では，細胞の重要な化学的機能のいくつかが営まれている。たとえば，膜の基質中には，ある種の酵素分子が埋め込まれており，その触媒作用はそこで発揮される。薬物の受

第 I 部　薬理学の化学的および生物学的基礎

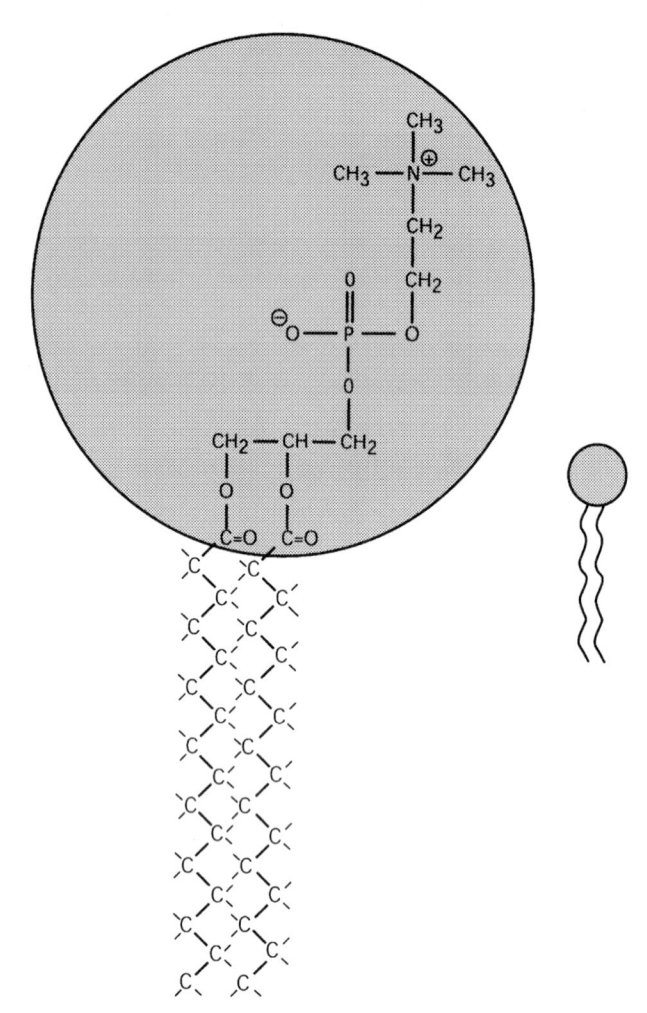

図1.1 リン脂質の典型的構造（引用文献 1 より，許可を得て転載）

容体部位もまた，すべてではないが，細胞膜の表面や内部に存在する。

　これらの生体膜は，薬物の効果の大きさや作用の持続に影響を及ぼす。薬物は，経口的に投与された場合，胃腸管の内側にある膜を透過し，循環系の膜を横切って血管内に入り込む。そして血流に乗って移動した後，器官の細胞へ血液を供給している毛細管の膜を透過して特定の細胞へ到達し，その薬理作用を発現する。薬物の吸収，分布および消失のパターンは，膜の状態に支配される。

第1章 薬理学の一般概念

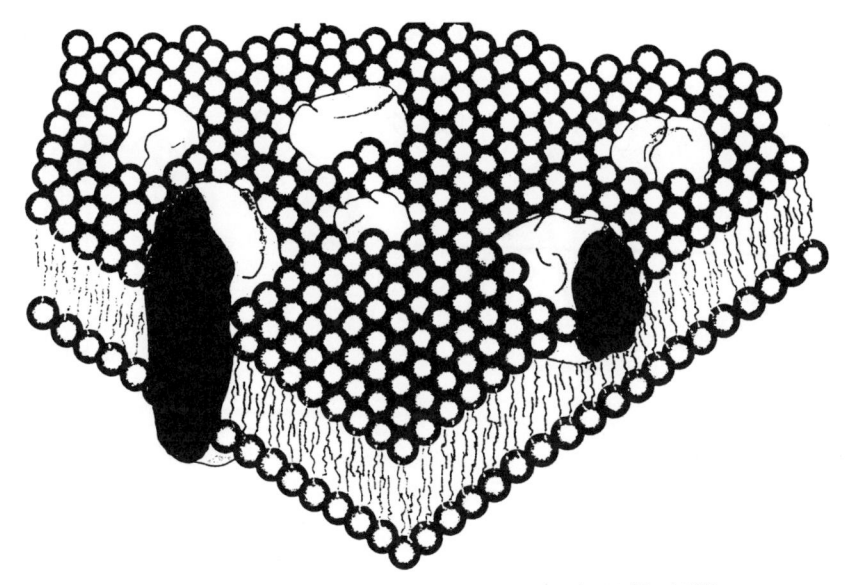

図1.2 膜の脂質二重層モデル（引用文献2より，許可を得て転載）

ここでは次に，膜の具体的な構造について説明することにしよう。この知識は，膜の重要性を理解する上で不可欠と思われるからである。

　膜は主に2種類の化学物質，脂質とタンパク質から作られている。膜タンパク質の中には，薬物の受容体部位として機能しているものもある。膜脂質の大部分はリン脂質，すなわちグリセリンの1位と2位のヒドロキシ基が長鎖脂肪酸でエステル化され，3位のヒドロキシ基がオルトリン酸でエステル化され，さらにそのオルトリン酸が（エタノールアミンのような）アミノアルコールや（コリンのような）第四級アミノアルコールでエステル化されたグリセリルエステルである（図1.1参照）。オルトリン酸の第三の酸性基はエステル化されておらず，生理的条件下ではアニオンに解離している。したがって，リン脂質分子の一方の端（ジイオン性コリンリン酸部分）はきわめて親水性であり，（脂肪酸アルキル鎖からなる）もう一方の端は逆にきわめて親油性である。

　一般に受け入れられている生体膜の構造モデルを図1.2に示す。図において，膜の所々にランダムに分布する大きな塊はタンパク質分子である。これらのタンパク質分子は，膜の表面に位置することもあり，また膜を完全に貫通していることもある。膜本体は，きわめて整然と配列したリン脂質の二重層（脂質二

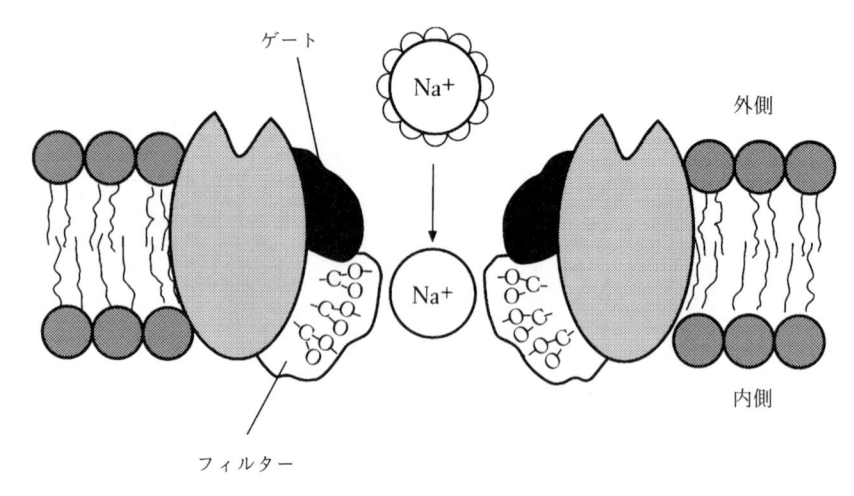

第Ⅰ部　薬理学の化学的および生物学的基礎

図1.3　イオン（ナトリウム）チャンネルの模式図

重層）からなっている。膜の外側と内側の表面に並んだ球は、リン脂質分子のイオン性末端（コリンリン酸基）を表し、また球に付いた細いひもは、膜の内部を形作る脂肪酸残基の長いアルキル鎖を表す。これらのアルキル鎖は、ファンデルワールス力や、疎水結合により相互に引き合っている。膜に強度や凝集性、統合性を付与しているのは、これらの相互作用である。このモデルによれば、膜の内表面と外表面は高度にイオン性でかつ親水性であるが、膜の内部は逆にきわめて親油性である。

1.1.2　イオンチャンネル

膜にはまた、小さな極性分子やイオンを通すことのできる、膜を貫通した細孔すなわちチャンネルが存在する。これらのチャンネルは、タンパク質から構成され、身体の生理機能が要求したとき、配座を変化させることにより、開いたり閉じたりする。たとえば、ナトリウムイオンは、神経膜を透過するとき、ナトリウムに特異的なチャンネルを通り抜ける（図1.3）。このナトリウムチャンネルは、チャンネルの開閉を行うゲート部分と、ナトリウムカチオンを引き付け、アニオンをはじき返す、カルボン酸アニオン（タンパク質分子のアミノ酸残基の一部）が並んだ直径0.3～0.5nmのフィルター部分からなっている。これらのカルボン酸アニオンは、またナトリウムイオンを取り囲む水分子の殻

を取り払うのに必要な自由エネルギーを低下させる働きもある。膜を通過できるのは，チャンネルのサイズに適合する，水和していないナトリウムカチオンだけである。ナトリウムカチオンは，いったん細胞内部へ入り込めば，再び水分子の殻で取り囲まれる。

　カリウム，塩素，マグネシウム，カルシウムの各イオンやその他の生体成分を選択的に輸送する膜チャンネルも存在する。特定のイオンに対するイオンチャンネルの選択性を決めているのは，立体因子（イオンの大きさとチャンネルの直径）やチャンネルに対するイオンの結合親和性の度合である。ほとんどのイオンチャンネルは，イオンをきわめて選択的に輸送するが，その理由はまだ完全には解明されていない。たとえば，カリウムチャンネルは，K^+よりも直径の小さいNa^+をなぜ受け付けないのであろうか。このことについては，カリウムチャンネルのフィルター部分の径が大きいため，水和していないNa^+を配位させようとしても，カルボキシ酸素との距離が離れすぎ，エネルギー的に利得がないからとする仮説が提案されている。しかし，真偽のほどは明らかでない。イオンの種類や電荷に対して選択性を示さず，単に大きさのみでイオンを受け入れる膜チャンネルも知られている。また，ある種のイオンチャンネルでは，ゲートの開閉は神経インパルスにより制御される。このようなチャンネルは，電圧作動性（voltage-gated）チャンネルと呼ばれる。内因性リガンドがチャンネルタンパク質複合体と相互作用することにより，ゲートが開閉されるイオンチャンネルあも存在する。この種のチャンネルは，リガンド作動性（ligand-gated）チャンネルと呼ばれる。しかし，外因性リガンドにより制御されるイオンチャンネルも多数知られている。この理由から，内因性のリガンドが関与するイオンチャンネルに対しては，そのことを明示するため，「リガンド作動性」の代わりに「伝達物質作動性（transmitter-gated）」という用語を使用する薬理学者も多い。

1.1.3 流動モザイクモデル

　これは，生体膜が流体に似た性質をもつという観察から導かれたモデルである。リン脂質の基質中に埋め込まれたタンパク質分子は，水を入れた皿の中のコルクのように，基質中に浮かんでいるように見える。このモデルによれば，

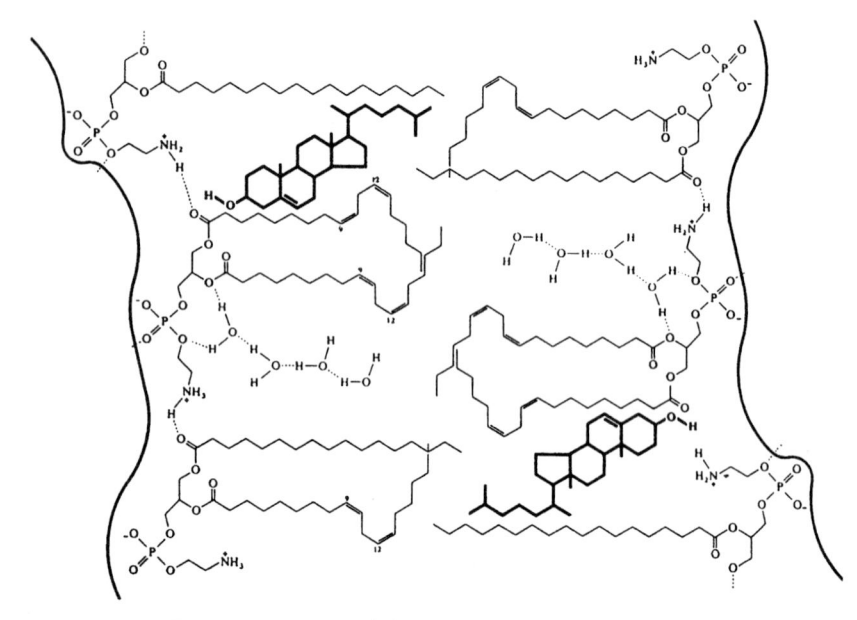

図1.4 コレステロール分子を含んだ膜のリン脂質二重層モデル
（引用文献3より，許可を得て転載）

膜に含まれるタンパク質分子の位置と分布は定まっておらず，絶えず変化している。

1.1.4 膜構造の化学的詳細

　図1.2に示した膜の模式図は単純化されすぎている。実際には，生体膜の内部には，リン脂質のアルキル鎖だけではなく，ステロイドやコレステロールのような親油性分子も存在する。図1.4を見てみよう。図中のコレステロール分子は，（疎水結合により）リン脂質のアルキル鎖と相互作用し，それらを束ねる働きをしている。この相互作用は，膜の基質構造に強度と凝集性を付与する。哺乳動物の生体膜には，その他，2～5％と非常にわずかではあるが，膜の脂質やタンパク質と共有的に結合した炭水化物も混在している。

　経口的に投与された薬物分子は，胃腸管から吸収されて血中へ入り，さらに作用部位へ到達するまでに，厖大な数の膜障壁を通り抜けなければならない。

1.2 水：構造と薬理学的意義

　水は溶媒であり，また生きているあらゆる生物を形作る主要な体液である。生体における薬物の薬理学的効果は水溶液中で発現する。液体水の構造に関する知識は，その意味で重要である。液体水は，水素結合した分子集合体の混合物であるのか，それとも連続体であるのか。この問題は，多年にわたり議論の的であった。しかし現在では，スペクトルの研究に基づき，液体水は水素結合した様々な大きさの分子集合体の混合物として一般に取り扱われる。薬理学で有用と思われる液体水のモデルは，揺動クラスター（flickering cluster）のそれである。このモデルでは，液体水は離合集散を繰り返しつつ急速に揺れ動く，水素結合した様々な大きさの分子集合体の混合物として表される（図1.5）。

　固体（氷）状態の水分子は，各酸素原子が4個の水素原子により四面体状に取り囲まれた結晶格子構造をとっている。水素結合は，酸素原子を束ね，三次元結晶格子を維持する上で重要である。揺動クラスターモデルは，2個の酸素原子間に水素結合が形成されると，それらの酸素原子はさらに別の酸素原子を引き付け，水素結合を増やしていく傾向があるという考え方から導かれたモデルである。水素結合が形成されると，その部分的な共有結合性により，酸素原子上に残ったもう一つの孤立電子対は，水素結合がない場合に比べてより局在化し，その軌道はsp^3混成型に近づく。その結果，水素結合を既に1個形成している水分子は，さらにもう1個水素結合を作ろうとし，それがまた系をさらに安定化させていく。そのような結果として，水素結合が1個形成されると，そのまわりに水素結合が次々に付け加わり，結晶格子が形成される。また，逆に水素結合が1個切断されると，そのまわりの水素結合もすべて切断されやすくなる。寿命は短いが，水素結合により高度な秩序を保つ水分子の揺動クラスターは，このようにして形成されていく。我々は，液体水が結晶性の領域をもつことを認めなければならないが，このモデルに従えば，液体水は静的ではなく，きわめて動的な存在である。

　薬理学の見地から特に注目すべき点は，生体膜が水と密接な関わりがあるという点である。膜の内表面と外表面には，多数のアニオンとカチオンが存在す

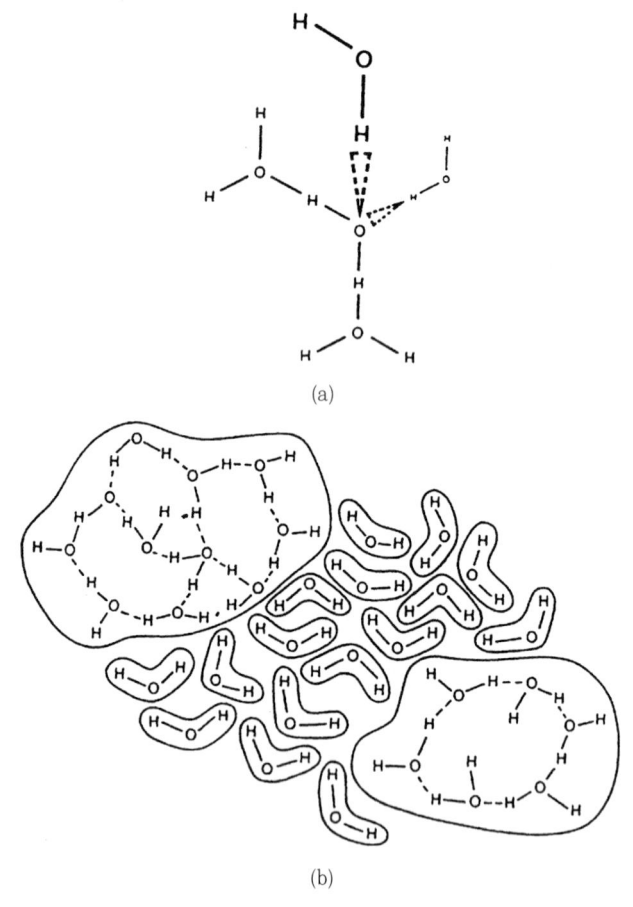

図1.5 水構造の模式図（引用文献4より，許可を得て転載）
(a) 固体状態にある水分子の四面体型水素結合
(b) 液体状態にある水分子の揺動クラスターモデル

るが，それらは水和しており，水和した水分子は，さらに互いに会合し高度に組織化されて，1分子またはそれ以上の厚さをもつ（アイスバーグ（iceberg）と呼ばれる）安定な結晶格子を形成している。薬物分子は，この整然とした水和殻を一部破壊し，そこにある水分子と置き換わらなければ，膜を透過したり，膜表面にある受容体へ結合することはできない。

1.3 薬物の溶出

　経口的に投与された固形薬物の血中濃度は，その溶出速度（dissolution rate）に強く依存する。胃腸管壁から吸収されるためには，薬物は溶液の状態になければならない。胃腸管液に溶けるのに時間がかかりすぎる場合には，その薬物は胃腸壁から吸収されず，糞便中へそのまま排泄されてしまう。固形薬物の粒度と表面積は，その溶出速度に影響を及ぼす。錠剤やカプセル剤に含まれる治療上不活性な結合剤や賦形剤による化学的相互作用も同様である。また同じ化学物質でも，多形が存在する場合には，それらの溶出速度は非常に異なる可能性がある。

1.4 有機分子の膜透過

1.4.1 受動拡散

　有機薬物分子は，膜を透過する際，チャンネルを利用しない。大きすぎて，チャンネルのサイズに合わないからである。大多数の薬物が利用する膜透過の機構は，高濃度の領域（たとえば，経口的に投与された薬物では胃腸管）から低濃度の領域（血液）へ移行する受動拡散（passive diffusion）である。膜を横切る受動拡散では，薬物分子は疎水性の膜基質へ溶解しなければならない。これは，薬物自身が疎水性でなければ達成できない過程である。拡散の速度は，拡散方向の濃度勾配に依存する。したがって，膜内外の濃度差が大きければ大きいほど，拡散速度は速くなる。しかし，薬物の吸収率の上限は，濃度とは無関係で投与後のいかなる時点においても同じである。

1.4.2 能動輸送

　食物成分の多くはきわめて親水性である。そのため，受動拡散により膜を透過することはできない。これらの物質では，能動輸送（active transport）の機構が不可欠である。定義によれば，能動輸送は，輸送される物質と膜成分の間で，エネルギーの消費を伴う一連の化学反応を必要とする。糖類やアミノ酸

類は，高度に特異的な能動輸送機構により腸管から吸収される。生理的物質に対する既存の能動輸送機構を利用して膜を透過する薬物も知られている。しかし，その数はあまり多くない。たとえば，抗パーキンソン病薬レボドパ（levodopa）は，フェニルアラニンのような食物性芳香族アミノ酸に対する能動輸送機構を利用して腸壁から吸収され，また，細胞傷害性抗癌薬フルオロウラシル（fluorouracil）は，ピリミジン誘導体に対する能動輸送機構を利用して腸壁から吸収される。

1.4.3 速度論のタイプ

膜を透過する薬物は，次に挙げる二つの速度論のいずれかに従う。(1)輸送速度は吸収される薬物量に依存せず一定である（零次速度論：能動輸送の特徴）。(2)輸送速度は吸収が開始されたとき最大で，その後は，まだ吸収されていない薬物の量に比例して次第に減少していく（一次速度論：受動拡散の特徴）。

1.4.4 飲作用

膜透過の第三の様式は飲作用（pinocytosis）である。飲作用では，まず細胞膜の一部が陥入し，細胞外液の入った溝が形成される。次に，溝の端がくびれ切られて小胞が作られ，細胞外液が細胞内へ取り込まれる。小胞の内容物は，さらに鞘を破って細胞質内へ放出され，あるいは細胞のもう一方の側壁から細胞外へ押し出される。飲作用は，血流から脳へのインシュリンの輸送に関与している。しかし，非ペプチド系有機小分子の膜透過では，この飲作用はまだ確認されていない。

1.5 疎水性，親水性および分配係数

既に述べたように，受動拡散による有機分子の膜透過は，その脂質溶解度や膜を横切る濃度勾配と関係があった。一般に，口腔膜，胃腸管壁および皮膚を透過し，中枢神経系（脳，脊髄）や組織細胞へ至る薬物の移行と，腎臓における薬物の出入りは，分子のもつ疎水的性質と関係が深い。しかし，体内での薬物の吸収や分布は，脂質溶解度ですべて説明できるわけではない。たとえば，

ほぼ飽和した脂溶性の長鎖炭化水素（C_{18}〜C_{24}）の混合物である流動パラフィン（鉱油）は，胃腸管壁から吸収されない。これは，流動パラフィンが脂質にはよく溶けるが，水には溶解しないからである。受動拡散による吸収と輸送がうまくいくためには，化学物質は，水と無極性溶媒の両者に対して適度な溶解度をもたなければならない。

薬物の分配係数（partition coefficient）は，親油性溶媒と水または水性緩衝液中で実測された溶解度の比として定義される量である。分配係数を測定するのは簡単である。基本的には，容積を正確に計った混ざり合わない2種の液体——水（または水性緩衝液）と有機溶媒——に，秤量した薬物を溶解し，よく振盪すればよい。分配係数は，2種の溶媒間で溶質が平衡に達した後，水相における溶質の濃度を測定すれば求めることができる。

分配係数は，有機相における溶解度を水相における溶解度で割った値の対数（log P）で表されることが多い。水と混和しない有機溶媒として通常使用されるのは，n-オクタノールである。n-オクタノールは，広範囲の有機化合物に対して優れた溶媒作用を示し，水と激しく振盪してもエマルションを形成することがほとんどない。

分配係数の値は，薬物によりかなり異なる。薬物の薬理学的効力とlog Pとの関係は，一般に複雑である。しかし，特定の化学／薬理学的カテゴリー（たとえばバルビツレート系鎮静-催眠薬）では，活性化合物はいずれも極めてよく似た分配係数をもつことが知られている。すなわち，既知活性化合物と同様の分配係数をもつバルビツレート分子があるならば，その分子は中枢神経系に対して抑制作用を示す可能性が高い。一方，log P値がそのような範囲の外にあるバルビツレート分子は，ほとんどの場合，鎮静-催眠薬として不活性である。

1.6 薬物の吸収と輸送

1.6.1 薬物の酸性度と塩基性度の重要性

ほとんどの薬物は弱酸か弱塩基である。薬物分子がイオン型をとるか否かは，そのpK_aと周囲のpHに依存する。薬物分子のイオン化の有無は，膜を通るそ

の輸送に甚大な影響を及ぼす。非イオン型分子は脂質溶解度が大きく、イオン型分子に比べ、はるかに容易に膜脂質の障壁を通り抜けることができるからである。

　胃腸管液のpHは幅広い範囲で変化する。胃のpHは，（消化過程の一環としての塩酸の分泌により）強い酸性（1～3）を示す。しかし，（胃から小腸へ通じる）幽門弁を越え，十二指腸（小腸上部）に入ると，pHは急激に上昇し5～7になる。腸液のpHは，腸管を先へ進むにつれさらに高くなり，結腸では，約8の最大値に到達する。

　酸性胃液のpHは，（受動拡散による）弱有機酸の吸収に対して最適である。しかしこのpHは，有機塩基の吸収には適さない。たとえば，典型的な弱酸性薬物，アセチルサリチル酸（アスピリン）1.1は，胃内ではカルボキシ基がプロトン化され，疎水性の中性型で存在する。そのため，この薬物は経口的に投与されたとき，胃壁からある程度吸収される。それに対して，アミン類は胃酸によりプロトン化されると，親水性のカチオンを生成する。このカチオンは，受動拡散により胃から吸収されることはない。また中性型で存在するエタノールは，適度な分配係数をもつため，胃壁から吸収されやすい。

　胃からの薬物吸収に影響を及ぼすもう一つの因子は，食物摂取の有無である。吸収は空腹時の方がはるかに速い。しかし胃壁からの吸収は，組織学的にも，また生理学的にも，効率の良いものではない。pHの高い十二指腸では，有機塩基もまた一部，吸収に都合の良い疎水性の中性種へ変化する。

1.6.2　絨毛の役割

　経口的に投与され，胃から吸収されなかった弱酸性薬物は，小腸では，（たとえばアスピリンアニオン1.2のように）ほとんど完全にイオン型で存在する。したがって，このような高いpH環境では，きわめて吸収されにくいことが予想される。しかし現実には，ほとんどの弱酸性薬物は，十二指腸壁からかなりよく吸収されるのである。この現象は，解剖学的には次のように説明されよう。すなわち，小腸壁の内部表面は，肉眼には滑らかに見えるが，顕微鏡で観察してみると，小さな毛のような突起（絨毛，villi）で覆われていることが分かる（図1.6）。

1.1 アスピリン
胃のpHでは疎水性の中性型で存在する。

1.2 アスピリンアニオン
胃に比べpHが高い腸では、カルボキシ基はそのプロトンを失い、親水性のアニオン型で存在する。

これらの突起には、壁の薄い小さな血管が網状になって入り込んでいる。腸壁の表面には、このような絨毛が無数分布し、その結果、腸壁の全表面積は、絨毛がない場合に比べ、600倍にも増加している。絨毛の生理的機能は、受動拡散に適した物理化学的特性をもたない食物成分の吸収を促進することである。絨毛は、荷電型薬物分子に対してもこの機能を発揮する。絨毛により作り出された広い表面積は、きわめて拡散しにくい分子種の吸収を改善する上で大いに役立っている。

1.6.3 薬物の吸収に影響を及ぼすその他の因子

第四級アンモニウム化合物は、一般に脂質溶解度がきわめて小さく、胃腸管に沿った受動拡散型の吸収に適した分配係数をもたない。スルホン酸基のように強い酸性基をもつ有機分子もまた、一般に胃腸管膜から吸収されない。スルホン酸は、幅広いpH範囲で完全にイオン化し、アニオン型で存在するが、このスルホン酸アニオンはきわめて親水性であるため、脂質障壁を通って拡散することができないのである。

腸からの薬物の吸収は、その他、薬物と化学的に反応する物質が腸の管腔に存在する場合にも影響を受ける。たとえば、テトラサイクリン系抗生物質はカルシウムと強く結合する。そのため、乳製品のようにカルシウムの豊富な食物は、テトラサイクリン類の吸収を妨げることになる。

1.6.4 その他の吸収部位

薬物は、肺、眼、皮膚、皮下および筋肉内部位や口腔および直腸腔からも吸収される。これらの部位からの薬物の吸収はすべて、胃腸管吸収の場合と同様、疎水性や分配係数の支配を受ける。特に興味をそそられる薬物適用部位は眼で

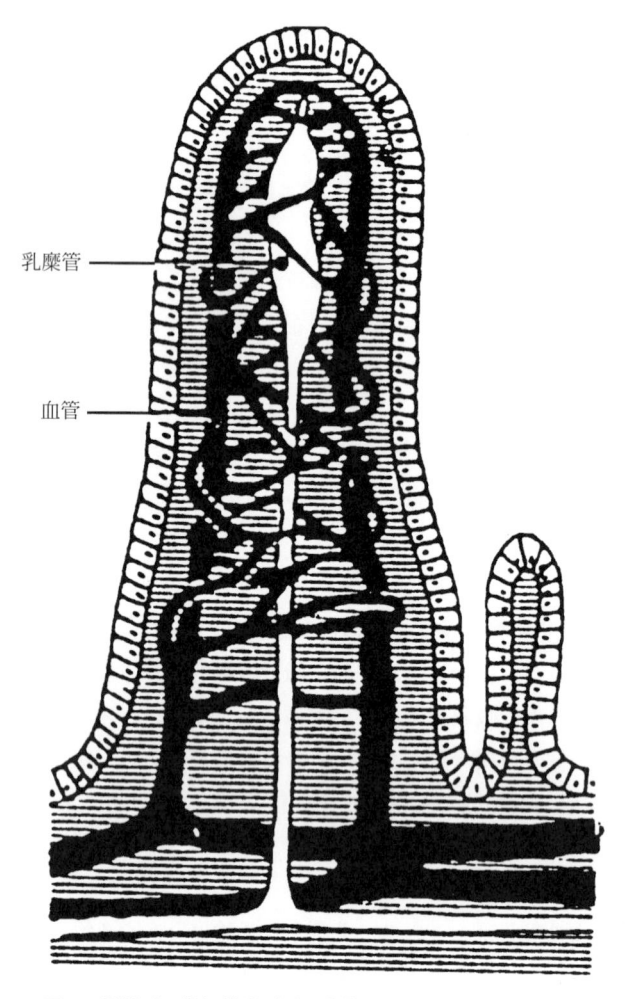

第Ⅰ部　薬理学の化学的および生物学的基礎

乳糜管

血管

図1.6 腸絨毛の微細構造（引用文献5より，許可を得て転載）

ある。角膜の表面は，透過性が悪く，眼への薬物の吸収をしばしば妨げる。ある種の薬物では，眼球内へ入り込むのは，点眼された用量の1％以下で，他は結膜や眼と鼻腔の間にある解剖学的連結部分から吸収され体循環系へ入るという。

1.6.5 薬物の分布

　血流に達した薬物分子は，その作用部位までさらに移動しなければならない。身体は様々な組織から成り立っており，薬物分子はそれらの各々に対して異なる親和性を示す。一般に，薬物は全身へ速やかに分布し，血液と他の体組織の間で平衡が速やかに成立する。しかし，薬物の分布速度が遅く，血液と組織の間で平衡が達成されるまでに，かなり時間を要する場合もないわけではない。このような場合には，薬物の血中濃度は作用部位における濃度と相関しない。そのため，血中濃度を測定しても，そのデータは投与計画を立てる上であまり参考にはならない。作用部位への分布が非常に遅い薬物の場合，治療濃度を作用部位で達成しようとすれば，きわめて高い血中濃度が要求されることになろう。このような状況下では，副作用の発生率が高くなり，薬物による治療は危険を伴う。

1.6.6 血漿タンパク質への薬物の結合

　ほとんどの薬物は，血流中では，程度は様々であるが，血中の可溶性タンパク質（主にアルブミン）と化学的かつ可逆的に結合している。血液が，（たとえばステロイドのような）水に不溶な分子を比較的大量に運ぶことができるのは，この機構によるものである。ヒト血清アルブミン分子の内部には，薬物との結合に関与する特異的なドメインがいくつか存在する。薬物分子は，主にイオン-イオン，ファンデルワールスおよび疎水的相互作用により，血漿タンパク質と結合を形成する。しかし，薬理学的応答を引き起こすことができるのは，このような血漿タンパク質と結合した薬物ではなく，遊離した非結合型の薬物である。血漿タンパク質と結合した薬物分子は，細胞の代謝部位へ入り込めず，また腎臓で濾過され排泄されることもない。したがって，血漿タンパク質と結合しやすい薬物は，血漿タンパク質に対する親和性の低い類似薬に比べ，一般に作用が長続きして見掛けの毒性が低く，その薬理学的効果は穏やかである。

　アルブミンは血中に比較的多量存在する。しかし，結合部位の数はあくまでも有限であり，その薬物運搬能力には限界がある。この事実は，薬物により血漿タンパク質との結合親和性に差があることと併せて，ある種の薬物-薬物相互作用の問題，すなわち，血漿タンパク質と結合した薬物をより親和性の高い

別の薬物で置き換えるといった問題を取り扱う上で，根本原理を形作る．抗凝血薬ワルファリン（warfarin）**1.3** を例にとって，この現象を詳しく見てみよう．

1.3 ワルファリン

過量のワルファリンは，致命的な重度の内出血を引き起こす．ワルファリンは血漿タンパク質と高い親和性で結合するが，アスピリンなどのサリチレート系薬物により容易に置換される．いま，ワルファリン5mgを患者に投与し，その98％が血漿タンパク質と結合する場合を考えてみよう．有用な治療効果は，遊離の非結合型薬物によりもたらされるが，体内にそのような分子種は投与量の2％（0.1mg）しか存在しない．したがって，この薬物は非常に高い効力をもつと考えてよい．ここで患者の頭痛を和らげるため，治療量のアスピリンをさらに投与したと仮定しよう．このアスピリンは，血漿タンパク質に結合したワルファリンの一部と置き換わる．その結果，遊離した非結合型のワルファリンが血中へ放出される．このワルファリンの量を0.1mgとすれば，投与量の96％はまだ血漿タンパク質に結合したままである．一見すると，このアスピリンの効果はごく些細なものと感じられる．しかし，循環系を介して抗凝血作用部位へ輸送される，遊離した非結合型ワルファリンの量は，（アスピリンの存在しないときの）0.1mg（2％）から0.2mg（4％）へ増加している．これは100％の増加に相当し，薬理学的には，ワルファリンの摂取量を2倍にしたのと同等である．

臨床的に重要なタンパク質置換反応の多くは，酸性薬物に関するものである．しかし，タンパク質との結合は，酸性薬物に限った現象ではない．塩基性薬物もまた別の可溶性血漿タンパク質，たとえば，血漿糖タンパク質と結合する．この血漿糖タンパク質は，塩基性薬物や中性薬物との結合に関与するだけではない．酸性薬物とも結合し，ステロイドやβ-グロブリンの担体としても機能することが知られている．血漿タンパク質との結合では，その上，問題をさらに複雑にする因子が往々にして絡んでくる．たとえば，血漿中のアルブミン濃

度が正常値に比べ低い患者がいたとしよう。この患者では，薬物に対する血漿タンパク質の結合能が低下している可能性がある。もしそうであるならば，循環系に存在する非結合型薬物の比率が高くなるため，投与量を増やしたのと同じ影響が現れる。このような患者では，摂取量を減らさなければ，重篤な中毒症状が発生することになろう。

1.7 血液脳関門

1.7.1 生理学

　血液脳関門（blood-brain barrier）は，複雑に絡み合った一群の生理学的および生化学的現象を説明するために導入された概念である。血液脳関門の役割は，血流から脳への化学物質の移動をせき止めることにある。血液脳関門は，血流中に入り込んだ有毒で好ましくない物質から脳を保護するための生体防御機構であり，その解剖学的場所は，脳の微細毛細血管（小血管）内側の内皮細胞にあると言われている。しかし血液脳関門は，単に膜とかいった明確に区別可能な解剖学的実体として捉えるべきではない。興味深いのは，脳の一部が機能的に血液脳関門の外側にある点である。たとえば，延髄の化学受容引き金帯／嘔吐中枢は関門の外側に位置する。

　脳への薬物の透過を妨げる関門には，物理的な脂質関門の他に，酵素的な関門も存在する。中枢神経系の小血管壁には，様々な代謝酵素が分布している。薬物の中には，溶媒分配係数が不適当なため関門から追い払われるだけではなく，これらの酵素により代謝的に不活性化されてしまうものもある。

1.7.2 関門と有機小分子

　脳に作用するためには，薬物は血液脳関門を越えなければならない。関門の透過に受動拡散機構が利用される場合，分子は大きな溶媒分配係数をもち，きわめて脂溶性でなければならない。生理的pHで大部分が荷電型（アニオンまたはカチオン）となるようなpK_a値をもつ薬物分子では，血液脳関門を通り抜けることは難しい。分子量もまた影響を及ぼす。分子量が大きすぎる薬物分子は関門を透過しにくい。しかし，分子量と関門の通りやすさの間に，単純な直

線的相関は存在しない。

　（糖やアミノ酸などの）生体の正常な生理的成分に対しては，血液から脳へそれらを選択的に運ぶ，構造特異的な能動輸送系が存在することが多い。血液脳関門を通る能動輸送は，薬物でも証明されているが，その数は少ない。薬物では，受動拡散により血液から脳へ輸送されるものがほとんどである。

1.7.3 関門とタンパク質およびペプチド

　ペプチドやタンパク質は親水性分子であり，しかも生理的pHでいくつも電荷を帯びている。そのため長い間，このクラスの化合物は血液脳関門を透過せず，少なくとも生理的には，そのようなことはまず起こらないと信じられてきた。しかし現在では，この見解は必ずしも正しくないことが分かっている。たとえば，全身投与されたエンケファリン，エンドルフィン，甲状腺刺激ホルモン放出ホルモンなどのペプチド類は，中枢神経系の機能に変化を誘発する。したがって，これらのペプチド類は，血液脳関門を透過すると考えざるを得ない。まれな例ではあるが，脂溶性の非ペプチド系薬物分子と同様，受動拡散により関門を通り抜けるペプチドも存在する。また前にも説明したように，タンパク質インシュリンの分子は，飲作用により血液脳関門を透過する。他のタンパク質／高分子量ペプチドの中にも，飲作用により関門を透過するものはあるに違いない。また，（外因性の非生理的ペプチドを含め）能動輸送によりペプチドを透過させる機構も存在すると考えられる。最近報告された実験結果によれば，膜の脂質二重層は（12個のアミノ酸からなる）脂溶性の低分子量ペプチドと会合している可能性がある。このペプチドは，45kDaほどの分子量をもつタンパク質のC末端と共有的に結合し，複合体を生成する。この複合体は，細胞膜を通り抜けることができるという。

1.7.4 血液脳関門に影響を及ぼす外部因子

　動物実験やヒトにおける統計的研究によると，情動的ストレスや肉体的ストレスは，ある種の有機分子に対する血液脳関門の透過性を一時的に増大させる。また薬物の中にも，血液脳関門の透過性を高める作用をもつものがある。たとえば，アンフェタミン（amphetamine）の長期使用（乱用）は，分子量や脂

溶性に関係なく，血中に共存する他の溶質の血液脳関門透過性を著しく増大させる．このような透過性の変化は可逆的であり，約4時間で元に戻るという．しかしその過程において，行動の変化，歩行活動の亢進，社会的な引きこもり，体重の減少といった症状が現れる．アンフェタミンの詳しい薬理作用については，第7章で述べることになるが，これらのことを考えると，その作用のいくつかは，実際にはアンフェタミン自体によって引き起こされたものではないかもしれない．アンフェタミンは，脳への他の様々な分子の進入を助長するので，それらの分子が害毒を及ぼしている可能性があるからである．章末に挙げた第1章の話題に対する参考文献1は，血液脳関門に関する総説である．血液脳関門についてさらに詳しく知りたい読者は参考にしていただきたい．

1.8 胎盤膜を横切る輸送

　母親から胎児への薬物とその代謝物の移行は，主に受動拡散に依っている．他の膜部位と同様，胎盤障壁を通る薬物の輸送は，一般に薬物の脂質溶解度，解離定数および分配係数に依存する．妊婦の血液と胎児組織の間で，薬物が平衡に達するのに要する時間は，最短で約40分である．しかし脂質溶解度の小さい薬物は，数時間を必要とすることもある．その場合，薬物は母体へ1回投与されただけでは，胎児の組織で検出されないかもしれない．母体から速やかに排泄される薬物もまた，胎児への影響は小さいであろう．最も問題となるのは，薬物が連用される場合である．胎児は，母親が摂取したほとんどの薬物にある程度さらされている．しかし，このような暴露がもたらす結果については分かっていないことが多い．そのため，医師の多くは，妊娠中の薬物の使用を厳しく制限すべきことを主張している．

　エタノールもまた胎盤を容易に透過する．母親のアルコール摂取は，たとえ控えめな量であっても，胎児にアルコール症候群が現れるリスクを増大させる．この症候群は，精神遅滞や身体的異常の主な原因となる．

1.9 薬物とその代謝物の貯蔵部位

　薬物は，血漿タンパク質と結合する以外にも，体内の様々な場所に貯蔵される。たとえば，ある種の薬物は筋肉組織に蓄積されやすい。いくつか具体的な例を挙げてみよう。(1)殺虫剤DDTのような高度に脂溶性の分子は，中性体脂肪に貯蔵される。そして長い期間そこに留まり，ごく緩やかな速度で少しずつ放出され代謝される。(2)鉛は歯，毛髪および骨に蓄積される。また，これらの部位からきわめて長い時間をかけ，ゆっくりと放出され体外へ排泄される。(3)ヒ素は肝臓，腎臓，心臓および肺に貯蔵される。またきわめて長い期間，毛髪，歯，骨，爪などに残留する。

引 用 文 献

1. Hucho, F. *Neurochemistry*; VCH: Deerfield Beach, Fla., 1986; p. 54.
2. Singer, S.J.; Nicholson, G. L. *Science* **1972**, *175*, 720.
3. Stenlake, J. *Foundations of Molecular Pharmacology*; Athlone Press: London, 1979; Vol. 2, p. 161.
4. Nogrady, T. *Medicinal Chemistry*, 2nd ed.; Oxford University Press: New York, 1988; p. 4.
5. *Dorland's Illustrated Medical Dictionary*, 24th ed.; Saunders: Philadelphia, Pa., 1965; p. 1690.

推 薦 文 献

薬理学と生理学の一般参考書

1. Hardman, J. G.; Limbird, L. E.; Molinoff, P. B.; Ruddon, R. B.; Gilman, A. G., Eds. *Goodman and Gilman's The Pharmacological Basis of Therapeutics*, 9th ed.; McGraw-Hill: New York, 1996.
2. Rang, H. P.; Dale, M. M.; Ritter, J. M.; Gardner, P. *Pharmacology*; Churchill Livingstone: New York, 1995.

3. Guyton, A. C.; Hall, J. E. *Textbook of Medical Physiology*, 9th ed.; W.B. Saunders: Philadelphia, Pa., 1996.
4. Wolff, M. E., Ed. *Burger's Medicinal Chemistry and Drug Discovery*, 5th ed.; Wiley-Interscience: New York, 1995; Vols. 1-3.
5. Hansch, C., Ed. *Comprehensive Medicinal Chemistry*; Pergamon Press: New York, 1990; Vols. 1-6.
6. *Dorland's Illustrated Medical Dictionary*, 28th ed.; W. B. Saunders: Philadelphia, Pa., 1994.
7. *Annual Review of Pharmacology and Toxicology*, Vols. 1- ; Annual Reviews: Palo Alto, Calif., 逐次刊行物.
8. *Trends in Pharmacological Sciences* ("TIPS"); Elsevier: Amsterdam (Netherlands), 逐次刊行物.

第1章の話題に対する参考文献

1. Audus, K. L.; Chikhale, P. J.; Miller, D. W.; Thompson, S. E.; Borchardt, R. T. Brain Uptake of Drugs: The Influence of Chemical and Biological Factors. *Adv. Drug Res.* **1992**, *23*, 1-64.
2. Nogrady, T. Chapter 1. Physicochemical Principles of Drug Action. In *Medicinal Chemistry. A Biochemical Approach*; Oxford University Press: Oxford (U. K.), 1988; pp. 3-57.
3. Tillement, J. -P.; Houin, G.; Zini, R.; Urien, S.; Albengres, E.; Barré, J.; Lecomte, M.; Athis, P. D.; Sebille, B. The Binding of Drugs to Blood Plasma Macromolecules: Recent Advances and Therapeutic Significance. In Testa, B., Ed.; *Adv. Drug Res.* **1984**, *13*, 59-94.
4. Lee, A. G. Structure and Function of Cell Membranes. In *Comprehensive Medicinal Chemistry*; Hansch, C., Ed.; Pergamon Press: Oxford (U. K.), 1990; Vol. 3, pp. 1-43.
5. Olson, R. E.; Christ, D. D. Plasma Protein Binding of Drugs. *Annu. Rep. Med. Chem.* **1996**, *31*, 327-336.

第 2 章 薬物動態学

　薬物を合理的に使用するためには，それらの薬理学的な効能や作用だけでなく，吸収，生体内分布，消失の速度などについても知らなければならない。これらの側面を取り扱う学問分野は薬物動態学（pharmacokinetics）と呼ばれる。薬物動態学では，生体内における薬物の分布は，時間と濃度の数学的関数で記述される。この分野の著名な研究者の言を借りれば，古典薬理学は薬物が生体に対してなすことを説明しようとする学問であるのに対し，薬物動態学は生体が薬物に対してなすことを説明しようと試みる学問である。

2.1 生物学的利用能

　薬物の生物学的利用能（bioavailability）は，適当な経路で投与されたとき，未変化（未代謝）のまま吸収され，体循環系やその作用部位へ到達する薬物の割合として定義される量である。静脈内投与された薬物の生物学的利用能は 1 である。しかし，他の経路により投与された場合には，その薬物の生物学的利用能は一般に 1 よりも小さい。生物学的利用能が 1 にならない原因はいろいろ考えられる。たとえば，不完全な吸収，腸管腔内での分解，初回通過の際の代謝的不活性化，溶出効率の悪い剤形の使用，不十分な輸送／分布などである。

2.2 コンパートメント

　薬物動態学では，身体はコンパートメント（compartment）に分割される。コンパートメントは，薬物が均一に分布していると見なすことのできる生体内空間のことである。あるコンパートメントから別のコンパートメントへの薬

の輸送は，ある場所から別の場所への真の輸送を表すこともあり，また，同じ場所での化学的状態の変化（たとえば代謝変化）を表すこともある。膜によって隔てられたコンパートメントの場合，その薬物濃度が変化するためには，膜を通る薬物の出入りが必要である。人体は体重の50〜70%が水であり，その割合は男性よりも女性の方が若干少ない。水は主に次の四つのコンパートメントに分布している。

1. *細胞外液*：血漿（体重の約4.5%）
2. *間質液*：組織や細胞の間隙にある体液（体重の16%）およびリンパ液（体重の約1.2%）
3. *細胞内液*：細胞内部の体液（体重の30〜40%）
4. *細胞通過液*：脳脊髄液，眼内液，胸膜液，滑液および消化管液（体重の2.5%）

一般に，あるコンパートメントから別のコンパートメントへの薬物の輸送速度は，濃度に比例し，一次速度論で記述できると仮定される。しかし，この簡単な仮定は常に成立するわけではない。コンパートメント間の輸送は，可飽和性担体を必要とすることがあり（能動輸送），この場合には，輸送速度は一般に薬物濃度に比例しない。

2.3 クリアランス

クリアランス（clearance, *CL*）は，薬物を排泄する身体の能力を表す尺度である。薬物排泄の生理学は，簡単に図解すれば図2.1のようになる。排泄臓器への薬物の流入速度は，臓器の血流 Q と臓器へ入る動脈血の薬物濃度（C_A）の積で表される。また，排泄臓器からの薬物の流出速度は，臓器の血流 Q と臓器を出る静脈血の薬物濃度（C_V）の積である。したがって，臓器による薬物の排泄速度は，流入速度から流出速度を引いたものに等しい。たとえば，腎クリアランス（CL_r）は次式から計算される。

$$CL_r = C_u V_u / C_p$$

ここで，　　CL_r ＝腎クリアランス
　　　　　　C_u ＝尿中濃度

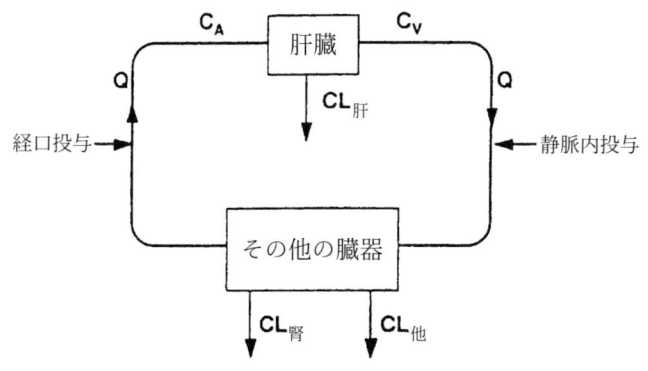

図2.1 濃度とクリアランスの関係を示す模式図（引用文献1より，許可を得て転載）
$Q=$臓器の血流量；$C_A=$臓器に入る動脈血中の薬物濃度；
$C_V=$臓器を去る静脈血中の薬物濃度；$CL=$クリアランス

$C_p=$血漿中濃度

$V_u=$単位時間の尿量

クリアランスが意味をもつためには，分布容積が分かっていなければならない。

2.4 分布容積

分布容積（volume of distribution，V_d）は，生体内へ投与された薬物の量を血中または血漿中の濃度Cで除することにより得られる量である。

$$V_d = 体内の薬物量 / C$$

分布容積は，体液中の薬物濃度が血中または血漿中のそれと同じであると仮定したとき，体内にある薬物の全量を含有するに必要な体液の容積のことであり，必ずしも真の生理的容積を反映したものではない。たとえば，体重150ポンド（68 kg）の男性を考えてみよう。この男性の場合，血漿容積は約3リットル，血液容積は5.5リットル，血漿以外の細胞外液の容積は12リットル，体液の全量は約42リットルである。しかし薬物の分布容積は，これらの体液容積よりもはるかに大きな値をとることが多い。たとえば，強心配糖体ジゴキシン（digoxin）に対して計算されたV_d値は約700リットルである。これは，体重150ポンドの人の全身の容積よりも10倍以上大きな値である。この700リットルという分布容積は，薬物が血中濃度と同じ濃度で体液全体に均一に分布したと仮

定したときに要求される体液容積の大きさとして解釈される。脂溶性のジゴキシン分子は，非常に大きなV_d値をもつ。これは，ジゴキシンが骨格筋のような体組織に主に分布し，薬物濃度を測定する血中にはきわめて低濃度しか存在しないからである。一方，血漿タンパク質と結合しやすい薬物は，主に血漿コンパートメントに留まるため，その分布容積は小さな値をとる。

2コンパートメントモデルでは，分布容積は一つではなく，中央コンパートメントと周辺コンパートメントのそれぞれに対して定義される。分布容積の比較は，一般に定常状態分布容積（V_{ss}）を用いて行われる。このV_{ss}は，薬物が分布するすべてのコンパートメントの定常状態での容積を加え合わせたものである。

2.5 一次消失速度論

コンパートメントの数は，通常，事象を合理的に説明するに必要な最小数に設定される。また，計算に必要な数学があまり難しくならないように，近似を採り入れることもよく行われる。たとえば，血流へ注入された薬物が細胞外空間へ拡散した後，排泄される場合，厳密には，系は血液と細胞外液を表す二つの生体コンパートメントを必要とする。しかし，もし二つのコンパートメント間における薬物の分配が，体内からの薬物の消失速度に比べて速いならば，これらは一つのコンパートメントとして取り扱われることが多い。また，脂肪や骨のような深層のコンパートメントを無視する近似もしばしば採用される。これらのコンパートメントは，細胞外液に通じているが，両者の間で速やかに平衡が達成されることはない。

最も簡単な1コンパートメントモデルでは，静脈内へ注入された薬物は瞬間的かつ均一に分布し，その濃度に比例した速度で消失することが仮定される。このような条件下にある薬物の消失速度論は，次の方程式で記述される。

$$C = C_0 e^{-kt}$$

ここで，　C＝時刻tでの薬物の濃度
　　　　　C_0＝薬物の初濃度
　　　　　k＝消失速度定数

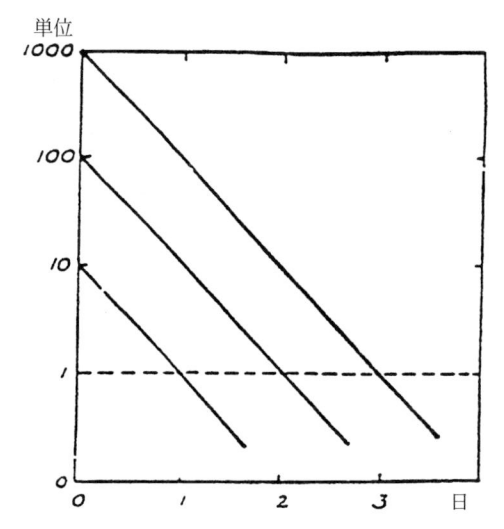

図2.2 薬物の指数関数的消失および投与量と作用持続時間との関係
（引用文献2より，許可を得て転載）

t＝時刻

e＝2.718（自然対数の底）

両辺の対数をとると，

$$\ln C = \ln C_0 - kt$$

したがって，もし薬物が（このような一次速度論に従い，まだ消失していない薬物の濃度に比例して）指数関数的に消失するのであれば，時間に対する対数濃度のプロットは，図2.2に示されるように直線を与えるはずである。このグラフは，指数関数的に消失する薬物に対して期待される，薬物の用量（初濃度）と作用持続時間の間の関係も同時に表している。ここで作用持続の長さは，体内の薬物濃度が閾値（点線の水平線）まで減少するのに要する時間で比較することができる。薬物の作用持続時間は，用量の対数に比例して変化する。したがって，もし10単位の薬物が1日間持続する作用をもたらすのであれば，100（10^2）単位の薬物は2日間，1000（10^3）単位の薬物は3日間持続する作用をそれぞれもたらすことになる。すなわち，用量を元の100倍に増やしても，効果の持続時間は3倍にしかならない。このグラフによれば，大量の薬物を投与しても，その薬物が速やかに排泄されるならば，持続的な効果を得ることは

不可能である。ほとんどすべての活性薬物は、体内へ一度に投与できる量に上限がある。そのため、薬物の大量投与は、作用の持続時間を引き延ばす上で効果がないばかりでなく、きわめて危険である。体内から通常速やかに消失する薬物の作用持続時間を引き延ばしたければ、別の戦略、たとえば吸収を遅らせたり、代謝的不活性化や排泄の速度を抑制することを考える必要があろう。

　2コンパートメントモデルの薬物動態学的状況はさらに複雑である。このモデルでは、体組織は一つの周辺コンパートメントとして表され、このコンパートメントへの薬物の出入は、中央コンパートメントを介して行われる。中央コンパートメントは、一般に血漿を表すことが多い。

2.6 生物学的半減期

　薬物の多くは、見掛け上、指数関数的な速度で消失する。したがって、その一次速度定数と半減期は、計算から求めることができる。薬物の生物学的半減期（biological half-life）とは、生体内での薬物の濃度が初濃度の半分にまで減少するに要する時間のことである。具体的な薬物の半減期は、たとえば表2.1のようになる。

　この表から明らかなように、半減期は薬物により著しく異なる。したがって、投薬に際しては、このことを常に考慮に入れなければならない。たとえば、2種の抗凝血薬、ビスクマ酢酸エチル（ethyl biscoumacetate）とジクマロール（dicumarol）は、定性的にきわめてよく似た抗凝血作用を示す。このような薬理学的特徴のみに注目すれば、これらの薬物は相互に取り替えて使用しても良いように思われる。しかし、ビスクマ酢酸エチルの生物学的半減期は2.4時間、ジクマロールのそれは32時間である。ジクマロールによる治療を受けている患者では、投薬を中止したとき、血液の凝固時間が正常に戻るのに1週間を必要としよう。それに対し、ビスクマ酢酸エチルを投与された患者では、血液の凝固時間は1日以内に正常に戻るはずである。したがって、使用する薬物を一方から他方へ切り替えようとする場合には、この半減期の違いは、新しい投与計画を立てるに当たって当然考慮されなければならない。そうでなければ、患者は過量摂取による薬物中毒（特発内出血）か、凝固時間の短縮による

表2.1 ヒトにおける薬物の半減期

薬物名	半減期（時間）
ツボクラリン	0.2
ペニシリン	0.5
インシュリン	0.7
エリスロマイシン	1.5
ヒドロコルチゾン	1.7
ビスクマ酢酸エチル	2.4
プレドニゾロン	3.4
イミプラミン	3.5
アスピリン	6.0
スルファジミジン	7.0
テトラサイクリン	9.0
グルテチミド	10.0
スルファジメトキシン	30.0
ジクマロール	32.0
ビタミンD	40.0

症状悪化のいずれかに見舞われることになろう。

　薬物をある一定の間隔で繰り返し投与する場合，その投与間隔は血漿中薬物濃度や体内薬物量の半減期に等しくとるのが良いとされる。この半減期のことを多数回投与半減期という。投与間隔をこのように設定したとき，薬物の血漿中濃度は，定常状態（薬物の流入速度がその流出速度に等しい状態）では，次の投薬までの間に50％減少することになる。多数回投与半減期は，中央コンパートメント平均滞留時間（$MRTC$）や体内平均滞留時間（MRT）から次式により求められる。

$$t_{1/2MD}^{血漿} = 0.693 MRTC$$

$$t_{1/2MD}^{体内} = 0.693 MRT$$

1コンパートメントモデルの$MRTC$は，消失速度定数の逆数である。また，多重コンパートメントモデルでは，$MRTC$は中央コンパートメントの容積をクリアランスで割ることにより得られる。

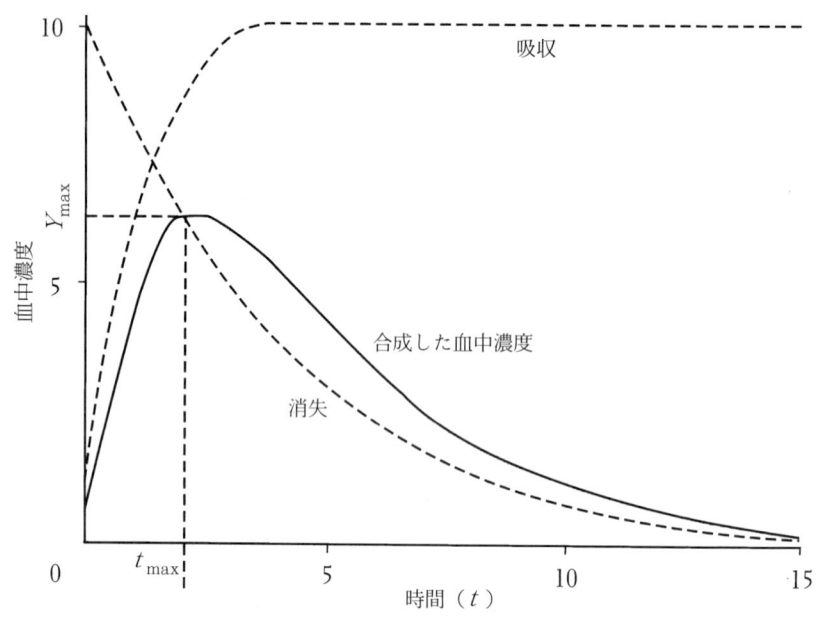

図2.3 吸収-消失曲線（引用文献3より，許可を得て転載）
実線の曲線は，吸収と消失の曲線を合成したもので，
ヒトにおける血中濃度の経時変化を示している。

2.7 複合吸収消失モデル

　薬物の吸収と消失を同時に考慮した複合モデルでは，グラフはさらに複雑になる。図2.3を見てみよう。実線の曲線は，吸収と消失（破線）が同時に起こるとしたときの，経口投与された薬物の血中濃度変化を示す理論曲線である。この曲線は，経口投与された薬物が直ちに吸収されると仮定したとき期待される，薬物の血中濃度の経時変化を示している。図において，Y_{max}は最高血中濃度，t_{max}は最高血中濃度に達したときの時間をそれぞれ表す。このような薬物動態データを解析すると，治療上有用な以下の数学的知見が得られる。(1)薬物の最高血中濃度到達時間t_{max}は濃度に依存しない。薬物とその投与様式を指定したとき，最高血中濃度に達するまでの時間は，投与量に関係なく同じである。(2)薬物の最高血中濃度Y_{max}は投与量に比例する。したがって，もし投与量を2倍にすれば，最高血中濃度もまた2倍になる。

2.8 非線形薬物動態学

　薬物動態学では，時として非線形性が観察されることがある。その要因として通常考えられるのは，タンパク質結合，代謝過程および能動腎輸送の飽和現象である。たとえば，血漿タンパク質と結合する薬物の場合，その濃度を増やしていくと，そのうちに結合部位がすべて占有され，血漿タンパク質と結合していない遊離型薬物の比率が次第に高くなる。いま，肝臓で代謝を受け，かつその抽出率が低い薬物を考えてみよう。このような薬物では，血漿タンパク質が飽和すると，薬物濃度の増加に従い，半減期は一定のまま，分布容積とクリアランスが増加していく。そのため，薬物の投与速度を増していったとき，定常状態濃度の増加は非直線的となる。これと対照をなすのは，高い抽出率で肝代謝される薬物である。このような薬物の定常状態濃度は，投与速度に直線的に比例することが知られている。

　代謝過程は，恐らくすべて可飽和性である。しかし，もし薬物の血漿中濃度が半速濃度（K_m）——消失速度が最大値の半分となるときの濃度——に比較してはるかに低いならば，これらの過程は直線性を示す。非線形速度論が観測されるのは，薬物の血漿中濃度がK_mを越えたときである。初回通過代謝の効率が予想よりも悪いときには，代謝の飽和が起こっている可能性がある。

引 用 文 献

1. Benet, L. Z.; Perotti, B. Y. T. Drug Absorption, Distribution, and Elimination. In *Burger's Medicinal Chemistry and Drug Discovery*, 5th ed.; Wolff, M. E., Ed.; Wiley: New York, 1995; Vol. 1, p. 116.
2. Modell, W.; Schild, H. O.; Wilson, A. *Applied Pharmacology*; W. B. Saunders: Philadelphia, Pa., 1974; p. 73.
3. 引用文献2, p. 75.

推 薦 文 献

1. Notari, R. E. *Biopharmaceutics and Clinical Pharmacokinetics*, 4th ed.; Marcel Dekker: New York, 1987.
2. Harvey, S. C. Pharmacokinetics. In *Remington's Pharmaceutical Sciences*, 15th ed.; Mack: Easton, Pa., 1975; pp. 695-707.
3. Benet, L. Z.; Perotti, B. Y. T. Drug Absorption, Distribution and Elimination. In *Burger's Medicinal Chemistry and Drug Discovery*, 5th ed.; Wolff, M. E., Ed.; Wiley: New York, 1995; pp. 113-128.
4. Rang, H. P.; Dale, M. M.; Ritter, J. M.; Gardner, P. *Pharmacology*; Churchill Livingstone: New York, 1995; pp. 90-97.
5. Benet, L. Z.; Williams, R. L. Design and Optimization of Dosage Regimens: Pharmacokinetic Data. In *Goodman and Gilman's The Pharmacological Basis of Therapeutics*, 8th ed.; Gilman, A. G.; Rall, T. W.; Nies, A. S.; Taylor, P., Eds.; Pergamon Press: New York, 1990; pp. 1650-1735. この文献には，多数の薬物の薬物動態データ（クリアランス，半減期，尿中排泄率，血漿中結合率）が表の形で提供されている。
6. Fichtl, B.; Nieciecki, A. v.; Walter, K. Tissue Binding versus Plasma Binding of Drugs: General Principles and Pharmacokinetic Consequences. In *Advances in Drug Research*, Testa, B., Ed.; Academic Press: London (U. K.), 1991; Vol. 20, pp. 117-166.

第3章 薬物の代謝

3.1 生体異物の代謝

　身体は生体異物の侵入を防ぐための様々な生理機構を備えている。ほとんどの薬物は体内で代謝され，他の化学物質へ変換される。これらの化学的変換で生体がとる戦略は，薬物などの外来分子を水により溶けやすく脂質により溶けにくい分子種へ変化させること，すなわち溶媒分配係数を変えることである。このような変換は，体外への異物の排泄を促進する。一般に，薬物の代謝により生成する分子種の数は1種類ではなく，数種類に及ぶことが多い。生体内にある代謝酵素は，一般に基質非特異的であり，薬物分子の$in\ vivo$変化は，分子が最初に遭遇する代謝酵素に依存する。いくぶん経験的な言い方をすれば，生体にある代謝器官の役割は，薬物分子が腎臓を経て尿中へ排泄されるための準備をすることである。

3.2 腎臓の微細解剖学的構造と機能

　多少大雑把であるが，腎臓の機能単位，ネフロン（nephron）の微細構造を図3.1に示す。このような微細なネフロンは，片側の腎臓に約100万個存在する。糸球体網の毛細血管は有窓性であり，水や小さな溶媒分子が通過できる大きさの窓（孔）をもっている。糸球体濾過は，ニュートン物理学の原理に従い，化学実験室での濾過操作と全く同じ機構で起こる。体循環系から入り込んだ血液が，糸球体を形作る壁の薄い毛細血管網を流れると，血液の液性成分の約20％は，ネフロンのくぼんだ部分，ボーマン嚢（Bowman's capsule）へ押し出

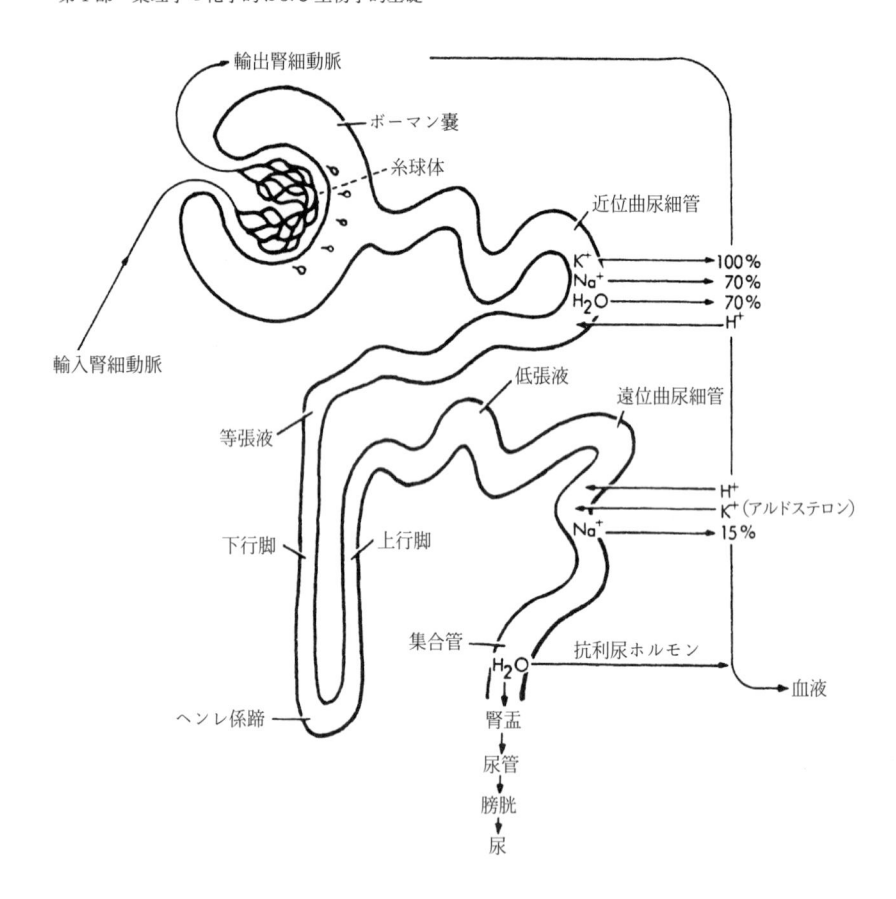

図3.1 腎臓の機能単位，ネフロンの微細構造（引用文献1より，許可を得て転載）

される。この濾過過程の推進力は血液の静水圧で，それは究極的には心臓の働きに由来する。糸球体へ入り込む細動脈（輸入腎細動脈）の口径は，糸球体から出る細動脈（輸出腎細動脈）のそれに比べ大きい。その結果，50mmHg程度の糸球体濾過圧が発生する。糸球体へ流れ込んだ血液のうち，残りの80％は体循環系へ戻る。

ボーマン嚢（漏斗）へ入った濾液は，血液に溶けていた無機溶質や（血漿タンパク質と結合していない遊離型の薬物分子など）様々な有機溶質を含んでいる。しかし，本質的には水であり，可溶性の血漿タンパク質は含んでいない。血漿タンパク質分子は，20,000を越える分子量をもち大きすぎるため，毛細

血管壁の細孔を通り抜けることができないのである。血液を構成する有形成分（赤血球，白血球，血小板）もまた大きすぎるため，濾過系を通過することはない。ヒトの腎臓は，1日当り約170リットルの水を濾過する。平均成人の1日の尿量は約1.5リットルであるから，このことは，糸球体濾液の99％が再吸収されることを意味する。糸球体濾液は，図3.1に示したように，ボーマン嚢から尿細管へと移行していく。尿細管は毛細血管網により取り囲まれており，水の大部分とある種の溶質は，この血管網から体循環系へ再吸収される。ナトリウムやカリウムのカチオン，グルコース，アミノ酸のような生化学的に有用な濾液成分の再吸収は，能動輸送により行われる。糸球体濾液はこのようにして濃縮され，尿が形成される。

3.3 薬物の排泄における腎臓の役割

3.3.1 糸球体濾過と尿細管再吸収

糸球体で血液から濾過された薬物分子は，溶液の状態で尿細管を移行し，膀胱に達したのち排泄される。しかし，尿細管壁の細胞は，生理的に非常に活性で，尿細管を移動する濾液から特定の溶質分子を抽出し，体循環系へ戻すことができる。既に述べたように，濾液に含まれる溶質の中には，能動輸送機構により再吸収されるものもあるが，（生体異物である）薬物分子では，受動拡散により尿細管壁から体循環系へ再吸収されるものがほとんどである。したがって，薬物分子は脂溶性であればあるほど，血中へ再吸収されやすい。脂溶性のきわめて高い薬物では，糸球体濾過された薬物の99％までが受動的に再吸収されるという。そのため，生体は薬物分子を親水性のより高い分子種へ変換しようと試みる。このような分子は，尿細管壁から再吸収されにくいので，尿細管液にそのまま残留し，膀胱を経て尿中に排泄されやすいからである。

一方，血漿タンパク質と結合した薬物分子は，糸球体で濾過されずに血中に留まり，体循環系へ戻る。しかし，このタンパク質結合型薬物は，血液の水相に溶けた（濾過可能な）遊離型薬物と平衡にある。そのため最終的には，糸球体で濾過され排泄されることになる。

3.3.2 尿細管分泌

薬物排泄の問題を生理学的にさらに複雑にしているのは尿細管分泌である。尿細管壁の細胞は，全身を循環している血液から特定の溶質分子を抽出し，それらを尿細管の濾液中へ直接分泌することができる。これを尿細管分泌という。分泌された分子は，糸球体濾過された分子と同様，尿細管を移行し，膀胱へ達したのち排泄される。ある種の薬物は，その一部（またはほとんど全部）が尿細管分泌により体外へ排泄される。この過程はきわめて巧妙にできている。それは，単純な受動拡散ではなく能動輸送現象である。そのため，尿細管の管腔へ分泌された薬物分子が，逆方向へ拡散し元の血中へ戻ることはまずありえない。薬物の尿細管分泌の古典的な事例はベンジルペニシリン（benzyl penicillin，別名：ペニシリンG）3.1である。この薬物は，短時間しか効果が持続しない。その原因は，これまでβ-ラクタム環が代謝的に開裂しやすいことにあると考えられてきた。しかし実際には，尿細管壁を介した尿細管液中への迅速かつ効率的な分泌がその原因であることが最近明らかにされた。プロベネシド（probenecid）3.2は，ベンジルペニシリンと尿細管能動輸送機構を競合し合うことが知られている。したがって，プロベネシドの併用は，ベンジルペニシリンの効果を長続きさせる上で有効である。

3.1 ベンジルペニシリン（ペニシリンG）　　3.2 プロベネシド

要約すれば，親水性の分子は，腎臓で速やかに効率良く濾過され尿中へ排泄される。一方，脂溶性の分子は，たとえ糸球体で体循環系から取り除かれたとしても，尿細管壁からほとんど再吸収され体循環系へ戻る。したがって全体として，体外へ排泄されるその速度は遅い。脂溶性薬物は作用が長く持続すると考えられるが，実際その通りであることが多い。

3.3.3 尿細管再吸収に及ぼすpHの影響

受動拡散による腎尿細管の再吸収はpHに依存する。尿細管液がアルカリ性のとき，弱酸性の溶質分子は速やかに排泄される。なぜならば，それらはイオン型で存在し，親水的性質が強くなっているからである。弱塩基性の溶質の場合には，状況は全く逆である。これらの事実は，尿細管液のpHを操作することにより，尿への薬物の排泄を調節できることを意味する。たとえば，大量の炭酸水素ナトリウムを静脈内へ投与すれば，尿細管液は少しアルカリ性になる。一方，塩化アンモニウムやアスコルビン酸の大量投与は，尿細管液を少し酸性にする。塩化アンモニウムの場合について詳しく見てみよう。この無機塩は，肝細胞で尿素へ代謝され，塩素イオンと水素イオンを放出する。塩素イオンは次に血中の炭酸水素イオンと交換され，後者は水素イオンを受け入れて炭酸を生成した後，二酸化炭素と水となって消散する。血中に残った塩素イオンは，ナトリウムイオンを伴って糸球体濾液中へ分泌される。すると，尿細管の塩基維持機構が活性化され，尿細管上皮細胞の水素イオンとナトリウムイオンの間で交換が起こって，酸性尿が生成する。尿細管液のこのpH変化は，臨床的に利用されている（3.5.2項参照）。

3.4 薬物とその代謝物の腎臓外排泄経路

ある種の薬物やその代謝物は，腎臓を介さない様々な経路で体外へ排泄される。この腎臓外排泄経路には，次のようなものがある。

1. *糞便*：この経路で排泄されるのは，胆汁の成分として胆嚢から十二指腸（小腸の上部領域）へ分泌された薬物である。肝細胞は，尿細管と同様の輸送機構により，（薬物を含め）様々な溶質を血漿から胆汁へ送り込む。強心配糖体ジゴキシンや瀉下薬フェノールフタレインでは，腸管へ分泌された胆汁中の薬物成分は体循環系へ再吸収される（腸肝循環）。その結果，これらの薬物は体外への排泄が遅れ，薬理効果が長時間持続する。しかし，骨格筋弛緩薬ベクロニウム（vecuronium）のように，再吸収されず糞便成分としてただちに排泄される薬物もある。
2. *汗*：たとえば，鉛やヒ素はこの経路で排泄される。

3. *呼気*：たとえば，エタノール，吸入麻酔薬，ヒ素の揮発性代謝物はこの経路で排泄される。

このように，腎臓外排泄経路はいろいろ存在する。しかし，最も重要な経路はもちろん尿経路である。

3.5 望ましくない代謝的結果

3.5.1 致死合成

生体の代謝的な解毒戦略は，必ずしも正しいわけではない。薬物代謝物の中には，時として，元の薬物よりも強力な薬理作用を示すものや，毒性の強いものが含まれることがある。よく知られている例は，フルオロ酢酸3.3の致死合成（lethal synthesis）である。この化合物は毒性がきわめて強く，殺鼠薬として使用される。フルオロ酢酸は，生体内では，アセチル補酵素Aを生成する正常な生理的過程と同様の機構により補酵素Aと反応し，フルオロアセチル補酵素Aを生成する。この異常代謝物は，次にクエン酸の酢酸残基の一つがフルオロ酢酸基で置き換わったフルオロクエン酸3.4へ変換される。フルオロクエン酸は，生体の細胞エネルギー発生過程の中心経路であるクレブス・トリカルボン酸回路の主要酵素アコニターゼ（aconitase）を不活性化する。この機能酵素がないと，クエン酸3.5は，*cis*-アコニット酸（cis-aconitic acid）3.6へ変換されない。そのため，全体のクレブス回路は崩壊し，致命的な結果がもたらされる。

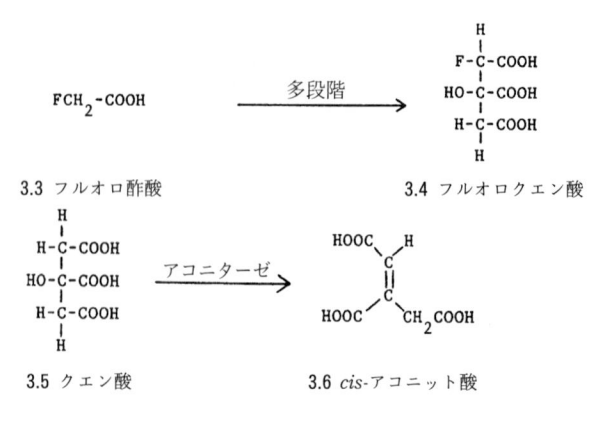

$FCH_2\text{-}COOH$ →（多段階）→ フルオロクエン酸

3.3 フルオロ酢酸

3.4 フルオロクエン酸

クエン酸 →（アコニターゼ）→ *cis*-アコニット酸

3.5 クエン酸

3.6 *cis*-アコニット酸

3.5.2 難溶性代謝物

　代謝は，常に水溶性の化合物を生成するわけではない。たとえば，スルファニルアミド（sulfanilamide）**3.7**は，その芳香族アミノ基が代謝的アセチル化を受けるが，生成したN^4-アセチルスルファニルアミド**3.8**は，元のスルファニルアミドに比べはるかに水に溶けにくい。

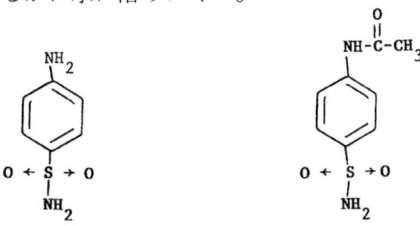

3.7 スルファニルアミド　　　**3.8** N^4-アセチルスルファニルアミド

　糸球体で濾過されたこの代謝物の希薄溶液は，尿細管を通過する際，再吸収により水分を失う。その結果，溶質のN^4-アセチルスルファニルアミドは，溶解度を越えるところまで濃縮され，尿細管の管腔に結晶を析出させる。これらの結晶が尿細管を完全に塞ぐことになれば，腎臓は重篤な物理的損傷を受け，機能不全に陥ることになる。

　この危険を避けるため行われた初期の臨床的試みは，水を大量に摂取して尿の生成量を増やし，N^4-アセチル代謝物の尿細管内濃度をできる限り希釈しようというものであった。また，大量の炭酸水素ナトリウムを投与し，尿細管液のpHをアルカリ性側に維持することも試みられた。アルカリ性環境では，代謝物の大部分はアニオン型**3.9**で存在するが，このアニオン型分子は，プロトンの付加した中性型分子よりも水に溶けやすいからである。尿細管液により溶けやすい代謝物を生成する分子を設計すること，それは長年にわたりスルホンアミド開発研究の主な目標であった。

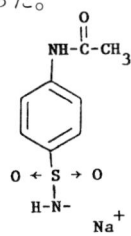

3.9 N^4-アセチルスルファニルアミドのアニオン

3.6 鏡像体間における代謝的運命の差

　鏡像体は薬理学的な作用や効能が異なるだけではなく，生体内動態も有意に異なることが多い。たとえば，アドレナリンβ受容体拮抗薬プロプラノロール（propranolol）**3.10**では，代謝物をより速やかに生成するのは，薬理学的により活性なS鏡像体ではなく，R鏡像体の方である。

3.10 プロプラノロール

　また，サリドマイド（thalidomide）**3.11**はラセミ体で市販され，以前妊婦に広く処方されていた鎮静-催眠薬である。サリドマイドの鎮静作用はR-(＋)-鏡像体に由来する。

3.11 サリドマイド

この鏡像体は，毒性のない代謝物を与えるので問題はない。しかし，S-(−)-鏡像体は(−)-N-フタロイルグルタミン**3.12**へ一部代謝される。この代謝物はヒトに対してきわめて強力な催奇作用があり，珍しい先天性欠損症，アザラシ肢症（phocomelia）の原因となる。

3.12 (−)-N-フタロイルグルタミン

　これらの知見がもつ臨床的意味は複雑である。純粋な鏡像体を使用した最近の研究によると，いずれの鏡像体も，志願者へ投与したとき，速やかに代謝されラセミ化するという。これは，薬理学的に活性で催奇作用のない鏡像体を投与しても，代謝により催奇性物質へ変換されることを意味している。

3.7 生体内薬物代謝

3.7.1 肝ミクロソーム代謝

　薬物分子の生体内変換は，血液，皮膚，肺，腸（管腔，壁），腎臓，脳など，様々な組織や臓器で起こる。しかし，薬物の代謝と不活性化に最も大きく寄与しているのは肝臓である。肝臓には多数の酵素系が存在し，それらは様々な官能基をもつ様々な分子を基質として受け入れる。肝臓による薬物代謝の多くは，肝細胞の小胞体（endoplasmic reticulum）にあるミクロソーム酵素によって触媒される。小胞体は，細胞質に存在する小管状や扁平囊状の構造が吻合してできた網状の組織で，その実体は細胞膜に似た化学組成をもつ脂質二重層-タンパク質複合体である。拡大してみると，小管状構造は，よじれたスパゲッティの塊のように見えなくもない。代謝酵素は小胞体の表面に存在する。ミクロソームは真の細胞小器官ではなく，小胞体が断片化してできた組織の小片である。

　ミクロソームを調製するには，肝組織を水性緩衝液と共にミキサー中で均質化し，生成したホモジネートの一部を超遠心分離により分画する。超遠心分離は，懸濁粒子の沈降速度が粒子の重さと遠心機の回転速度に依存するという基本原理に立脚した方法である。すなわち，ある回転速度で遠心操作を加えたとき，組織断片はその重さに応じ，懸濁液から沈降することもあれば，液相に懸濁したままのこともある。したがって回転速度を調節すれば，重さの異なる組織粒子を分画できるはずである。このような遠心操作により得られた懸濁分画の一つは，小胞体のミクロソームを含んでいる。このミクロソームには，遠心操作により変化せず，触媒機能を保持した代謝酵素が含まれる。これらのミクロソーム酵素は基質特異性がないため，きわめて多様な化合物や官能基に対して代謝作用を示す。しかし，糖やアミノ酸のような親水性の生体成分を基質として受け入れることはない。これは，恐らく酵素が脂溶性分子とのみ適合するような構造をもっているからであろう。

3.7.2 初回通過代謝

経口投与された薬物は，静脈内投与の場合に比べ，生物学的利用能が低く，薬理学的効果も一般に小さい。この低い生物学的利用能は，胃腸管から薬物が完全に吸収されないことにもよるが，それだけではなく，胃や腸からの血液が門脈を通り肝臓へ直行するという事実とも関係がある。胃腸管から血液中へ吸収された物質は，体循環系に入る前に必ず肝臓を通らなければならない。そのため，肝酵素により迅速かつ効率良く代謝される薬物では，経口投与量のかなりの割合が，肝臓を通過する際に代謝されてしまうのである。静脈内投与では，肝臓を通る前に全身に分布するので，経口投与の場合に比べ，肝臓で代謝される薬物の割合は小さい。経口投与された薬物で見られるこの代謝現象は，初回通過効果 (first-pass effect) と呼ばれ，薬物によってはきわめて重大な意味をもつ。たとえば，モルヒネの経口製剤は初回通過時に代謝的不活性化を受けるため，25%の生物学的利用能しかない。モルヒネが経口投与されることがほとんどないのは，このような理由による。それに対し，舌下へ適用され口腔粘膜から吸収される薬物は，門脈系を通らず直接体循環系へ入る。そのため，初回通過による代謝的不活性化を受けることはない。

3.7.3 酵素誘導

ある種の薬物は，肝臓にある非特異的代謝酵素の触媒活性を数倍増強する。この過程は酵素誘導 (enzyme induction) と呼ばれる。酵素活性の増強は，酵素分子の新規合成が促進されることに起因するらしい。しかし，その機構はよく分かっていない。薬物代謝物は，元の薬物に比べ，一般に活性が低いか不活性である。そのため，酵素誘導が起こると，薬物の作用強度は低下し，持続時間も短くなることが多い。

鎮静-催眠薬フェノバルビタール (phenobarbital) は，特に強力な肝酵素誘導作用を示す。最大の効果がもたらされるのは，数日間規則正しく服用したときである。ある種の抗凝血薬を投与されている患者の場合，フェノバルビタールのこのような投与計画は，抗凝血薬の代謝的不活性化を著しく促進し，その効能を消失させることになろう。凝固作用を所定の時間維持するためには，抗凝血薬の投与量を増やす必要がある。しかし，フェノバルビタールの服用を止

めれば，抗凝血薬代謝酵素の触媒活性は正常値に戻るので，それに合わせ，抗凝血薬の投与量もまた減らさなければならない。そうでなければ，過量の抗凝血薬による致命的な効果がもたらされる恐れがある。フェノバルビタールと経口避妊薬を同時に服用している女性では，経口避妊薬の効果は相対的に低下するが，これもまた，酵素誘導によりエストロゲンの代謝的不活性化が促進される結果と考えられる。

3.7.4 薬物動態耐性

　薬物の中には，自身の代謝に関与する肝酵素を誘導するものもある。たとえば，エタノールの代謝速度は，酒を飲まない人に比べアルコール中毒者の方が2倍速いが，その原因は酵素誘導現象にある。酒飲みはいくら飲んでも悪酔いしないという通俗的主張は，生理学的に根拠があるわけである。フェノバルビタールもまた自身を不活性化する酵素を誘導する。これらの薬物では，単独で摂取する場合でさえ，絶えず投与量を増やしていかなければ，同じ水準の薬理効果を維持することはできない。このような現象は薬物動態耐性（drug disposition tolerance）と呼ばれる。酵素誘導は，エタノールやバルビツレートで観察される習慣性（嗜癖）とも関係が深い。

　また，エタノールの常時大量摂取は，エタノールの酸化だけでなく，バルビツレートの代謝的不活性化も同時に促進する。ただし，肝臓の代謝機能は，高濃度のエタノールが存在すると，一時的に著しく損なわれる。アルコール中毒者がバルビツレートに対して示す素面時の高い耐性と，大酒を飲んだときの同じ催眠薬に対する強い反応は，恐らくこれらの要因が組み合わさった結果もたらされるのであろう。

3.7.5 薬物による代謝酵素の阻害

　ある種の化学物質は，薬物を代謝的に不活性化する酵素系を阻害する。このような状況下では，薬物の効果は増強され，その持続時間も引き延ばされる。いわゆるチーズ症候群はその良い例である。うつ病の症状を和らげる目的で以前使用された薬物に，モノアミン酸化酵素（monoamine oxidase）の阻害薬がある。この治療アプローチの根拠となったのは，うつ病が脳内のノルエピネ

フリン作動性経路の機能不全により引き起こされるという理論であった。モノアミン酸化酵素は，ノルエピネフリンの代謝的不活性化に関与する酵素の一つであるから，この酵素を阻害する薬物はノルエピネフリンの不活性化を妨げ，脳内の神経伝達物質濃度を高める。したがって，うつ病の症状を和らげるはずであった。しかし，モノアミン酸化酵素阻害薬を投与された患者の一部は，急性の高血圧や重篤な頭痛を訴え，わずかではあるが，致命的な頭蓋内出血を来す患者も現れた。原因を調べたところ，これらの不運に見舞われた患者は，共通して，高血圧の症状が現れる前に，かなり多量の熟成チーズを摂取していた。この種のチーズは，発酵の正常な産物として，血圧上昇作用をもつチラミン（tyramine）3.13をかなりの量含んでいる。

$$HO-\langle\text{benzene}\rangle-CH_2-CH_2-NH_2$$
3.13 チラミン

　常態では，食物中のチラミンは，モノアミン酸化酵素により腸壁で効率良く代謝され，不活性化されるので無害である。しかし，もし酵素が薬物により不活性化されるならば，チラミンは代謝による分解を免れる。それは腸壁から吸収され，身体の様々な部位に蓄積されて，血圧を上昇させる原因となろう。

3.8 薬物代謝の化学的側面

　薬物分子の代謝的変換は，第Ⅰ相（酸化，還元，加水分解）と第Ⅱ相（抱合反応）の二つの段階へ大別される。代謝反応に関する以下の解説は，反応の種類に関りなく，生体の全般的な代謝戦略が，異物の分配係数を変え，親水性のより高い化合物へ変換することを目指しているという，前述の指摘を支持するものになっている。

3.8.1 第Ⅰ相薬物代謝（官能基化反応）
3.8.1.1 酸化
　酸化は，恐らく最も一般的な官能基化反応である。このカテゴリーに属する反応としては，芳香環や脂肪鎖へのヒドロキシ基の導入，炭素-炭素二重結合

第3章 薬物の代謝

のエポキシ化，アミンのN-酸化，アルコールからカルボニルへの酸化，アルデヒドからカルボキシへの酸化，酸素や窒素の酸化的脱アルキル化，酸化的脱アミノ化などがある。肝臓にある一連の複雑な非特異的酵素群は，多種多様な有機基質の酸化を触媒する。チトクロムP450酸化酵素（CYP450）は，その中でも特に重要である。この酵素は，他のチトクロム類と同様，（鉄を含むヘモグロビンの酸素結合性非タンパク質成分である）ヘムと（ヘモグロビンのそれとは異種の）タンパク質が結合したヘムタンパク質である。チトクロムP450は酸素と結合し，それを様々な基質へ供給する。チトクロムP450系列は，150種ほどのイソ酵素からなり，生体内にある恐らく最も主要な薬物代謝系として，解毒と中毒の両過程に関与している。

チトクロムP450により触媒される酸化反応の例を次にいくつか示そう。

アセトアニリド（acetanilide）3.14は，p-ヒドロキシ誘導体3.15へ変換される。またトルエン3.16は，環メチル位の酸化により，ベンジルアルコール3.17を与える。しかし代謝は，この段階で止まったわけではない。ベンジルアルコールは，さらにベンズアルデヒドを経て安息香酸3.18へ酸化され，しかるのち尿中へ排泄される。

3.14 アセトアニリド　　　3.15 p-アセチルアミノフェノール

3.16 トルエン　　3.17 ベンジルアルコール　　3.18 安息香酸

トルエンは，ベンゼンに比べ実験溶媒としての毒性が低い。これは，トルエンの代謝が上の経路に従い，比較的毒性のない代謝物を与えるからである。それに対し，ベンゼンは，はるかに複雑な代謝変化を受け，様々な生理過程を妨害する化学反応性の高いキノンやセミキノンを生成する。

3.19 メプロバメート　　　3.20 ヒドロキシル化代謝物

第Ⅰ部　薬理学の化学的および生物学的基礎

　メプロバメート（meprobamate）の第二級脂肪族炭素のヒドロキシル化（3.19→3.20）は，よくある代謝的官能基化の一例である。酸化酵素は，第二級脂肪族炭素原子を攻撃する傾向がある。

　脂肪族と芳香族のアミノ基は，いずれも様々な酸化的変化を受ける。トリメチルアミン3.21のような第三級アミンの多くは，チトクロム酸化酵素によりN-オキシド3.22へ変換される。このN-オキシドは二重電荷をもつため，きわめて親水性である。また，典型的な第一級芳香族アミンであるアニリン3.23は，フェニルヒドロキシルアミン3.24を経て，ニトロソベンゼン3.25へ段階的に酸化される。

3.21 トリメチルアミン　　3.22 トリメチルアミンオキシド

3.23 アニリン　　3.24 フェニルヒドロキシルアミン　　3.25 ニトロソベンゼン

　フェナセチン（phenacetin）3.26からp-アセチルアミノフェノール3.28への変換は，酸化的O-脱アルキル化（エーテル開裂）の一例である。この変換では，エーテルのエチル部分のα位へヒドロキシ基がまず導入される。生成したヘミアセタール3.27は自発的に分解し，アセトアルデヒドを放出して，p-アセチルアミノフェノールになる。

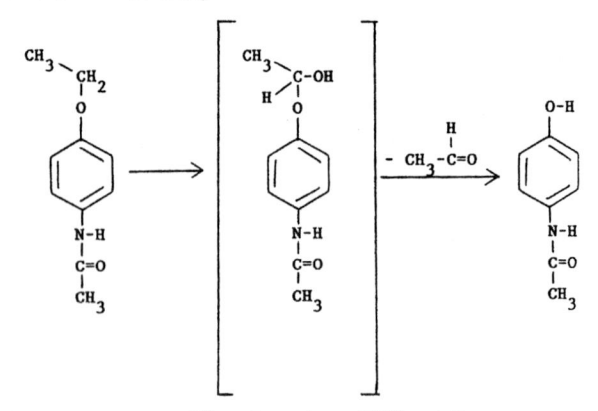

3.26 フェナセチン　　3.27 ヘミアセタール代謝物　　3.28 p-アセチルアミノフェノール

同様の反応は代謝的 N-脱アルキル化でも起こる。デスオキシエフェドリン（desoxyephedrine）**3.29**を例にとろう。酸化酵素は，まず最初，この分子のN-メチル基をヒドロキシル化する。生成したカルビノールアミン（ヘミアミナール）**3.30**はホルムアルデヒドを放出して第一級アミン**3.31**を生じる。しかし，反応はここで止まらない。この分子は，さらなる酸化的代謝を受け，アミノ基をもつ炭素は，酵素によりヒドロキシル化される。生成した第二のカルビノールアミン**3.32**は，次にアンモニアを放出して分解し，窒素を含まない代謝物フェニルアセトン**3.33**を生成する。

3.29 デスオキシエフェドリン　　**3.30** ヘミアミナール代謝物

3.31 第一級アミン　　**3.32** カルビノールアミン代謝物　　**3.33** フェニルアセトン

エタノールは，肝臓では，まず最初，細胞質に溶けた可溶性酵素，アルコール脱水素酵素（alcohol dehydrogenase）による攻撃を受ける（式3.1）。

$$C_2H_5-OH \xrightarrow{\text{アルコール脱水素酵素}} CH_3-\underset{\text{アセトアルデヒド}}{\overset{H}{\underset{|}{C}}=O} \xrightarrow{\text{アルデヒド脱水素酵素}} CH_3-COOH \quad (3.1)$$

エタノール　　　　　　　　　　アセトアルデヒド　　　　　　　酢酸

生成したアセトアルデヒドは，次にアルデヒド脱水素酵素の作用により酢酸へ代謝される。酢酸はさらにクレブス・トリカルボン酸回路に入り，最終的には二酸化炭素と水に変換される。慢性アルコール中毒の治療薬ジスルフィラム（disulfiram）**3.34**は，アルデヒド脱水素酵素を阻害する。その結果，エタノールの代謝により生じたアセトアルデヒドが速やかに代謝されなくなり，その血中濃度は，ジスルフィラムを投与されていない患者のそれに比べ，5〜10倍高い値を示すようになる。そして，顔面潮紅，悪心，嘔吐，ずきずきする頭の痛み，発汗，胸痛，脱力感，かすみ目，精神錯乱などのアセトアルデヒド症候群が現れる。

$$CH_3-CH_2 \quad\quad S \quad\quad S \quad\quad CH_2-CH_3$$
$$\diagdown\|\|\diagup$$
$$N-C-S-S-C-N$$
$$\diagup\diagdown$$
$$CH_3-CH_2 CH_2-CH_3$$

3.34 ジスルフィラム

メタノールもまたエタノールと同様の経路で代謝される。しかし，メタノールの代謝物であるホルムアルデヒドとギ酸は，アセトアルデヒドや酢酸よりもはるかに毒性が強い。また，代謝的に分解され，二酸化炭素と水になる酢酸とは異なり，ギ酸は体内に蓄積し，（血液のpHが低下する）全身性アシドーシスを引き起こす。このアシドーシスは，永久失明など重篤なメタノール中毒症状の原因となる。

3.8.1.2 還元

肝臓には，還元酵素系がいくつか存在する。代謝的還元は主に肝臓で行われる。トリクロロアセトアルデヒドの一水和誘導体，抱水クロラール**3.35**からトリクロロエタノール**3.36**への変換は，その一例である。抱水クロラールが示す鎮静-催眠効果は，主にトリクロロエタノールに由来すると考えられる。

$$Cl_3C-\underset{\underset{OH}{|}}{\overset{\overset{H}{|}}{C}}-OH \longrightarrow Cl_3C-CH_2-OH$$

3.35 抱水クロラール   3.36 トリクロロエタノール

芳香族ニトロ化合物もまた代謝的還元を受ける。たとえば，ニトロベンゼン**3.37**はニトロソベンゼン**3.38**へ還元され，さらにフェニルヒドロキシルアミン**3.39**を経て，最後にアニリン**3.40**を生成する。

3.37 ニトロベンゼン   3.38 ニトロソベンゼン   3.39 フェニルヒドロキシルアミン   3.40 アニリン

早くから，毒物学者は，ニトロベンゼン中毒のおおまかな徴候と症状が，アニリン中毒のそれとほとんど同じであることに気付いていた。このことは，二つの分子が一部，共通の生成物へ代謝されると考えれば説明が付く。フェニルヒドロキシルアミンは，アニリンやニトロベンゼンにより誘発されるメトヘモグロビン血症の原因物質と考えられている。

3.8.1.3 エステルとアミドの加水分解型開裂

　カルボン酸エステルは，血液，腎臓，肝ミクロソームなどの臓器や組織に含まれる非特異的酵素により加水分解され開裂する。薬物分子は，主に血液に溶けて全身へ運ばれるので，血中におけるエステル加水分解は特に重要である。プロカイン（procaine）**3.41**やサクシニルコリン（succinylcholine）**3.42**は，血中で広範な加水分解を受けて開裂し，薬理学的に不活性化される。

$$H_2N-\underset{}{\bigcirc}-\overset{O}{\underset{}{C}}-O-CH_2-CH_2-N\overset{C_2H_5}{\underset{C_2H_5}{}} \longrightarrow H_2N-\underset{}{\bigcirc}-COOH + HO-CH_2-CH_2-N\overset{C_2H_5}{\underset{C_2H_5}{}}$$

3.41 プロカイン

$$\begin{array}{c}H_2\overset{O}{\underset{}{C}}-C-O-CH_2-CH_2-\overset{+}{N}(CH_3)_3\\H_2\overset{}{\underset{O}{C}}-C-O-CH_2-CH_2-\overset{+}{N}(CH_3)_3\end{array} \longrightarrow \begin{array}{c}H_2C-COOH\\H_2C-C-O-CH_2-CH_2-\overset{+}{N}(CH_3)_3\\\underset{O}{}\end{array} + HO-CH_2-CH_2-\overset{+}{N}(CH_3)_3$$

3.42 サクシニルコリン

$$\begin{array}{c}H_2C-COOH\\H_2C-COOH\end{array} + OH-CH_2-CH_2-\overset{+}{N}(CH_3)_3$$

　立体障害のあるエステルは，生体内ですぐには開裂しない。たとえば，アトロピン（atropine）**3.43**は，その投与量の約50％が未変化のまま尿中へ排泄される。

　メペリジン（meperidine）**3.44**のように，血液のエステラーゼには抵抗するが，肝臓のエステラーゼによって代謝される薬物もある。三硝酸グリセリン（glyceryl trinitrate）**3.45**のような無機酸エステルもまた酵素的に開裂する。エステル結合は不安定である。そのため，かなりの割合が生体内で非酵素的に開裂し，その速度は体温や各種組織液のpHに依存する。

3.43 アトロピン　　　　3.44 メペリジン　　　3.45 三硝酸グリセリン

　アミドは，エステルに比べ加水分解されにくい。アミド系薬物の中には，アミド部分が未変化のまま排泄されるものもある。しかし，サクシニルスルファチアゾール（succinylsulfathiazole）3.46や局所麻酔-抗不整脈薬リドカイン（lidocaine）3.47は別である。これらの薬物のカルボキシアミド結合は，肝臓のアミダーゼにより速やかに切断される。

3.46 サクシニルスルファチアゾール　　　　3.47 リドカイン

　リドカインは，生体内でのこのような挙動とは対照的に，（アルコール性水酸化カリウム溶液中での加熱といった）実験室での化学的加水分解条件に対しては強く抵抗する。

3.8.2 第Ⅱ相薬物代謝（抱合反応）

3.8.2.1 アセチル化

　酵素によるアセチル化は主に肝臓で起こる。対象となるのは，芳香族や脂肪族の第一級アミノ基，ヒドラジン，スルホンアミド，アミノ酸などの窒素原子である。アセチル基はアセチル補酵素Aから供給され，N-アセチル転移酵素（N-acetyltransferase）が反応を触媒する。ある種のスルホンアミド誘導体は，アセチル化により水に溶けにくくなる。このことが治療にもたらす結果については，前に述べた通りである（3.5.2項参照）。

3.8.2.2 グルクロン酸抱合と硫酸抱合

脂肪族または芳香族のヒドロキシ，アミノ，スルフヒドリル基をもつ薬物では，グルクロン酸や硫酸のような親水性分子との抱合（conjugation）が，しばしば主要な代謝経路になる。モルヒネ**3.48**のフェノール基のグルクロン酸抱合，アニリン**3.40**のアミノ基やフェノール**3.49**のヒドロキシ基の硫酸抱合は，そのような例である。グルクロン酸抱合と硫酸抱合は，薬物分子上の同一官能基を競い合いながら，生体内で相並び進行することが多い。

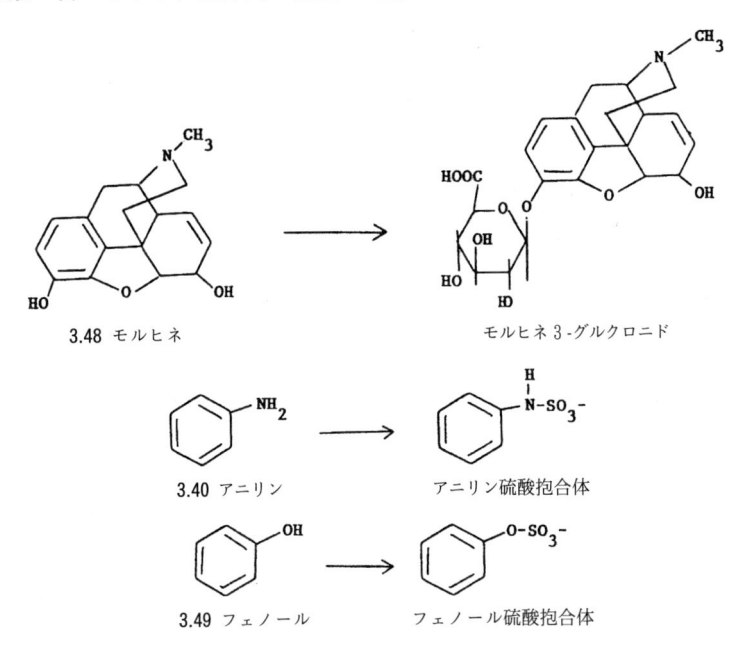

3.48 モルヒネ　　　　　　　　　モルヒネ 3-グルクロニド

3.40 アニリン　　　　　　　　　アニリン硫酸抱合体

3.49 フェノール　　　　　　　　フェノール硫酸抱合体

3.8.2.3 アミノ酸抱合

アミノ酸抱合は，カルボン酸の代謝経路として重要である。脂肪族，芳香族およびヘテロ環式のカルボン酸類は，内因性グリシンと抱合体を形成し，尿や胆汁中へ速やかに排泄される。グリシン抱合のことは，昔広く使用された有機化学の入門実験書でも取り上げられている。それによると，学生はまず安息香酸を経口的に摂取する。次に尿を採取し，その液性を酸性にすると，安息香酸のグリシン抱合体，馬尿酸（hippuric acid）**3.50**の美しい結晶がほぼ定量的

な収率で析出する。

$$\text{C}_6\text{H}_5\text{-COOH} \longrightarrow \text{C}_6\text{H}_5\text{-CO-NH-CH}_2\text{-COOH}$$

3.50 安息香酸のグリシン抱合体
(馬尿酸)

グリシンの他，グルタミン，タウリン，オルニチンといったアミノ酸もまた，含カルボニル生体異物と抱合体を形成することが知られている。

3.8.2.4 グルタチオン抱合

グルタチオン（glutathione）3.51は，生体の組織に広く分布するチオール系トリペプチドであり，内因性化合物はもちろん，薬物などの生体異物の代謝にとってもかなり重要な物質である。

$$\text{H}_2\text{N-CH(COOH)-CH}_2\text{-CH}_2\text{-CO-NH-CH(CH}_2\text{SH)-CO-NH-CH}_2\text{-COOH}$$

3.51 グルタチオン

グルタチオンは，還元型G-SHと酸化型G-S-S-G（ジスルフィド）の平衡混合物で存在する。還元型は強力な求核性スルフィドアニオンとして抱合反応に関与し，ハロゲン化ベンジル，脂肪族硝酸エステル，エポキシド，キノンのような求電子性分子と反応する。グルタチオン抱合反応は，非酵素的であることも，また酵素的であることもある（グルタチオンS-転移酵素）。グルタチオンと反応するエポキシドやキノンは，それ自体，薬物などの生体異物から作られた代謝産物であるかもしれない。グルタチオン抱合体は，そのまま排泄されることは稀であり，尿や糞便中へ排泄される前にさらに複雑な体内変化をすることが多い。通常，求電子性分子とグルタチオンの反応は解毒過程で起こるが，発癌物質の中には，グルタチオンと抱合することにより活性化されるものもある。グルタチオンはまた，その酸化還元状態に依存し，薬物の酸化剤や還元剤としても振舞う。

3.9 薬物代謝の動物種差

　薬物の代謝は，動物種の違いにより有意に異なる。動物実験の結果をヒトへ外挿しようとする場合には，このことは重要である。種差は，代謝速度の定量的な違いとして現れることも多い。一般に，動物は小型であればあるほど，代謝速度は速くなる。たとえば，50mg/kgの用量をヒトへ投与したとき，数時間催眠効果が持続するバルビツレートの場合，同じ用量をマウスへ投与しても，その催眠時間は数分にすぎない。

　薬物代謝においてさらに重要な種差は，代謝経路の違いに由来するそれである。たとえば，殺虫剤マラチオン（malathion）**3.52**は，触媒表面の一部と共有結合を形成し，昆虫体内の必須酵素系を不活性化する（図3.2）。これは致死的な効果である。しかし哺乳類の血中では，マラチオン分子はエステラーゼによる攻撃を速やかに受け，そのエステル結合は加水分解的に開裂する。生成した代謝物，遊離ジカルボン酸**3.53**は元のジエステル，マラチオンに比べはるかに親水性であるため，尿中へ速やかに排泄される。加えて，この遊離ジカルボン酸は，酵素分子とほとんど反応しないので，本質的に毒性が弱い。それに対し，昆虫類はメラチオンに対する強力な防衛機構を備えておらず，その体内にある類似のエステラーゼ系は，はるかに活性が低い。マラチオンのローション剤は頭皮へ直接適用され，アタマジラミの駆除に利用される。

3.10 ヒトにおける薬物代謝の遺伝的変異

　薬物の代謝速度は，遺伝的変異の影響をしばしば受ける。たとえば，サクシニルコリン**3.42**は短時間作用型の神経筋遮断薬である。その短い作用持続は，血漿エステラーゼによりエステル結合が速やかに加水分解されることによる。しかし中には，このエステラーゼ酵素系が欠けていたり，活動低下の状態にある人々もいる（遺伝形質）。そのような人々では，サクシニルコリン分子は直ぐには不活性化されず，その効果は長時間持続し，さらに増強されて中毒症状をもたらすことすらある。

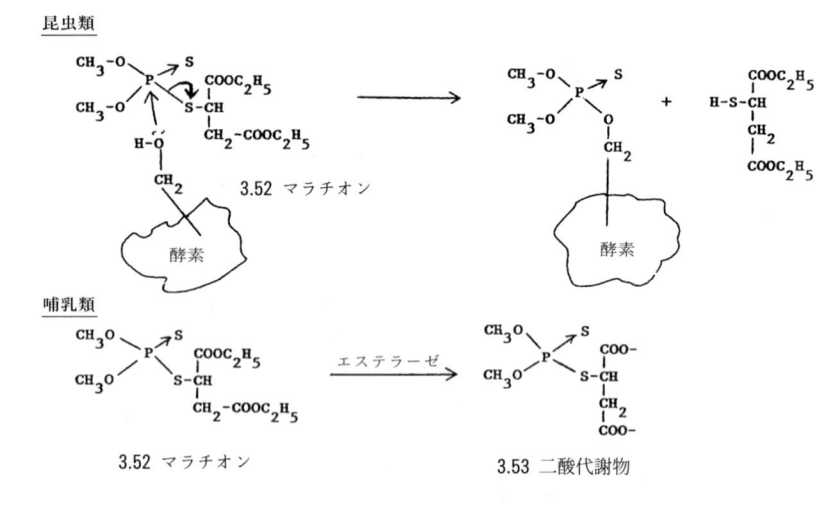

図3.2 薬物代謝の種差：昆虫類と哺乳類におけるマラチオンの代謝

抗結核薬イソニアジド（isoniazide）3.54は，ヒドラジド窒素原子のアセチル化3.55により代謝的に不活性化される。

ヒトは，肝臓のN-アセチル転移酵素の量や触媒効率に依存して，アセチル化の遅い人と速い人に分類される。アセチル化の遅い人では，正常の薬用量を投与しても，イソニアジドの血中濃度は，アセチル化の速い人に比べはるかに高くなり，薬物による副作用が現れやすい。一般母集団におけるアセチル化の速い人と遅い人の分布は，民族の違いにより興味ある変動を示す。たとえば，アセチル化の速い人の割合は，米国人では約50％であるが，日本人やエスキモー人では約90％にも達する。薬物代謝の人種差は，エタノールでも観察される。中国人の多くや東アジア人の半数は，効率の良いアルデヒド脱水素酵素系をもたない。そのため，これらの人々では，エタノールの摂取は，アセトアルデヒ

ドの血中濃度を異常に高め，潮紅や動悸の原因となる。

3.11 薬物代謝の年齢差と性差

　肝ミクロソーム酸化酵素，グルクロン酸転移酵素，アセチル転移酵素，血漿エステラーゼのような代謝酵素は，新生児では活性がきわめて低い。これらの酵素が成人と同じレベルの触媒活性を獲得するまでには，一般に生後約8週間を必要とする。新生児では薬物代謝能力が低いというこの事実は，無痛分娩に際してモルヒネが使用できない一つの理由になっている。薬物は母親の循環系からまもなく生まれ来る胎児のそれへ移行する。モルヒネはグルクロン酸との抱合により代謝的に不活性化されるが，酵素活性の低い新生児では，その薬理効果は増強され長時間持続する。まだ十分発達していない血液脳関門は，この代謝不全と相俟って，モルヒネの副作用をさらに強める。

　肝ミクロソーム酵素の活性は年齢と共に低下する。しかし，この加齢の効果はきわめて変動が大きく，それを法則化することは困難である。高齢者の中には，若い人と比べて遜色のない薬物代謝能力をもつ人もいれば，逆に代謝能力が著しく低下した人もいるからである。

　動物では，薬物代謝の速度や様式に有意な性差が存在することが報告されている。しかし，この薬物代謝の性差はヒトではあまり重要ではない。

引　用　文　献

1. Daniels, T. C.; Jorgensen, E. C. In *Wilson and Gisvold's Textbook of Organic Medicinal and Pharmaceutical Chemistry*, 8th ed.; Doerge, R. F., Ed.; Lippincott: Philadelphia, Pa., 1982; p. 500.

推　薦　文　献

1. Testa, B. Chapter 6. Drug Metabolism. In *Burger's Medicinal Chemistry and Drug Discovery*, 5th ed.; Wolff, M. E., Ed.; Wiley-Interscience: New York, 1995; Vol. 1,

pp. 129-180.
2. Williams, D. A. Chapter 8. Drug Metabolism. In *Principles of Medicinal Chemistry*, 4th ed.; Foye, W. O.; Lemke, T. L.; Williams, D. A., Eds.; Williams and Wilkins: Media, Pa., 1995; pp. 83-140.
3. Mesnil, M.; Testa, B. Xenobiotic Metabolism by Brain Monooxygenases and Other Cerebral Enzymes. *Adv. Drug Res.* **1984**, *13*, 95-207.
4. Lennard, M. S.; Tucker, G. T.; Woods, H. F. Stereoselectivity in Pharmacokinetics and Drug Metabolism. In *Comprehensive Medicinal Chemistry*; Hansch, C., Ed.; Pergamon Press: Oxford (U. K.), 1991; Vol. 5, pp. 187-204.
5. Breckenridge, A. M.; Park, B. K. Enzyme Induction and Inhibition. 推薦文献4, pp. 205-217.
6. Juchau, M. R. Species Differences in Drug Metabolism. 推薦文献4, pp. 219-235.
7. Juchau, M. R. Developmental Drug Metabolism. 推薦文献4, pp. 237-249.
8. Commandeur, J. N. M.; Stijntjes, G. J.; Vermeulen, N. P. Enzymes and Transport Systems Involved in the Formation and Disposition of Glutathione S-Conjugates. *Pharmacol. Rev.* **1995**, *47*, 271-330.

第4章 薬物受容体

4.1 受容体部位と薬物結合部位

4.1.1 用語の定義

　薬物は一般に微小な量や濃度でも生物的効果を生じる。このような効果は，薬物と特別な生体内物質——受容体と呼ばれる細胞成分——との間の化学的相互作用によってもたらされる。受容体 (receptor) という用語は，正式には，細胞間や細胞内部での化学的なシグナル伝達に直接的かつ特異的に関与する細胞高分子として定義される。リガンドは，その受容体と結合することにより，細胞機能に変化を誘起する。内因性作動薬が結合する受容体上の領域は，認識部位 (recognition site) と呼ばれる。構造的に特異な薬物は，その受容体部位に対して高度な分子的相補性を示す。これは，酵素の触媒表面と基質の間に見られるそれと類似した相互作用である。しかし薬物-受容体相互作用の場合には，薬物分子はその構造を必ずしも永久的に変化させるわけではない。治療に役立つためには，薬物は特定の細胞や細胞部位に対して選択的に作用しなければならない。すなわち，薬物は結合部位に関して選択性を示す必要がある。生体内には，薬物分子が相互作用し結合する部位はその他にも存在する。しかしそのような相互作用は，望ましい効果をもたらさないし，認識可能ないかなる効果も恐らく引き起こさない。このような非生産的相互作用部位は空費部位 (site of loss) と呼ばれる。すなわち，受容体部位と薬物結合部位が意味するものは，生理学的に同じではない。

　薬物分子は，受容体部位と相互作用することにより，その薬理学的効果を発

現する。しかし相互作用する相手は，望ましい効果を生じる受容体部位だけではない。すべての薬物は，生体内にある他の受容体系とも相互作用し，望ましい効果に加え，望ましくない副作用も引き起こす可能性がある。薬理学的な効果が1種類だけという薬物は恐らく存在しない。複数の薬理作用から望ましいものを選び出し，それをその薬物の最も卓越した作用にすることは，薬物設計の技術と科学に課せられた主要なテーマの一つである。

4.1.2 受容体の単離

もし純粋な受容体分子が単離でき，*in vitro*研究に供されるならば，薬理学的現象の理解は大いに促進されるであろう。しかし薬物受容体の多くは，組織化された細胞構造の一部をなしている。そのため，現在利用できる手法で，受容体を化学的に単離することは容易ではない。細胞膜の一部をなす受容体高分子を，その構造や形を損なうことなく，膜基質から分離することは，挑戦的な企てと言わなければならない。この分野では，たとえばニコチン様アセチルコリン受容体や鎮痛受容体のように成功例もいくつか報告されている。しかし，膜結合型受容体の単離は，型通りにできる平凡な仕事では決してない。遺伝子工学の進歩は，様々な受容体タンパク質分子のクローニングを可能にしつつある。この手法は，薬理学研究の今後の発展に大いに貢献することになろう。

4.1.3 受容体の化学的性質

薬物受容体の多くはタンパク質である。タンパク質は官能基を異にする様々なアミノ酸から構成され，化学的に複雑な構造をもつ。そのため，薬物と潜在的に結合可能な化学的部位はきわめて多数存在し，受容体部位はその中の一つである。薬物受容体のこの化学的定義は，タンパク質を念頭に置いたものである。しかし実際には，身体の生理的調節に不可欠な他の生体高分子も受容体になりうる可能性がある。たとえば核酸，特にDNA4.1は様々な官能基を含み，抗菌薬，抗マラリア薬，抗癌薬などのきわめて多様な外因性分子を受け入れる（図4.1）。

一例を挙げよう。悪性腫瘍の治療に使用される薬剤は，インターカレーション（intercalation）により二本鎖DNAと可逆的に結合する。図4.2は，アドリアマイシン（adriamycin）——別名ドキソルビシン（doxorubicin）——に

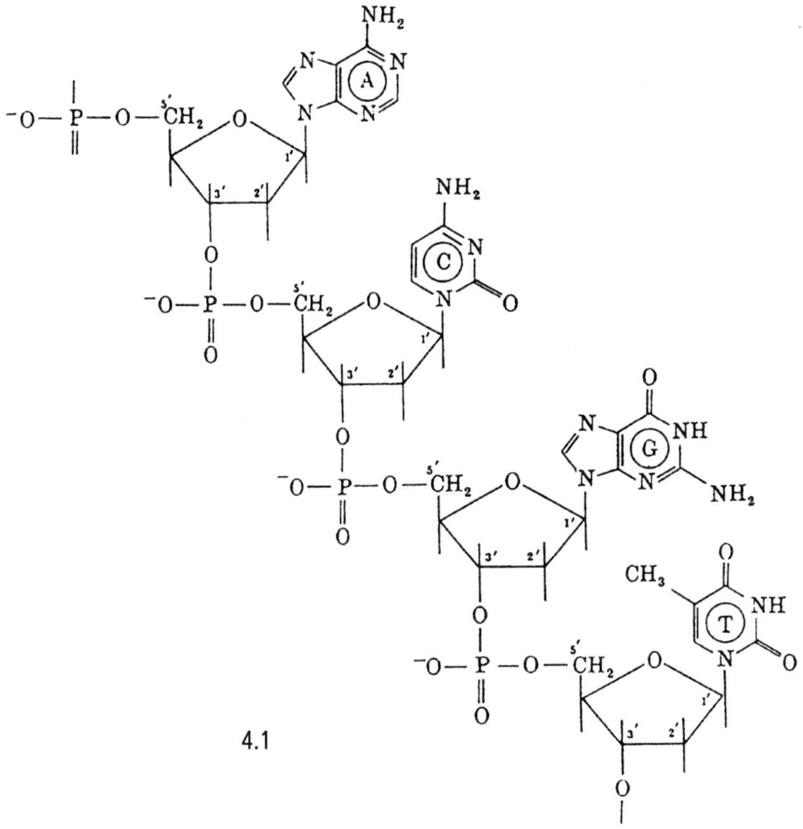

図4.1　DNA鎖の構造の一部
A＝アデニン；C＝シトシン；G＝グアニン；T＝チミン

おける模式図である。インターカレーションでは，薬物分子はDNAらせんの隣り合う塩基対の間へ割り込み，その結果，らせん構造は局所的に巻き戻される。薬物分子に要求される構造的な条件は，平面型をとることであり，実際，それらはほとんどが芳香族化合物である。薬物分子の平面部分は，DNAの重なり合うプリン-ピリミジン塩基対の間に挿入され，その状態はファンデルワールス相互作用と電荷移動相互作用により維持される。

　生体内には，また薬物受容体部位として機能する複雑な炭水化物分子も存在する。

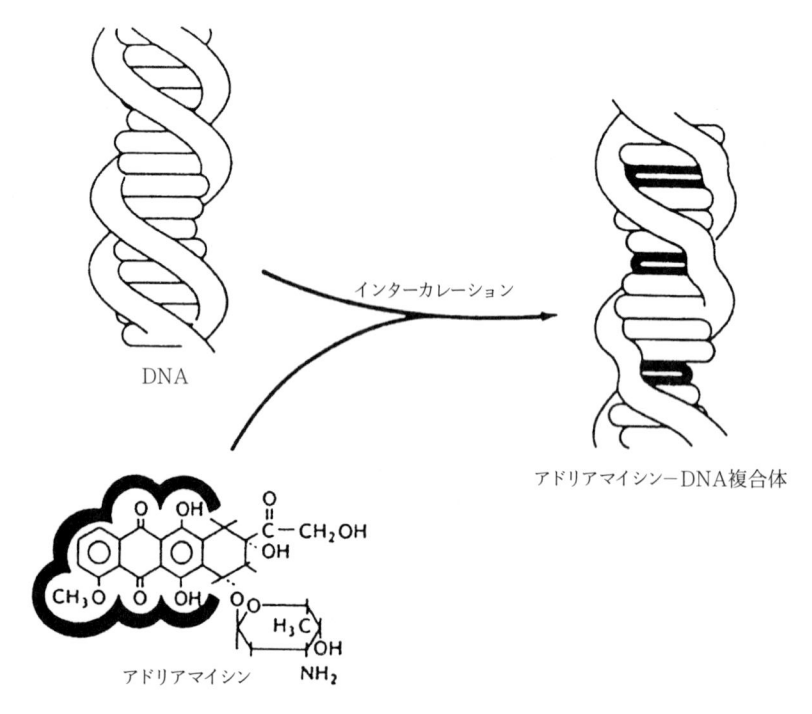

図4.2 DNAへのアドリアマイシン平面構造部分のインターカレーション
（引用文献1より，許可を得て転載）
インターカレーションにより，らせん構造は局所的に巻き戻される。

4.1.4 薬物-受容体相互作用

　前に述べたように，薬物とその受容体の間の相互作用は，受容体分子が関与する正常な生理的および生化学的過程を変化させる。この変化は，最終的には薬物の薬理学的効果として観測される。薬物がその受容体と相互作用すると，たとえば酵素分子の配座に微妙な変化が生じ，それは酵素の触媒活性に反映される。もし受容体タンパク質が膜を貫通する可逆チャンネルの一部であるならば，薬物により誘発された配座変化は，チャンネルを開閉したり，（チャンネルにロックをかけ）その開閉を妨げたりすることにより，開閉状態の持続時間を変化させ，細胞内外へのイオンの移動能力に影響を及ぼす。

　薬物（リガンド）は，水溶液中では水分子によって溶媒和されている。受容体の極性残基もまた同様である。そのため，薬物分子が受容体へ結合する際に

は，溶媒和したこれらの水分子の一部または全部が双方の分子種から取り除かれなければならない。このリガンド結合過程は交換反応と見なすことができよう。溶媒和したリガンド（L）と受容体（R）は，両者間の相互作用と引き替えに，溶媒和のすべてまたはその一部を失うからである。

$$R \cdots H_2O + L \cdots H_2O \rightleftharpoons R \cdots L + H_2O \qquad (4.1)$$

4.1.4.1 薬物-受容体相互作用の化学的様式

　薬物などの生体異物と受容体との間に働く相互作用の様式は，化学実験室で出くわすものと同じである。強度の大きい方から順にこれらの相互作用を列挙すれば，次のようになる。

1. 共有結合
2. イオン結合
3. 水素結合
4. 電荷移動相互作用
5. イオン-双極子相互作用
6. 双極子-双極子相互作用
7. ファンデルワールス相互作用
8. 疎水結合

共有結合：これは最も強力な相互作用である。しかし，見かけることはほとんどない。受容体へ共有的に結合する薬物は少ないからである。多くの薬物にとって，共有的に結合しないことは望ましい特徴である。共有結合の形成は，一般に可逆的に進行しにくく，場合によっては，実質上不可逆過程のこともある。そのため，受容体へ共有的に結合する薬物は，作用が長時間持続する。これは望ましいことではない。作用の強度や持続時間を制御できないからである。

疎水結合：これは分子間に働く力のうち最も弱いものの一つである。しかし薬物-受容体相互作用では，最も重要な力の一つに数えられる。アルキル鎖のような有機分子の無極性領域は，水溶液中でも水分子によって溶媒和されない。その結果，注目すべき現象が現れる。無極性アルキル基の周囲にある水分子は互い

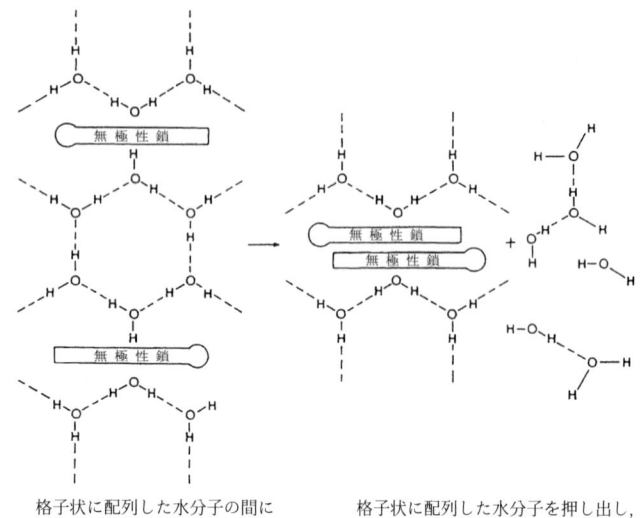

格子状に配列した水分子の間に　　　格子状に配列した水分子を押し出し，
無極性鎖がばらばらに点在した状態　　無極性鎖が会合した状態

図4.3 疎水結合の形成（引用文献2より，許可を得て転載）

同士会合し，規則正しく配列して擬似結晶格子を形成するのである（図4.3）。

すなわち，疎水性アルキル鎖は，結晶格子状に規則正しく配列した水分子の層によって取り囲まれている。熱力学の第三法則──0Kにおける完全結晶のエントロピーは零である──によれば，この安定できわめて規則正しく配列した結晶格子水のエントロピーは，低い値を示すはずである。いま，水分子の結晶格子でそれぞれ取り囲まれた（薬物と受容体の）2個の疎水性アルキル鎖が互いに接近する場合を考えてみよう。これらのアルキル鎖は，水分子との相互作用ができる限り少なくなるように配列しようとするであろう。その結果，2個のアルキル鎖の間にある水分子は押し出され，2個のアルキル鎖の周囲に，新たに結晶格子が形成される。しかしその規模は，崩壊していく結晶格子の数を補うほどではない。最終的に，2個のアルキル鎖がぴったりくっついたとき，それらを取り囲む結晶格子状水分子の総数は，それらが離れていたときよりも少なくなる。規則正しく配列した水分子の割合が減るということは，系のエントロピーが増加することを意味する。2個のアルキル鎖間の相互作用は，

このエネルギー利得により安定化される。疎水結合と呼ばれるのはこのような相互作用である。

経験的なデータによると，疎水結合のエネルギーは非常に小さく，その値は，たとえばCH_2基では0.7 kcal/mol，ベンゼン環では2 kcal/molにすぎない。しかし薬物は，1個の官能基だけで受容体と相互作用しているわけではないし，その相互作用に関与する力も1種類ではない。それは，薬物と受容体の分子を形作る多数の部位と様々なタイプの相互作用が複雑に組み合わされた過程である。したがって，上述の相互作用のほとんどは，一つずつ取ってみると，非常に弱い力にすぎないが，全体を寄せ集めれば，その効果は，薬物を受容体へ結合させることができるほどの大きさになるのである。しかも多くの薬物にとって，これらの弱い相互作用は，共有結合やイオン結合のようなさらに強力な相互作用よりもむしろ重要な意味をもつ。前に挙げた8種類の力のうち，質量作用の法則に従う可逆的な薬物-受容体相互作用と関係があるのは，イオン結合以下の力である。

4.1.5 受容体の不斉性：3点取付け仮説

キラルな薬物分子の場合，受容体は一方の鏡像体に対して一般に高度な立体特異性を示す。このことは，受容体タンパク質が光学活性なアミノ酸から作ら

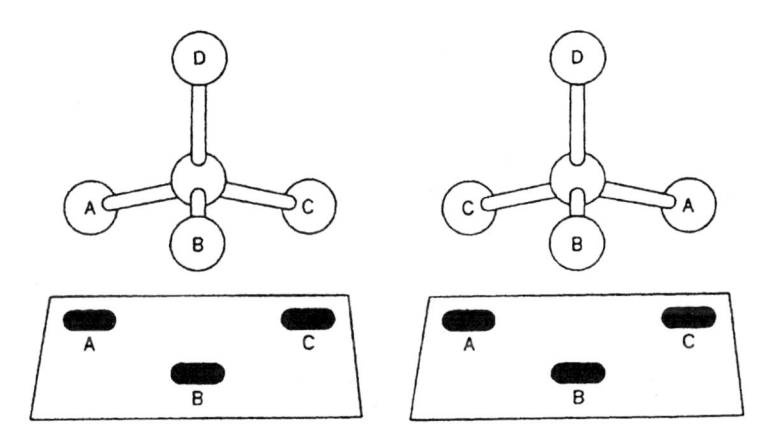

図4.4 鏡像体の活性に関する3点取付け仮説
（引用文献3より，許可を得て転載）

れ，内因性の炭水化物も光学的に活性で，核酸のヘリックスもまた対称面や対称心をもたないことを考えれば，驚くには当らない。自然界は不斉である。

　図4.4は，3点取付け仮説（Easson-Stedman仮説）を説明したものである。この仮説によれば，薬理作用を発現するためには，薬物分子は向かい合った受容体上の三つの相補的位置と同時に相互作用しなければならない。不斉炭素の絶対配置を定めるには，3点が必要であるから，この仮説は，2種の鏡像体が薬理活性を異にする事実を合理的に説明する。向かい合う相補的な三つの受容体サブユニットのすべてと同時に相互作用可能な正しい絶対配置をもつ分子は，一方の鏡像体だけだからである。もっとも，キラルな薬物分子において，薬理活性を示すのは一方の鏡像体のみで，他の鏡像体は常に不活性であるかというと，必ずしもそうではない。二つの鏡像体が共に顕著な薬理作用を示すキラル分子の例は，枚挙にいとまがない。しかしそのような場合には，各鏡像体は一般に異なる受容体系に作用する。また，同じ受容体と相互作用する場合でも，ドメインは異なることが多い。

4.2　構造非特異的薬物と構造特異的薬物

　薬物の薬理作用は，次の二つのカテゴリーへ大別される。
1. 薬物分子の物理化学的性質を反映し，その化学構造の詳細とは直接関係がない薬理作用。このような作用を示す薬物は構造非特異的薬物と呼ばれ，化学構造のわずかな変化は，その薬理作用にほとんど影響を及ぼさない。このカテゴリーの薬物に対しては，明確に区別できる特異的な受容体部位は存在しない。これらの薬物に共通する特徴は，大量に投与される点である（1回当たり数グラム）。全身麻酔薬の作用様式に関する一つの理論によれば，脂溶性の構造非特異的な揮発性麻酔薬は，中枢神経系の膜の疎水性領域へ溶解する。その結果，膜の流動性が増して，膜タンパク質のイオンチャンネルが摂動を受ける。そして，膜を通るイオン流に異常が生じ，ついには，神経インパルスの伝達が抑制されて知覚が消失する。中枢神経系に対するエタノールの抑制作用もその原因の一つは，膜の脂質相へのエタノールの溶解にあると考えられている。実験的な証拠によると，

エタノールや関連化合物の膜相互作用は、脂質二重層全体にわたって一様というわけではない。これは、膜内部におけるリン脂質やコレステロールの分布が一様ではないことを反映した結果であろう。
2. 主に化学構造に依存する薬理作用。このカテゴリーの薬物では、立体化学的な因子を含め、分子構造がわずかに変わるだけで、薬理作用は劇的に変化する。広い細胞表面を作用部位とする構造非特異的薬物と異なり、このカテゴリーの薬物は、明確に区別できる特異的な*in vivo*受容体部位と相互作用し、ごく小量でも薬理学的効果を発現する。

周知のように、1モルの薬物は6.02×10^{23}個の分子を含んでいる（アボガドロ数）。いま、分子量が200の薬物を考えてみよう。この薬物の1 mg（典型的な薬用量）は3×10^{18}個の分子を含むはずである。人体を構成する細胞の数は約3×10^{13}個であるから、薬物が全身に一様に分布すると仮定すれば、体内の各細胞は、1×10^5個の薬物分子の作用を受ける勘定になる。

このような計算によると、たとえば、強心配糖体ウアバイン（ouabain）の治療量は、心臓の心室細胞表面を2.5％覆うにすぎない。また、心拍数を半減させる量のアセチルコリンによって覆われるヒキガエル心臓の心室細胞表面積は、全表面積のわずか0.016％であるという。これらのデータは、ある種の薬物に対して特異的な受容体部位が存在することを強く支持する。

さらに顕著な例は昆虫フェロモン（性誘引物質）である。昆虫の雄は、1/4マイル（400m）離れていても、雌から放出されるフェロモンに対して反応する。この反応は、きわめて大雑把な計算ではあるが、全部で100個に満たない数のフェロモン分子により引き起こされる。

4.3 作動薬と拮抗薬：薬物作用の占有理論

4.3.1 占有の定義

*in vivo*薬物作用のすべてを説明できる統一理論は存在しない。しかし、特定の薬物作用を合理的に説明できる理論はいくつか知られている。その中の一つである占有理論（occupancy theory）は、薬理作用の強度が薬物により占有される受容体の総数に正比例すると考える。この理論では、薬物の薬理学的効

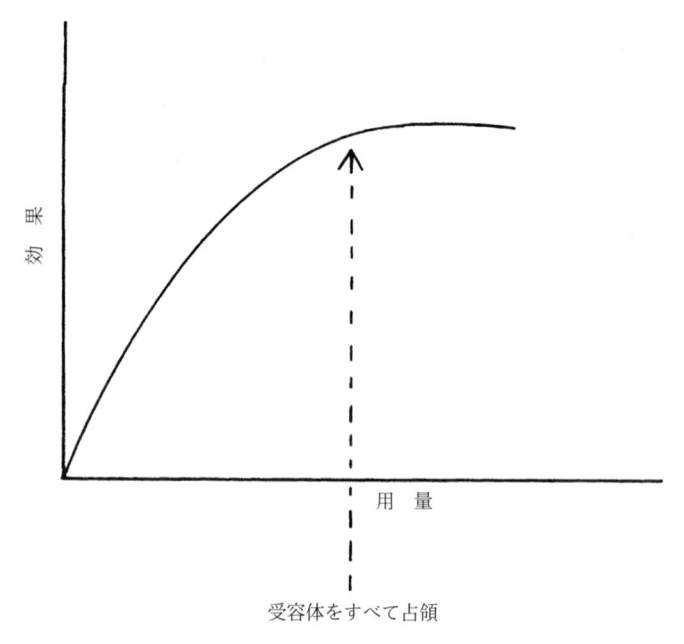

第Ⅰ部　薬理学の化学的および生物学的基礎

図4.5　用量-効果曲線による占有理論の説明

果は，占有された受容体の数が増えれば増えるほど大きくなる。したがって最大の反応は，すべての受容体が占有されたとき得られる。薬物の用量（X軸）に対して効果の大きさ（Y軸）をプロットしてみよう（図4.5）。用量があるレベルを越えると，薬物の効果はそれ以上大きくはならない。占有理論によれば，反応が最大に達した時点で，受容体はすべて占有されている。そのため，薬物の量をさらに増やしても，それらを受け入れる場所はもはや存在しない。

4.3.2　親和性と固有活量

　占有理論の拡張として，薬物-受容体相互作用が次式で示される二つの段階からなる，さらに進んだ理論が提案された。

$$R + D \underset{k_2}{\overset{k_1}{\rightleftarrows}} RD \rightarrow E \tag{4.2}$$

ここで，　　R＝受容体
　　　　　　D＝薬物
　　　　　　RD＝薬物-受容体複合体
　　　　　　E＝薬理効果
　　　　　　k_1, k_2＝吸着と脱着に対する速度定数

第一の段階は，薬物がその受容体と複合体を形成する段階であり，可逆的過程として表される。また第二の段階は，薬物の効果が生起する段階である。薬理作用を発現するためには，分子は（相補的な関係にある）受容体に対して親和性（affinity）を示すだけではなく，固有活量（intrinsic activity）すなわち有効性（efficacy）をもたなければならない。作動薬（agonist）と拮抗薬（antagonist）は，いずれも受容体に対して強い親和性を示し，薬物-受容体複合体を形成する。しかし固有活量をもち，薬理作用を発現するのは作動薬だけである。「作動薬」という用語は，（実行者を意味するギリシャ語に由来し）受容体へ結合して薬理効果を引き起こす分子として定義される。

　薬物の反応の強さ（Y軸）を用量の対数（X軸）に対してプロットしたグラフは，薬物の親和性と固有活量の意味を理解するのに役立つ（図4.6）。図4.6aを見てみよう。最大効果を生ずるのに必要な用量は薬物により異なる。薬物AはBに比べ用量が少なくて済み，また薬物BはCよりも必要とする用量がいくぶん少ない。しかし最大反応のレベルは，薬物A，BおよびCのいずれにおいてもほぼ同じである。すなわち3種の薬物は，親和性を異にしているが，互いによく似た固有活量をもっている。一方，図4.6bでは，薬物A，BおよびCは，異なる大きさの最大反応を示す。薬物AはBよりも反応が大きく，また薬物BはCよりも反応が大きい。すなわち，薬物Aは最大の固有活量をもつ。しかし3種の薬物は，ほぼ同じ用量で最大反応に達することから，それらの親和性はいずれもほぼ同じである。

　薬理試験では，薬物の効力（potency）は，一般に，同じ用量により生ずる効果の大きさではなく，同じ水準の効果を引き起こすのに必要な用量により比較される。

　定義によれば，受容体に対して顕著な親和性を示すが，固有活量をもたない薬物は拮抗薬（antagonist）と呼ばれる。拮抗薬は，高い固有活量をもつ薬

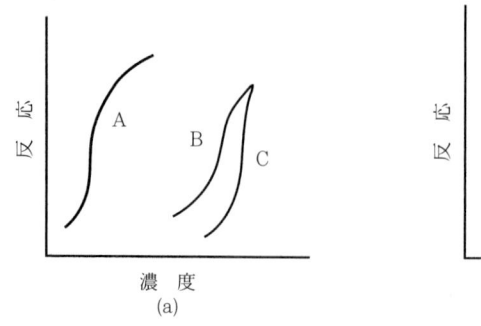

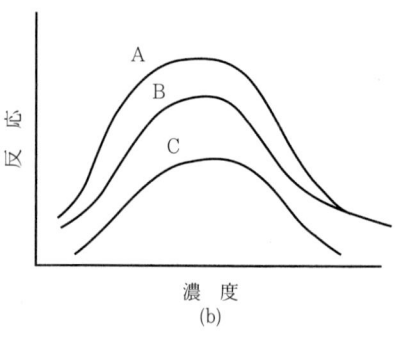

図4.6 薬物の濃度-反応曲線（引用文献4より，許可を得て転載）
　　(a) 3種の薬物A，BおよびCの固有活量は等しい。
　　(b) 3種の薬物A，BおよびCの固有活量は異なる。

物が受容体へ接近するのを妨げ，その効果を阻害する目的で使用される。効力と固有活量は同義語ではない。効力は所定の薬理効果を生起するのに必要な用量で示されるが，固有活量は，用量とは無関係に，薬理効果自体の大きさを表す概念である。

4.3.3 占有理論の弱点

　占有理論は，薬物作用のもつ重要な側面のいくつかを説明することができない。たとえば，作動薬と拮抗薬は，同じ受容体を占有すると考えられるが，薬理効果を生ずるのは作動薬に限られる。また，固有活量は漠然とした概念で，その理解は容易ではない。化学構造の立場から，薬物の作用機序を分子レベルで説明することは，古典的な占有理論では不可能である。さらに，利用しうる受容体をすべて占有しなくても，最大反応を生じる薬物が多数知られている。これらの薬物は，余剰受容体（spare receptor）をもつと考えられるが，占有理論にその概念はない。

4.4 作動薬と拮抗薬：薬物作用の速度理論

　速度理論では，薬物はその受容体と出会った最初の瞬間だけ有効であると仮

定される。すなわち受容体の活性化は，占有された受容体の数ではなく，薬物分子が受容体に単位時間当たり出合う回数に比例すると考える。したがって速度理論によれば，薬理活性は，薬物分子と受容体との間の会合速度と解離速度の関数で表され，形成される安定な薬物-受容体複合体の量には依存しない。

　作動薬は，受容体との会合と解離の速度が共に速い分子として定義される。一方，拮抗薬は，会合の速度は速いが，受容体からの解離の速度が遅い分子を指す。速度理論は，ある種の拮抗薬が阻害作用を生じる前に，短時間ではあるが，刺激作用を示す事実を合理的に説明する。しかし，薬物と受容体が安定な複合体を形成し，その複合体が薬理学的反応の発生に深く関わっている例も多数知られている。このような場合には，速度理論は明らかに適用できない。速度理論は理論的な理由から批判を受けたため，薬物作用を経験的に説明する理論としてあまり普及していない。しかし，最新の文献の中には，ある種の薬物の効果を合理的に説明する手段として，速度理論を利用している例も時折見られる。

4.5 競合的拮抗薬と非競合的拮抗薬

　競合的な拮抗では，受容体への作動薬と拮抗薬の結合は互いに排他的である。その様式については，次の三つの可能性が考えられる。(1) 作動薬と拮抗薬は同じ結合部位を奪い合う。(2) 作動薬と拮抗薬の結合部位は互いに隣接し，両者は一部重なり合う。(3) 作動薬と拮抗薬はそれぞれ別の部位へ結合するが，受容体高分子の形状に影響が及ぶため，両薬物は同時に受容体へ結合することはできない。

　一方，非競合的な拮抗では，作動薬と拮抗薬は同時に受容体へ結合する。しかし作動薬の効果は，拮抗薬の結合により弱められ妨げられる。拮抗薬は，克服の可能なもの（surmountable）と不可能なもの（insurmountable）に分類されることもある。

4.6 誘導適合

受容体部位の幾何学的構造は，常態（休止状態，基底状態）では，作動薬分子のそれと必ずしも相補的である必要はない。タンパク質分子とその受容体部位の形状は，固定されたものではなく柔軟に変化する。タンパク質分子は，薬物分子と結合する際，最適な相補的関係を樹立するため，その配座をかなり大きく変化させる。薬物-受容体複合体は，可撓性のある二つの成分——構造的に柔軟な薬物分子と受容体——の間の相互作用として捉えるのが最も妥当である。薬物分子は，最小エネルギー配座以外の配座で受容体と相互作用することもある。この場合，エネルギーの高い配座を維持するために薬物分子が費やすエネルギーは，薬物-受容体複合体の形成によりもたらされるエネルギーの利得により埋め合わされる。薬物の作用機序の根底に横たわるものは，受容体タンパク質の配座（形状）を変化させる薬物分子の能力に他ならない。

4.7 不完全作動薬と逆作動薬

完全作動薬（full agonist）は，受容体-組織系から可能な最大の薬理学的反応を引き出すことのできる薬物である。それに対し，不完全作動薬（partial agonist）は，いかなる用量レベルにおいても，完全作動薬ほど有効ではない。たとえ完全作動薬と同じ強さで受容体へ結合したとしてもそうである。完全作動薬が示す最大反応を1とするならば，不完全作動薬の最大反応はゼロよりも大きく1よりも小さい。要するに，不完全作動薬は，その受容体に対して高い親和性を示すが，固有活量の低い薬物である。不完全作動性の概念は薬理学者にとって有用である。しかし，分子レベルでのその意味はまだ解明されていない。

逆作動薬（inverse agonist）は完全作動薬の一種であるが，受容体で正常な作動薬とは反対の薬理効果を生起する薬物である。たとえば，正常な作動薬が血圧を降下させるとすれば，逆作動薬は血圧を上昇させる効果をもつ。逆作

動性の概念を合理的に説明する一つの試みによれば，受容体は活性状態と不活性状態の二つの状態（配座）で存在し，それらは互いに平衡にある．正常な作動薬は，活性状態の受容体に対してより高い親和性を示す．作動薬と活性型受容体との複合体は，有効性の高い反応を引き起こす．一方，逆作動薬は，不活性状態の受容体へ優先的に結合し，いわゆる負の有効性（negative efficacy）を発現する．拮抗薬は，どちらの状態の受容体に対しても同じように結合すると考えられる．

4.8 薬物受容体としての酵素

4.8.1 酵素阻害のタイプ

　薬物の中には，酵素の触媒表面を受容体部位とするものがある．酵素は，薬物との相互作用の結果，不活性化されることが多い．世界で最もよく売れている薬物20種のうち，その約半数は酵素阻害薬である．阻害は一般に可逆的なものと不可逆的なものの2種類に分類される．しかし，この分類は純粋に過程を記述したものであり，不可逆阻害といっても，酵素タンパク質が破壊されるわけではない．阻害薬の可逆性は，一般に透析したとき，触媒活性が完全に再生されるか否かで判定される．可逆阻害では，酵素と阻害薬の平衡は，測定可能な阻害定数K_iをもつ．阻害定数は，酵素に対する阻害薬の親和性を定量的に表したものである．阻害の程度は阻害薬の濃度に依存し，平衡に達した後は，効果は時間に依存しない．それに対し，不可逆阻害では，阻害の程度は時間と共に増大し，阻害薬の効果は反応の速度定数と相関する．

　酵素阻害は，競合的なものと非競合的なものに大別される．しかし阻害薬の中には，どちらか一方のカテゴリーへ分類できないものもある．そのような薬物は，混合阻害薬（mixed inhibitor）と呼ばれる．競合阻害薬は，酵素の天然基質とよく似ており，触媒表面へ結合して，酵素-阻害薬複合体を形成する．この複合体は，生成物へ解離することが全く不可能なこともあり（ゆきどまり阻害），また異常な反応生成物を生じることもある．非競合阻害では，阻害薬は，基質の作用部位とは異なるアロステリック部位へ結合するため，酵素-基質結合はその影響を受けない．酵素-阻害薬-基質複合体が解離せず，競合が起

こることもあり，また複合体が解離し，正常な生成物を与えることもある．しかし，その速度はきわめて遅い．

4.8.2 薬理学における酵素反応速度論

$$E + S \underset{k_2}{\overset{k_1}{\rightleftharpoons}} ES \overset{k_3}{\rightarrow} E + P \tag{4.3}$$

薬物-酵素相互作用は，酵素反応速度論の原理に従って解析される．酵素化学の基本的な前提によれば，触媒過程は段階的に起こる．

ここで，　k_1, k_2, k_3＝速度定数
　　　　　E＝酵素
　　　　　S＝基質
　　　　　P＝生成物

反応の第一段階である酵素-基質複合体の形成は可逆的に進行する．一方，複合体が分解して生成物が放出される第二の段階は，基本的に不可逆である．

酵素触媒反応の速度は基質濃度の関数である．この関係は次式で与えられる．

$$(V_{max} - V)[S] = K \tag{4.4}$$

ここで，　V_{max}＝反応の最大速度
　　　　　V＝反応速度
　　　　　$[S]$＝基質濃度
　　　　　K＝定数

この式は，反応が基質濃度に関して可飽和性であることを示している．

式(4.3)と(4.4)から，次のミカエリス-メンテン（Michaelis-Menten）の式(4.5)が導かれる．

$$V = \frac{V_{max}}{1 + K_m [S]^{-1}} \tag{4.5}$$

ここで，K_m＝ミカエリス定数

定義により，K_mは反応の速度が最大速度の半分となるような基質濃度である．V_{max}とK_mは，酵素反応を速度式で記述し，酵素の触媒能力に及ぼす薬物の効果を評価する際，きわめて有用な定数である．

前項でも述べたように，可逆的な酵素阻害薬は，次のように分類することができる．

1. 基質の親和性を低下させ，K_mを増加させる競合阻害薬．この型の阻害薬は，酵素の活性部位へ可逆的に結合し，その効果は基質濃度の増加により打ち消される．
2. V_{max}を低下させる非競合阻害薬（noncompetitive inhibitor）．この型の阻害では，効果は酵素の活性部位とは異なる部位（アロステリック部位）への阻害薬の結合に由来する．そのため，基質濃度が増加しても，効果は打ち消されない．
3. K_mとV_{max}の双方に影響を及ぼす混合または不競合阻害薬（uncompetitive inhibitor）．

4.8.3 遷移状態類似体

遷移状態類似体（transition state analog）は，可逆阻害の特殊な例である．化学反応は，反応生成物に辿りつく前に，反応原系の混合物のそれよりもエネルギーの高い状態を通過する．エネルギー障壁の最上昇点は遷移状態と呼ばれる．酵素Eは，基質Sへ強く結合することにより，反応の活性化エネルギーを低下させる．いま，基質の遷移状態をES‡で表すことにしよう．基質遷移状態の構造を決定することは，触媒過程の機構を理解し，酵素阻害薬を設計する上で重要な意味をもつ．しかしES‡の濃度は，如何なる反応においてもきわめて低い．そのため，ES‡の構造を直接解明することは通常不可能である．

遷移状態類似体理論は，間接的ではあるが，この問題へアプローチする手段として有用である．この理論によれば，酵素は基質よりもその遷移状態とはるかに強く結合し，遷移状態の類似体もまた，単純な基質類似体に比べ，より強く酵素活性部位へ結合する．したがって，基質の遷移状態構造が推定できるならば，その類似体は強力な酵素阻害作用を示す可能性がある．この遷移状態類似体の考え方は，アデノシン**4.2**からイノシン**4.3**への変換を触媒するアデノシンデアミナーゼに対する阻害薬の開発戦略に取り入れられた．この変換反応は，四面体中間体**4.4**を経て進むと考えられる．実際，この遷移中間体の類似体である1,6-抱水ネブラリン**4.5**は，酵素活性部位へきわめて強く結合し，その阻害定数K_iは，酵素-アデノシン複

4.2 アデノシン 　　　　4.3 イノシン

4.4 四面体中間体 　　　4.5 1,6-抱水ネブラリン

合体の遷移状態の解離定数に近い値を示した。

4.8.4 活性部位特異的不可逆阻害薬

　活性部位特異的不可逆阻害薬（active site-directed irreversible inhibitor）は，標的酵素の基質の化学的に活性な類似体であり，アフィニティーラベル試薬と呼ばれることもある。この薬物は，酵素触媒表面の構成要素と共有結合を形成し，その触媒能力を消失させる。一般に，アフィニティーラベル試薬は，酵素上の求核基と安定な共有結合を形成することのできる求電子基をもっている。活性部位特異的阻害戦略には，次の二つの欠点がある。(1) このような作用をもつ薬物分子は，元々反応性に富み，その大部分は水溶液中で容易に加水分解される。(2) この型の薬物は，タンパク質分子上の他の構造部分とも非特異的かつ非生産的に反応する可能性がある。酵素の共有結合型阻害の具体的な事例については，第8章で述べることになろう。

4.8.5 自殺基質

　自殺基質（suicide substrate）は，特異性の高い酵素阻害作用を引き起こす

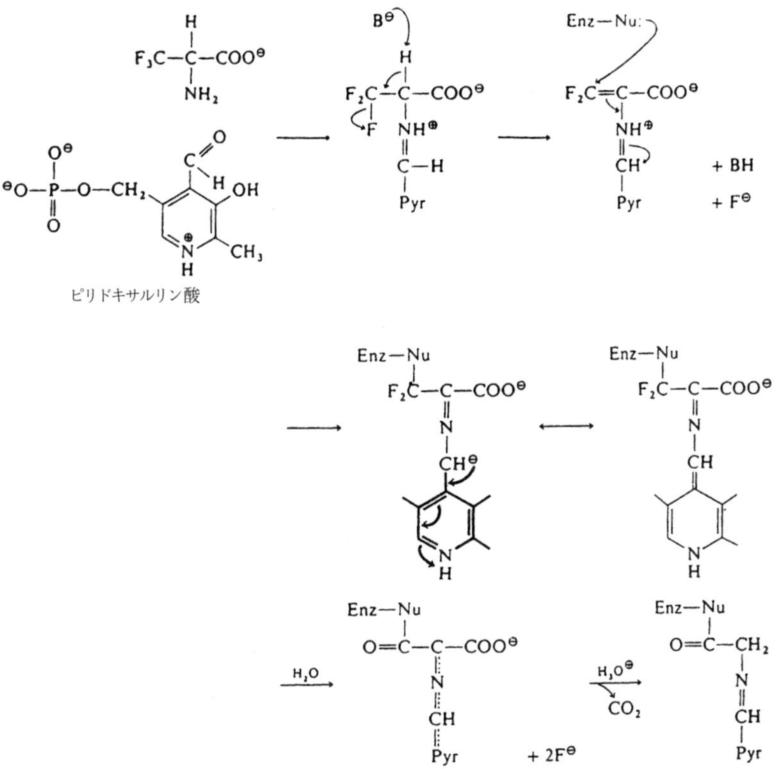

図4.7 補酵素ピリドキサルリン酸によるトリフルオロアラニンから共有結合型自殺基質への変換

よう設計された薬物で，K_{cat}阻害薬とも呼ばれる。この型の薬物は，投与時には，それ自体不活性であるが，阻害の対象となる酵素へ基質として結合すると活性化される。この酵素反応は，反応性に富む分子を生成し，生成した分子は酵素とさらに反応してそれを阻害する。すなわち，酵素自身が元来無害な基質分子からその阻害薬を作り出してしまう。自殺基質と呼ばれる所以である。自殺基質を設計するには，酵素の触媒機構と触媒部位における官能基の性質をよく理解していなければならない。一例として，トリフルオロアラニンが補酵素ピリドキサルリン酸により，共有的に結合した自殺基質へ変換される様子を図4.7に示した。

引 用 文 献

1. Lerman, L. S. *Cell. Comp. Physiol.* **1964**, *64*(Suppl. 1), 1.
2. Doerge, R. F., Ed. *Wilson and Gisvold's Textbook of Organic Medicinal and Pharmaceutical Chemistry*, 8th ed. Lippincott: Philadelphia, Pa., 1982; p. 34.
3. Foye, W. O.; Lemke, T. L.; Williams, D. A., Eds. *Principles of Medicinal Chemistry*, 4th ed. Williams and Wilkins: Baltimore, Md., 1995; p. 27.
4. Goth, A. *Medical Pharmacology*, 10th ed., Mosby: St. Louis, Mo., 1981; p. 8.

推 薦 文 献

1. Williams, M.; Deecher, D. C.; Sullivan, J. P. Chapter 11. Drug Receptors. In *Burger's Medicinal Chemistry and Drug Discovery*, 5th ed.; Wolff, M. E., Ed.; Wiley-Interscience: New York, 1995; Vol. 1, pp. 349-397.
2. Nogrady, T. Chapter 2. Receptor-Effector Theories. In *Medicinal Chemistry: A Biochemical Approach*; Oxford University Press: Oxford (U. K.), 1988; pp. 58-91.
3. Milligan, G.; Bond, R. A.; Lee, M. Inverse Agonism: Pharmacological Curiosity or Potential Therapeutic Strategy. *Trends Pharmacol. Sci.* **1995**, *16*, 10-13.
4. Larsen, I. K. Intercalating Agents. In *A Textbook of Drug Design and Development*; Krogsgaard-Larsen, P.; Bundgaard, H., Eds.; Harwood: Chur, Switzerland, 1991; pp. 214-223.
5. Dugas, H. Suicide Enzyme Inactivators and Affinity Labels. In *Bioorganic Chemistry*, 3rd ed.; Springer Verlag: New York, 1996; pp. 542-560.
6. Muscate, A.; Kenyon, G. L. Approaches to the Rational Design of Enzyme Inhibitors. In *Burger's Medicinal Chemistry and Drug Discovery*, 5th ed.; M. E. Wolff, Ed.; Wiley: New York, 1995; Vol. 1, pp. 733-782.
7. Anfelt-Rønne, I. Enzymes. 推薦文献4, pp. 274-334.

第 5 章 薬理試験の原理

5.1 親和性（結合）試験

5.1.1 原理

　新たに合成され単離された化合物は，通常，まず最初に親和性（結合）試験にかけられる。特異的受容体へ結合する化合物の能力，すなわち親和性（affinity）に関する情報は，後ほど取り上げるさらに広範な薬理試験への準備として不可欠である。中枢神経系にある受容体は，どの種類を取ってみても，脳全体の重量に比べれば，100万分の1ほどの重さしかない。受容体結合研究の難しさは，このことからもご理解いただけよう。結合試験がうまくいくためには，被検リガンド（作動薬または拮抗薬）は，高い親和性と特異性で受容体へ結合する必要がある。しかも，試験条件下で代謝されてはならない。またリガンド分子は，きわめてわずかな量でも検出できるよう，たとえば^{3}H，^{14}C，^{35}S，^{125}Iといった放射性同位体で標識することができなければならない。この放射性リガンド結合試験では，受容体を含んだ生体組織試料は，様々な濃度の放射性リガンドと共に水性環境中に加温放置される。平衡に達したならば，生体組織は遠心操作や濾過により分離され，シンチレーションカウンターを使用して放射能量を測定される。

　結合試験で特に問題となるのは，使用される生の生体試料（組織，膜）が，特異的受容体以外にも，リガンド分子が結合しうるドメインを含んでいるという事実である。このような非特異的結合部位は，空費部位（site of loss）とも呼ばれる。特異的結合量と非特異的結合量を定量的に評価するに際しては，次のような戦略がとられる。すなわち，まず最初，放射性リガンドを用いて総

結合量を求める。次に，受容体とのみ特異的に結合する非放射性リガンドを過剰量（＞10×）使用した実験を行う。この過剰量の非放射性リガンドは，受容体部位で放射リガンドと競合し，放射性リガンドを追い出して，受容体部位を完全に占有する。この状況下では，放射性リガンドは，受容体以外のドメインすなわち非特異的部位へのみ結合している。したがって，受容体への特異的結合量は，総結合量から非特異的結合量を差し引いたものとして求めることができる。受容体結合データは通常IC_{50}値で表される。これは，放射性リガンドの特異的結合を50％阻害するのに必要な非放射性リガンドの濃度に相当する。

5.1.2 妥当性の判定基準

組織への放射性リガンドの結合が非特異的相互作用ではなく，真の受容体-リガンド相互作用を反映したものであることを立証する上で，満たさなければならない基準は次の通りである。

1. 特異的結合部位の数は有限である。したがって，標的組織への放射性リガンドの結合は可飽和性でなければならない。
2. リガンドは受容体へ高い親和性で結合し，その複合体は10^{-10}〜10^{-8}程度の解離定数K_dをもたなければならない。結合試験で一般に有用な濃度はpM〜nMの範囲である。
3. 放射性リガンドの結合は可逆的で，生理的状況と矛盾があってはならない。
4. 組織や細胞内部における結合部位の分布は，その生理的役割と調和したものでなければならない。
5. 結合親和性の序列は，天然リガンドの機能試験で観察される効力の序列とほぼ一致しなければならない。
6. 同一の組織試料を使用した場合，結合データは用量-反応曲線と相関を示すはずである。

結合試験は，特異的な受容体や受容体サブタイプについての有用な情報をもたらす。それらは簡単かつ迅速に行うことができる。また，比較的簡単な器具や装置しか必要とせず，操作の自動化も容易である。しかし，結合研究から得られるものは，受容体へのリガンドの親和性に関する情報だけである。それらは，リガンドの固有活量（有効性）に関する情報や，作動薬，不完全作動薬，

逆作動薬，拮抗薬といった作用のタイプに関する情報を一切もたらさない。また，結合試験は通常非生理的条件下で行われる。

5.1.3 ハイスループット自動試験

　コンビナトリアル化学（combinatorial chemistry）は，元来ペプチドの自動微量合成を行うために開発された手法である。しかし，非ペプチド系の有機小分子の合成にも現在広く応用されている。この手法を駆使すれば，一人の研究者でも，文字通り数百〜数千種の化合物を簡単に合成することができる。

　では，合成された化合物は，どのような薬理作用を示すのであろうか。この膨大な数の化合物に対して初期スクリーニングを効率良く行うため，（様々な受容体に対する放射性リガンド結合試験を利用しリード化合物を同定する）高速かつ費用効果の高い革命的な新しいスクリーニング法――ハイスループット自動試験（high throughput automated assay）――が開発された。製薬会社での運用例によれば，この方法は10万種の化合物を10〜30回の試験により選別することができるという。従来の有機合成化学の手法や薬理スクリーニング法をもってしては実現不可能な離れ技である。

　しかし，この戦略は，結合試験に関する前述の制約に加え，次のような重大な問題を抱えている。すなわち，受容体-リガンド相互作用の選択性を確認する必要があり，また結合データの生成に時間がかかりすぎるといった問題である。具体的に述べよう。相互作用の選択性は，化合物に対して10〜15種類ほどの試験を行えば評価することができる。もし，化合物が3種類以上の試験で活性であるならば，受容体に対するその効果は非選択的であると結論される。一方，結合試験の最終段階で行われるシンチレーションの計数は，試料当たり2分を要する。たとえば，数千種の化合物を10〜15種類の結合試験で2回ずつスクリーニングする場合を考えてみよう。試験する用量がたとえ1水準のみであったとしても，スクリーニングを完全に実施するためには，膨大な時間が必要であることは容易にお分かりいただけるであろう。章末に挙げた推薦文献11の390〜391ページには，これらの問題に対する解決策のいくつかが示されている。

5.1.4 細胞試験

細胞試験は無傷の単離細胞を使用する。この試験は，受容体結合試験と同じ用途をもつが，それだけではなく，細胞内の別の結合部位に作用する化合物の発見にも役立つ。細胞試験では，培地に血清を加えることにより，生体により近い環境で相互作用を調べることができるという利点がある。しかし，ひとたび有望な化合物が同定されると，その作用部位を確認するため，しばしば少なからぬ追加研究が必要になる。また，結果の再現性を高めようとすれば，実験パラメータの厳密な制御が不可欠である。細胞試験は結合試験に比べ費用が嵩むことが多い。

5.2 生体反応の定量化

5.2.1 用量-反応曲線

新たに単離，合成された化合物は，結合試験に続き，様々な生物学的試験にかけられる。それらは，結合試験から明らかにされた有望な化合物に対して，生物学的効果の定性的評価を取り敢えず行うための型通りの試験であり，無傷動物が使用されることも多い。動物での反応は治療上の用途を示唆する。ただし，生体反応は定性的に表現しただけでは不十分であり，その定量化が不可欠である。生体反応の大きさと用量との間の定量的関係は，用量-反応曲線から知ることができる。

いかに強力な薬物であっても，ある用量を越えなければ反応は生じない。この用量は閾用量（threshold dose）と呼ばれる。同様に，用量をさらに増やしても，それ以上効果が増強されない用量が存在する。この用量は天井用量（ceiling dose）と呼ばれる。これらの二つの極限用量の間では，生体反応は一般に用量が増えるにつれ次第に大きくなる。

5.2.2 生物学的変動

生体反応を指標として使用する薬理試験では，結果は当然変動する。薬理試験へ向けられる議論の矛先はすべて，「二つの動物は，厳密には同じではない」という一文に集約されるといっても過言ではない。生物学的変動とは，同じ母

集団に属し，かつ同じ用量の薬物を投与された個体間に見られる反応の大きさのばらつきのことである。薬物の吸収，輸送，代謝および排泄の速度は個体により有意に異なっており，それらが加え合わさったものが生物学的変動として観察されるわけである。生物学的変動は，動物試験だけではなく，ヒトの治療においても重要である。薬理試験は，生物学的変動を考慮したものでなければならない。そのためには，試験を繰り返し行い，結果の解釈に統計的な方法を利用する必要がある。うまく設計された薬理試験は，化合物の薬理学的活性と共に，その誤差限界も示すことができる。後者は，データの信頼性に対する我々の疑問に答えてくれるはずである。

5.2.3 薬理試験の種類と用途

生物検定法（bioassay）は，未知検体と標準品を比較する様式に依存して，次の二つのタイプに大別される。

1. *分析希釈法*：未知検体と標準品の間に存在するのは定量的な差のみで，未知検体は標準品と同じ成分を含有している場合に有効である。分析希釈法は，化学分析の代用として用いられ，適切な化学的方法が見つからない場合にのみ利用される。たとえば，インシュリン製剤の化学分析——燃焼分析，酸塩基滴定，クロマトグラフ分析，分光分析——は，製品の生物学的力価に関して何も情報をもたらさない。分析希釈法では，未知検体と標準品が同じ化学組成をもつ限り，最終的な検定結果は，使用した試験操作や動物種に依存しない。

2. *相対法*：未知検体と標準品の間に定性的な違いが存在し，両者が化学的に同一物質ではない場合に有効である。新しい薬物の活性と効力は，この相対法により検定される。たとえば，新しい鎮痛薬はモルヒネやアスピリン，局所麻酔薬はコカインとそれぞれ比較される。相対法では，結果は使用した試験操作や動物種に強く依存する。動物実験から得られた未知検体の相対的な薬理効果は，ヒトにおける活性や効力の目安を与えるにすぎない。

相対法は，さらに次の三つのタイプに細分される：(1)直接法，(2)変量型間接法，(3)悉無型間接法。

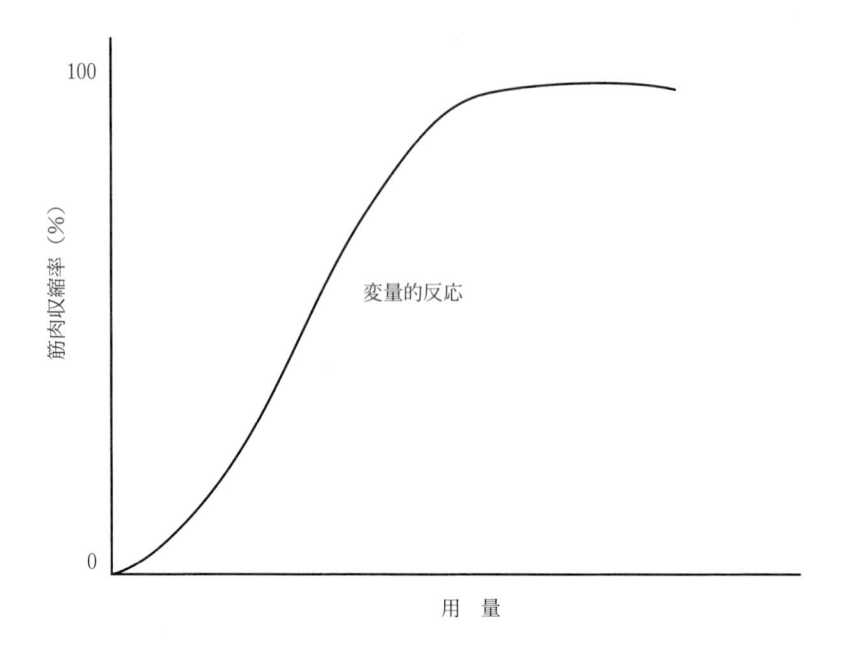

第Ⅰ部　薬理学の化学的および生物学的基礎

[図：縦軸「筋肉収縮率（％）」0〜100、横軸「用量」のS字状用量-反応曲線。曲線内に「変量的反応」と記載]

図5.1 薬物による筋肉収縮の用量-反応曲線

　直接法では，薬物は所定の効果が現れる用量まで投与される。たとえば，ジギタリス製剤の生物学的検定では，薬物の溶液は，試験動物（モルモット）の心臓が停止するまで静脈内へゆっくりと注入される。直接法には欠点がいくつかある。最も重大な欠点は，統計的な解析に基づいた解釈が難しいことである。それに対し，間接法は用量-反応曲線を作成し，統計的に厳密な手順に従い，解析を行うことが可能である。間接法では，筋肉の収縮や血圧の降下のような変量的反応（graded response）と，睡眠や死といった悉無的反応（quantal response）が扱われる。

　変量型の検定が行えるのは，動物の個体やその器官，組織へ薬物を投与したとき，閾用量を越えたならば，用量が増えるにつれ，薬理学的な反応の大きさも滑らかに増大するような場合である。図5.1は，変量型の検定に対する典型的な用量-反応曲線で，X軸に用量，Y軸に筋肉条片の収縮率をとり，プロットしたものである。用量が増えると，遂には用量をさらに増やしても，筋肉はそ

れ以上収縮しなくなり，用量-反応曲線は横ばい状態になる。この状態では，筋肉条片の収縮は最大限に達している。用量-反応曲線は，中央部分ではかなり広い範囲にわたって直線的である。すなわち，曲線のこの範囲では，反応は用量に正比例し，両者の比は一定である。薬物の効果と用量の間に直線関係が成り立つことは，解析薬理学と実践薬理学のいずれにおいても都合が良い。したがって，曲線上で直線性が成り立つ範囲が拡大することは，薬理学者の望むところである。この範囲の拡大は，用量と反応のパラメータのいずれか一方または両方を数学的に操作することにより可能である。

経験によれば，変量型の検定では，反応（Y軸）を用量の対数（X軸）に対してプロットすると，一般により広い範囲にわたって直線関係が得られる。このような検定は，標準品と未知検体に対してしばしば平行した用量-反応曲線を与えるので，平行線検定（parallel line assay）と呼ばれる。2＋2検定では，標準品と未知検体は，それぞれ2用量ずつ使用される。用量は，反応が用量-反応曲線の直線部分に入るように選択され，4用量の順序は，乱塊法（randomized block method）により割り付けられる。各用量を数回繰り返し投与すれば，試験系の変動性の評価が可能であり，この情報の統計的な分析から，信頼限界を推定することができる。2＋2検定は，また2本の対数用量-効果曲線が平行であるか否かについても情報を提供する。もし線が平行でなければ，標準品と未知検体は作用機序が異なり，簡単な比によってそれらの相対的な効力を定義することは不可能である。低天井利尿薬（low-ceiling diuretic）は弱い利尿作用しか示さないが，高天井利尿薬（high-ceiling diuretic）は強力な利尿作用を発現する（第16章参照）。このような2種の薬物を正しく比較するには，同じ水準の利尿作用を引き起こすに必要な用量に加えて，各薬物が達成可能な最大効果の相対的大きさを測定することが不可欠である。

ごく稀ではあるが，薬物の算術用量に対して反応をプロットしたとき，直線関係が得られることがある。このような特徴をもつ検定は，勾配比検定（slope ratio assay）と呼ばれる。

5.3 タキフィラキシー：薬物耐性

　薬物を同じ個体へ繰り返し投与した場合，時として，用量-反応曲線の位置がX軸（用量）に沿って次第に右へ移動する現象が観察される。薬物に対する個体の感受性は不変ではなく，絶えず変化している。薬物を数回投与しただけで速やかに発現する薬物耐性，すなわち右方向への用量-反応曲線の移動は，タキフィラキシー（tachphylaxis）と呼ばれる。この状態では，投与する薬物の量を増やさなければ，最初と同じ大きさの効果を得ることはできない。タキフィラキシーを起こす薬物の例としては，エフェドリン（ephedrine）がある。エフェドリンの硫酸塩は，薬液を鼻孔へ直接適用することにより鼻腔充血除去薬として使用される。この硫酸エフェドリン溶液は，最初は各鼻孔へ１滴適用すれば通常十分であり，効果は２〜３時間持続する。しかし，数回これを繰り返すと，１滴では不十分になり，充血を緩和させるのに３〜４滴が必要になる。タキフィラキシーは，患者の薬物治療において，このように重要な意味をもつ。また動物実験においても，被検薬物がタキフィラキシーを引き起こす場合には，薬物の検定にその動物を繰り返し使用することは避けなければならない。タキフィラキシーを発現した動物から得られたデータは，誤った解釈を受けやすく説得力に欠けるからである。

　タキフィラキシーの発現機序は，まだ十分解明されていない。恐らく，神経組織に貯蔵された神経伝達物質の枯渇，薬物作用に関与する生化学的物質の代謝分解の亢進，受容体の消失，生理的順応（薬物の効果を打ち消す生理的な代償機構の活性化）など，様々な要因が存在するのであろう。薬物の多くはタキフィラキシーと無関係である。タキフィラキシーを起こすのは，少数の薬物に限られることに注意されたい。

　薬理学者は，タキフィラキシーと薬物耐性（drug tolerance）を区別している。後者は，発現までに数日から数週間を必要とする，薬物へのより緩やかな反応性の低下を指すのに用いられる。しかし，タキフィラキシーと薬物耐性の間の生理学的な違いは明確ではない。

5.4 蓄積

　前に投与された薬物が体内から完全に消失しないうちに，次の投薬を繰り返すと，薬物は体内に蓄積していく。この現象は，生物学的半減期の長い薬物で特によく観測される。もっとも蓄積自体は，半減期だけの関数ではない。用量や投与間隔も関係する。図5.2は，投与回数（X軸）に対して2種の薬物の体内蓄積量（Y軸）をプロットしたグラフである。

　X軸は日単位の目盛がとってあり，薬物は1日1回投与されるものとする。薬物a（実線）は，24時間以内に代謝または排泄により体内から完全に消失する。したがって，この薬物は体内に蓄積せず，1，2，3，4および5日目の薬物のピーク濃度はすべてほぼ同じである。一方，薬物b（破線）は，代謝や排泄により体内から完全に消失するのに，24時間以上を必要とする。そのため，この薬物は，24時間毎に投与された場合，体内へ次第に蓄積していく。2日

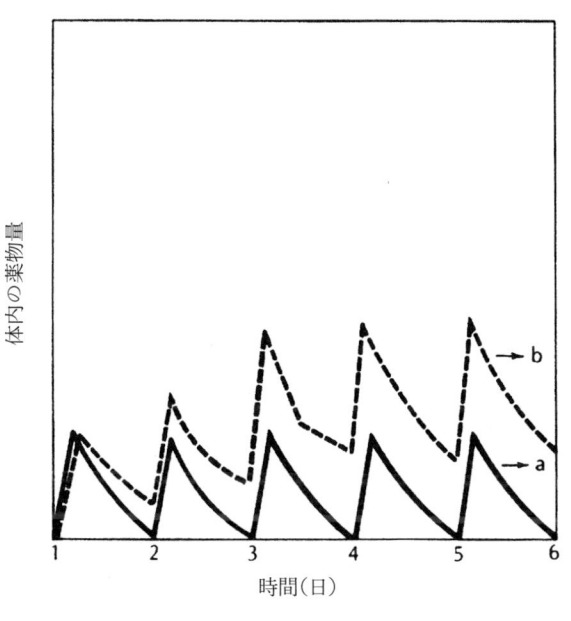

図5.2 薬物の蓄積
薬物を1日1回連日投与した場合について示した。

目の薬物のピーク濃度は，1日目のそれよりも高く，3日目のピーク濃度は2日目のそれよりもさらに高い。蓄積は，ある種の薬物にとっては望ましい現象である。それは，高い血中濃度を維持し，薬理効果を持続させるのに役立つからである。たとえば，抗感染薬では，このような高い一定の血中濃度が長時間維持される必要がある。しかし，たとえば抗凝血薬のような薬物では，蓄積は望ましい現象ではない。主作用よりも副作用が大きくなるからである。

5.5 有効量の定量的説明

用量-反応曲線から導かれる価値ある情報として，我々は被検薬物の有効量（effective dose）の大きさを知ることができる。所定の薬理効果を生じるためには，どのような用量が必要であろうか。有効量は，次に示すように様々な方式で表現される。

1. *相加平均用量*：算術値で表された用量を単に平均したものである；$X=\Sigma(用量)/N$。
2. *相乗平均用量*：対数で表された用量を平均したものである；$G=\log^{-1}(\Sigma(\log 用量)/N)$。
3. *50％用量*：試験された個体群の50％に有効な用量である。用量-反応曲線上では，個体群を二等分する点が50％用量に対応する。薬理学の文献でよく見かけるED_{50}は50％有効量のことである。また，LD_{50}は50％致死量で，試験動物の50％が死亡する用量を意味する。

間接型の生物検定法がもつ最も重要な側面は，個々の実験の妥当性や誤差限界を査定する上で必要な証拠が，実験データ自体から得られることである。実験データから誘導された統計量はすべて，無限の大きさをもつ母集団に対する真の統計量の推定値にすぎず，個々の推定値は誤差を伴っている。統計量の精度は，信頼区間（confidence interval）により示される。これは，特定の確率水準で，その中に真の値が入ることが期待される区間のことである。信頼区間は，実際の実験データから算定される。信頼区間の意味をもう少し掘り下げて考えてみよう。いま50％有効量（ED_{50}）に対して，95％信頼区間が計算されたとする。この95％信頼区間は，無限に大きな母集団における真のED_{50}値

が，95％の確率でその区間内部に見出されることを示している。実験を100回繰り返したとき，信頼区間の外側に値が出るのは，5回にすぎないというわけである。95％信頼区間が分かっているときの50％有効量は，たとえば次のように表示される。

$$ED_{50} = 0.5 \text{ mg/kg } (0.28 - 0.69) \tag{5.1}$$

これは，反応を示した個体の95％が0.28～0.69 mg/kgの用量範囲で反応を示し，それらの中央値が0.5mg/kgであるという意味である。信頼区間の範囲は狭いに越したことはない。$in\ vitro$試験では，薬物の有効量は絶対量ではなく，通常50％有効濃度（EC_{50}）で表される。また，酵素の触媒活性に及ぼす薬物の阻害効果の試験では，50％阻害濃度（IC_{50}）が使用される。これは，酵素活性の50％が阻害される濃度のことである。

5.6 競合的拮抗作用と非競合的拮抗作用の識別

変量型検定から求めた用量-反応曲線は，拮抗薬の作用様式——競合的か非競合的か——に関する情報をもたらす。一例を挙げよう。図5.3は，モルヒネの鎮痛効果の研究から導かれた結果を示したものである。グラフ(a)において，実線はモルヒネのみを投与したときの結果である。また破線は，モルヒネの拮抗薬で試験動物を前処置した後，実線の実験と同じ手順に従い，モルヒネを投与したときの結果である。二つの曲線を比較してみると，破線の方はX軸に沿っ

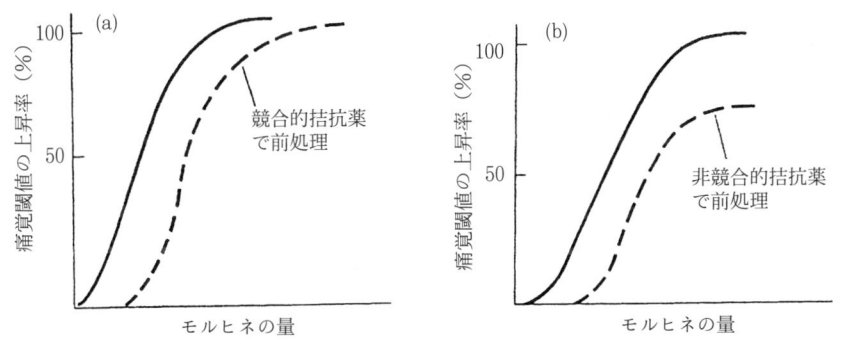

図5.3 競合的拮抗作用と非競合的拮抗作用の比較
（引用文献1より，許可を得て転載）

て右へ移動しているのが分かる。これは，モルヒネに対する試験動物の反応が，拮抗薬による前処置により抑制されたこと，すなわち，前もって投与された拮抗薬によって，モルヒネの効果が弱められたことを示している。しかしグラフによれば，モルヒネの投与量を増やしていくと，拮抗薬の抑制効果は次第に小さくなり，拮抗薬が存在しない場合と同じレベルの鎮痛効果が達成されるようになる。ただし，そのためには，大量のモルヒネを投与する必要がある。これらは，質量作用の法則に従う競合的拮抗作用に特有の結果である。

一方，グラフ(b)は，非競合的なモルヒネ拮抗薬に関する研究の結果である。実線はここでも，試験動物へモルヒネのみを投与したときの用量-反応曲線を示している。また破線は，非競合的拮抗薬で前処置された試験動物へ，用量を次第に増やしながらモルヒネを投与していったときの用量-反応曲線である。二つの曲線を比較してみると，拮抗薬で前処置された動物では，モルヒネの鎮痛効果は，モルヒネを単独投与した場合に比べ常に低い水準にあり，モルヒネの量をいくら増やしても，拮抗薬の効果は消失しない。この拮抗薬は，グラフ(a)の拮抗薬に比べ，より強力で永久的な効果をもち，受容体との相互作用は，明らかに質量作用の法則には従わない。

5.7 悉無型試験

これは，個体が「全か無か」型の反応を示す場合の検定法であり，その用量-反応曲線は，反応した個体数と用量との関係を記述する。薬物の閾用量は，所定の効果が生ずるまで薬物を試験動物へ投与するか，あるいは，いくつかの動物群へ様々な用量で薬物を投与し，各用量レベルで反応した動物数を調べる方法により求められる。閾用量は，用量（X軸）に対して反応の頻度（Y軸）をプロットしたとき，曲線がX軸と交わる点で与えられる。用量-反応曲線は，Y軸に反応をプロットする方式の違いにより，2種類のものが考えられる。

検定では，動物はたとえば10匹ずついくつかの群へ分けられる。各群には1 mg/kg，2 mg/kg，4 mg/kgなど別々の用量が投与されるが，群内の成員に対する用量はすべて同じである。図5.4aは，用量（X軸）に対して反応の頻度（Y軸）をプロットしたものである。これは，いわゆるベル形（釣鐘形）曲線

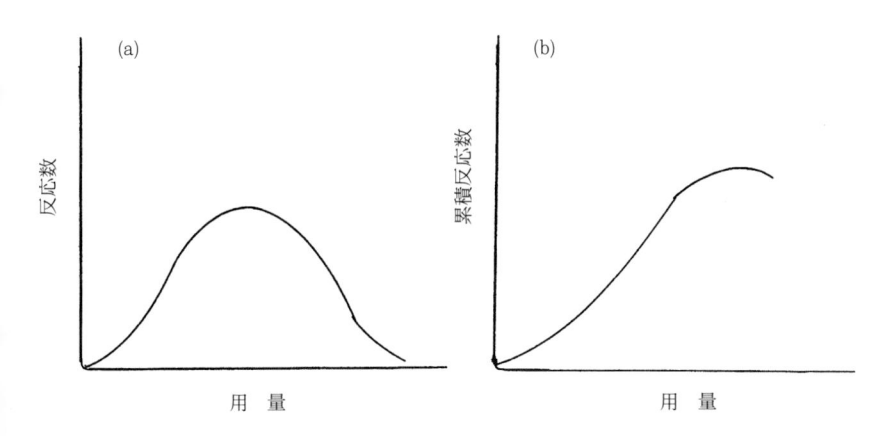

図5.4 悉無型試験データの表示様式

で、ガウス曲線または正規分布曲線とも呼ばれる。この曲線が表すものは、用量とその用量で初めて反応した動物の数との関係である。曲線の左側では用量が低いので、反応を示す動物の数は少ない。中間の用量では、反応を示す動物数は最大となり、用量がさらに高くなると、反応する動物数は減少する。このように悉無的反応では、用量-反応曲線は、簡単なベル形の確率関数に従う。

図5.4bは、これらの試験データを第二の形式でプロットしたものである。このグラフでは、Y軸は反応の累積頻度を表しており、曲線はS字形である。この曲線の中間部分は直線状になっているが、その利点は前に述べた通りである。この曲線をさらに広い範囲にわたって直線状にしたければ、用量の対数をX軸にとればよい。反応百分率は、プロビット（probit）へ変換することができる。プロビットは人工的に定義される単位で、実験値を統計的に処理することにより得られる。実験的に求めた反応百分率をプロビット値へ変換するための表もある。しかし、当今の薬理学者は、生の実験データをプロビット値へ変換する際に、コンピュータプログラムを利用することが多い。

図5.5は、理想値からの実験値のずれと、そのずれができるだけ少なくなるように、実験データをプロットする方法を示したものである。どのような薬物でも、用量-反応曲線は少なくとも2本作成できる。1本は望ましい薬理効果、もう1本は死のような好ましくない毒性効果に対するものである。図5.5の曲

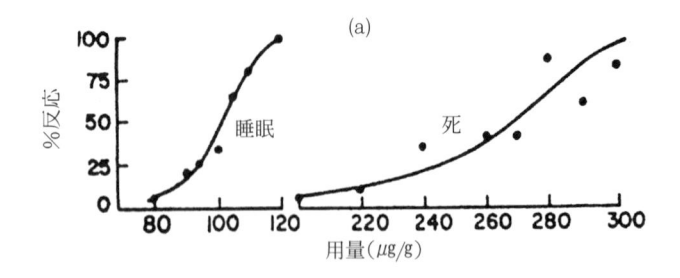

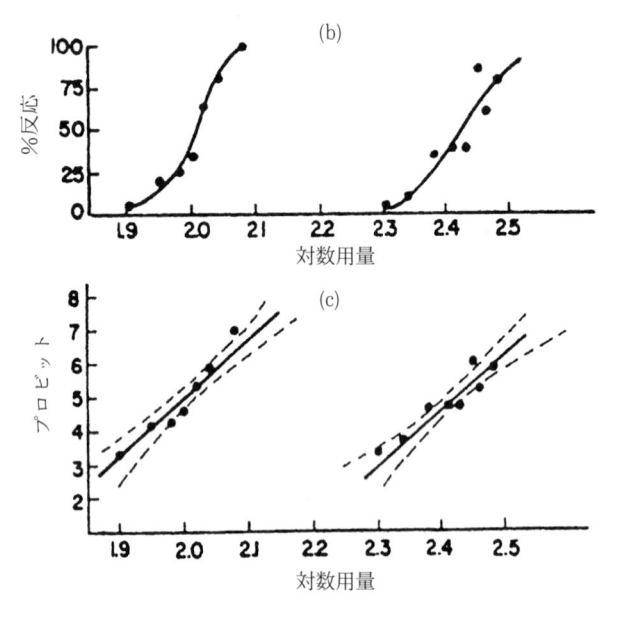

第Ⅰ部 薬理学の化学的および生物学的基礎

図5.5 各種単位を使用した実験データのプロット
（引用文献2より，許可を得て転載）

線は，20匹のマウス群へ様々な用量の鎮静-催眠薬フェノバルビタールを注射し，正向反射（righting reflex）の有無を調べたときのデータを元にしている。鎮静-催眠薬の検定において，試験動物が眠っているか起きているかを，目視検査により定めることは難しい。そこで，試験者は動物を摘まみ上げ，仰向けか横向けにする。もし動物が直ぐに立ち上がれば，起きていると判断され，もし仰向けか横向けのままで正向反射がなければ，眠っていると解釈される。

また，動物が薬物投与後24時間以内に死んだ場合，その用量は致死的であると見なされた。

各用量において，睡眠や死の反応を示したマウスの割合は，グラフ(a)に示されるように，まず最初，算術用量に対してプロットされた。睡眠に対する用量-反応曲線は，かなり形の良いS字形になっており，データ点のほとんどはSの上やその近傍に分布している。それに対し，死に対する用量-反応曲線では，データ点は，ばらばらに散らばっており，それらをつなぎ合わせても，形の良いS字形曲線にはならない。これらの致死データのもつ問題点の一つは，（試験動物がすべて死ぬ）100％反応を引き起こすのに十分な用量が試みられなかったことである。また，280μg/g用量での反応は，他の用量での反応に比べ異常に大きい。致死データ点のこのばらつきは，必ずしも試験操作の不備や，試験者の技能的な問題によるものではない。反応の大きな変動は，薬理試験ではよくあることである。試験で使われる（24時間以内の死といった）生物学的終末点は，外来の要因によって影響を受けやすい。たとえば，薬物により中枢神経系が持続的に抑制されると，その結果，細菌感染が進行することがある。言い換えれば，死亡した動物の一部は，恐らく薬物の薬理効果の直接的な結果ではなく，その他の原因で死んだのである。もし新しい動物群を使用して，異なる実験室で異なる試験者により，同じ実験が繰り返されたとしても，やはり同じようなデータ点の散らばりが観測されることであろう。

グラフ(b)では，動物の反応百分率（Y軸）は，用量の対数（X軸）に対してプロットされている。左の睡眠曲線は，かなり良いS字形を描いている。また右の致死曲線も，形の良いS字形とは言えないまでも，グラフ(a)のそれに比べれば，データ点の散らばりが少ない。

グラフ(c)では，用量の対数（X軸）に対してプロビット値（Y軸）がプロットされている。睡眠曲線はほぼ直線である。また，致死データ点の散らばりもわずかであり，その傾向は直線で近似することが可能である。曲線の上下に引かれた破線は，95％信頼区間を示している。信頼区間が最も狭くなるのは，曲線の中央部分，すなわち50％用量の領域である。統計的に見て，50％用量（ED_{50}，LD_{50}）は，薬物の真の効力を最もよく反映した用量と言えよう。

5.8 治療係数

　実験薬理学の最も挑戦的な側面の一つは，動物からヒトへの薬理試験データの外挿である。動物を使用した薬物研究の科学的および統計的妥当性は明らかである。しかし，常に次のような疑問が付きまとう——これらの動物試験の結果は，ヒトにおける効果を定性的および定量的に反映しているのであろうか。

　治療係数（therapeutic index）または治療比（therapeutic ratio）は，薬物の安全性を示す粗い定量的試みの一つで，致死量の治療量（有効量）に対する比で表される。通常，治療係数はLD_{50}/ED_{50}で与えられ，その値が大きいほど，薬物は安全である。

5.8.1 用量-反応曲線の勾配

　治療係数を用いる方法は，欠点がないわけではない。50％用量は，用量-反応曲線上の単なる1点にすぎず，曲線の勾配に関しては何も語らないからである。いま，図5.6に示すように，治療効果と致死効果に対する2本の曲線の直線部分の勾配が同じであるならば，すなわち2本の用量-反応曲線が平行であるならば，致死量の治療量に対する比は，反応のどの水準においても常に同じである。しかし治療係数が，平行でない2本の用量-反応曲線から誘導されたならば，その値は，選択された反応の水準に依存することになる。たとえば，致死曲線の勾配が治療曲線のそれよりも急であるならば，反応の水準が高くなるに従い，治療係数は小さくなっていく（図5.7）。

　この問題を避けるため，0.1％致死量を99.9％有効量で割った$LD_{0.1}/ED_{99.9}$で治療係数を定義することも試みられている。しかし，治療係数のこの定義には，重大な欠陥が潜んでいる。$LD_{0.1}$と$ED_{99.9}$はいずれも用量-反応曲線の端にあり，これらは曲線の中央にあるED_{50}やLD_{50}のように信頼できる値ではない。図5.5cをもう一度ご覧いただきたい。95％信頼区間は，曲線の両端では中央に比べはるかに広がっている。薬物の安全性を数値的に表現する問題は，残念ながらまだ完全には解決されていない。

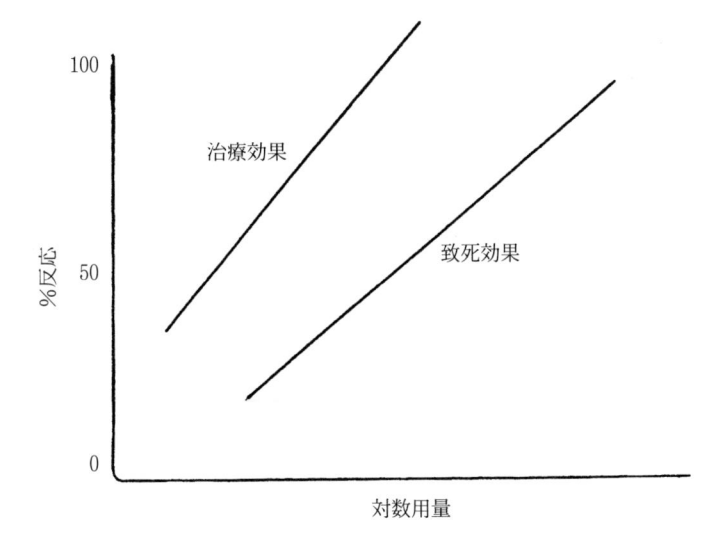

図5.6 治療効果と致死効果に対する用量-反応曲線（両者が平行な場合）
治療係数を計算する上で望ましいのは，このような場合である。

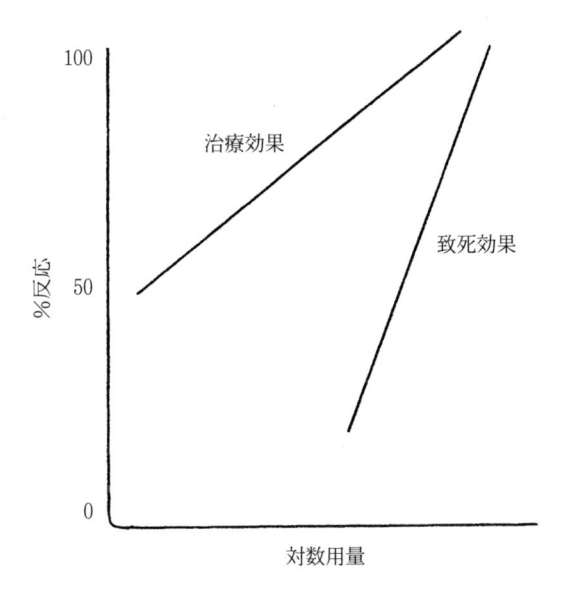

図5.7 治療効果と致死効果に対する用量-反応曲線（両者が平行でない場合）

5.8.2 治療係数表現の難点

治療係数には，計算の方法以外にも，次のような固有の難点が存在する。(1)致死量は動物データに基づいており，ヒトへのその外挿は，本来好ましいことではない。また致死量には，致死的でない副作用に関する情報は含まれていない。そのため，特に臨床試験で用量を選択するような場合，致死量に代わり，最小中毒量（MTD）が用いられることも多い。薬物毒性の重要な特徴は特異性を示す点であり，その毒性が現れるのは，薬物を摂取した患者の内きわめて少数である。(2)有効量の値は，取り上げる薬理効果に依存する。たとえば，アスピリンの場合，頭痛を和らげる効果に対するED_{50}値は，痛みや慢性関節リウマチの症状を緩和する効果や血液の凝固時間を延長する効果に対するED_{50}値と同じではない。この道の権威によれば，治療係数は，過量の薬物を投与する際，その安全性を見積る尺度として意味をもつ。

5.8.3 臨床的意味

薬物がその受容体のほとんどへ結合しなければ反応が現れないような場合，用量-反応曲線の勾配はかなり大きくなるであろう。このような現象は，通常，理論的な興味以上のものではないが，時として実際的な意味をもつことがある。たとえば，中枢神経抑制薬の場合，勾配の急な用量-反応曲線は，緩和な鎮静作用を生じる用量と昏睡を引き起こす用量の間に，差がわずかしかないことを意味する。したがって，もし患者への投与量が慎重に管理されなければ，行き過ぎた効果や不十分な効果により，不慮の事態がもたらされる可能性がある。

5.9 用量の数値表現

本書では，これまで薬物の用量を表すのに，試験動物の体重1kg当たりの薬物のmg数を用いてきた。しかし，未知検体と標準品の用量を比較する場合，この方法が意味をもつのは，厳密には，両者の分子量が同じか，ほぼ等しいときだけである。薬理学者は，実際には，体重1kg当りの薬物のミリモル数で用量を表すことが多い。この方式では，被検薬物と標準薬物の薬理効果は，分子の数で比較される。そのため，重量を使用する方法に比べ，固有活量や効力

のより妥当で意味のある比較が可能である。

引 用 文 献

1. Feldman, R. S.; Quenzer, L. F. *Fundamentals of Neuropsychopharmacology*; Sinauer: Sunderland, Mass., 1984; p. 15.
2. *Drill's Pharmacology in Medicine*, 4th ed.; DiPalma, J. R., Ed.; McGraw-Hill: New York, 1971; p. 13.

推 薦 文 献

1. Sweetnam, P. M.; Price, C. H.; Ferkany, J. W. Chapter 17. Mass Ligand Screening as a Tool for Drug Discovery and Development. In *Burger's Medicinal Chemistry and Drug Discovery*, 5th ed.; Wolff, M. E., Ed.; Wiley-Interscience: New York, 1995; Vol. 1, pp. 697-731.
2. Ross, E. M. Chapter 2. Pharmacodynamics: Mechanisms of Drug Action and the Relationship between Drug Concentration and Effect. In *Goodman and Gilman's The Pharmacological Basis of Therapeutics*, 9th ed.; Hardman, J. G.; Limbird, L. E.; Molinoff, P. B.; Ruddon, R. W.; Gilman, A. G., Eds.; McGraw-Hill: New York, 1996; pp. 29-41.
3. Condouras, G. A. Chapter 2. Natural Laws Concerning the Use of Drugs in Man and Animals. In *Drill's Pharmacology in Medicine*, 4th ed.; DiPalma, J. R., Ed.; McGraw-Hill: New York, 1971; pp. 10-20.
4. Modell, W.; Schild, H. O.; Wilson, A. Chapter 3. Nature and Measurement of Drug Responses. *Applied Pharmacology*; W. B. Saunders: Philadelphia, Pa., 1976; pp. 21-48.
5. Goldstein, A.; Aronow, L.; Kalam, S. M. *Principles of Drug Action*, 2nd ed.; Wiley & Sons: New York, 1974; pp. 82-111.
6. Finney, D. J. *Statistical Method in Biological Assay*; Griffin: London (U.K.), 1964.
7. Snedecor, G. W.; Cochran, W. G. *Statistical Methods*. Iowa State University Press: Ames, Iowa, 1967.
8. Finney, D. J. *Probit Analysis*, 2nd ed.; Cambridge University Press: London (U.K.), 1952.
9. Chappell, W. R.; Mordenti, J. Extrapolation of Toxicological and Pharmacological Data from Animals to Humans. In *Advances in Drug Research*; Testa, B., Ed.; Academic Press: London, 1991; Vol. 20, pp. 1-116.

10. Williams, M. Receptor Binding in the Drug Discovery Process. In *Medicinal Research Reviews*; deStevens, G., Ed.; Wiley: New York, 1991; Vol. 11, pp. 147-184.
11. Williams, M.; Deecher, D. C.; Sullivan, J. P. Receptor Binding Assays. In *Burger's Medicinal Chemistry and Drug Discovery*, 5th ed.; Wolff, M. E., Ed.; Wiley-Interscience: New York, 1995; Vol. 1, pp. 378-387.
12. Wallace, R. W.; Goldman, M. E. Bioassay Design and Implementation. In *High Throughput Screening: The Discovery of Bioactive Substances*; Devlin, J. P., Ed.; Marcel Dekker: New York, 1997; pp. 279-305.

第Ⅱ部　末梢および中枢神経系

第6章 神経系の解剖学的構造と生理学の基本概念

6.1 神経系とその関連効果器官の解剖学的構造と機能

6.1.1 神経細胞

　神経系の役割は，環境の変化や体内の変化を感知し，それらに順応できるよう，生体の能力を調節することにある。これらの務めを果すため，神経系は二組の装置を備えている。検出のための装置と応答のための装置である。それらは，いずれも神経細胞（ニューロン）と呼ばれる特殊な細胞からなり，解剖学的および生化学／生理学的にきわめてよく似ている。ニューロンは核をもつ細胞体と，それに付属し神経インパルスを伝導する長い線維から成り立つ。図6.1は，神経系の機能単位であるこのニューロン（neuron）の構造を示したものである。樹状突起（dendrite）は神経インパルスを細胞体の方向へ伝え，また神経細胞の反対側から出るきわめて長い線維（軸索）は，細胞体から外へインパルスを伝導する。神経線維（軸索）は，電線内部の細い銅線のように，何本も集まり束になって存在する。この束は神経幹（nerve trunk）と呼ばれる。図6.2は神経幹の断面図である。この例では，神経線維は6本の神経幹を形成している。

　機能的に見ると，神経は2種類に分類される。一つはインパルスを中枢神経系へ伝える求心性神経（知覚神経）で，もう一つはインパルスを中枢神経系から末梢へ伝える遠心性神経（運動神経）である。知覚神経は，環境の変化により，熱さ，寒さ，痛みのような刺激があったとき興奮し，その刺激を中枢神経系へ伝達する。運動神経の作用する方向は，知覚神経とは逆である。中枢神経系から神経終末へ伝わった電気的インパルスは，筋肉の収縮や弛緩，器官の活

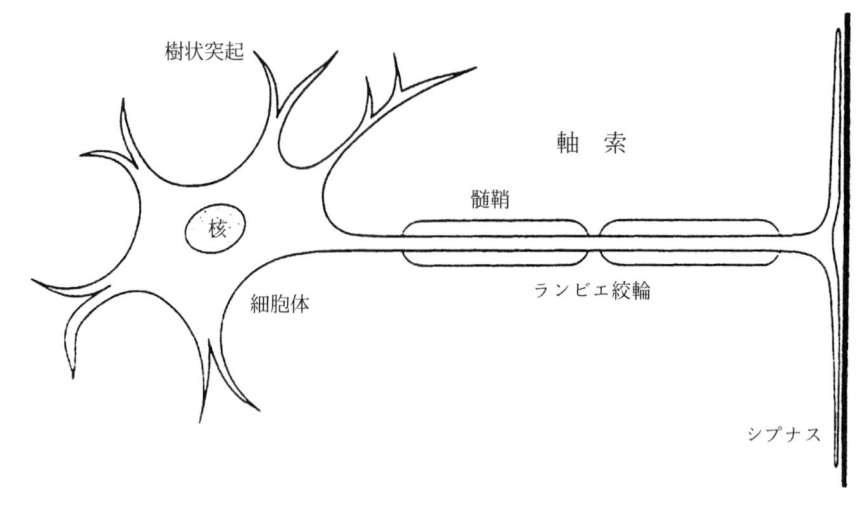

図6.1 神経細胞（ニューロン）の模式図
（引用文献1より，許可を得て転載）

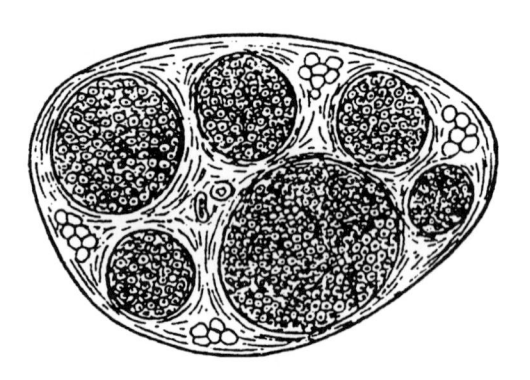

図6.2 神経幹の断面図
（引用文献2より，許可を得て転載）

動性の変化といった機械的応答を引き起こす。下等な動物，たとえば蠕虫類では，知覚神経はシナプスを介して運動神経へ直接つながっている。この場合，蠕虫の体は尖った物体と接触すると，知覚インパルスを発生する。それは，ニューロンを伝わってシナプスまで運ばれ，そこで運動インパルスへ変換される。この遠心性インパルスは，次に運動神経を通り，尖った物体と接触した筋肉部位へ伝えられる。筋肉はインパルスに対して反応し単収縮を起こす。

6.1.2 脳

　高等な動物では，インパルスの伝播に莫大な数の知覚神経が関与している。運動神経系は，これらのインパルスとうまく協調しなければならない。この協調を可能にしているのは，脳と脊髄からなる中枢神経系（CNS）である（図6.3）。

　中枢神経系において，大脳は身体の真の司令-制御中枢であり，最も高次の神経機能部位である。思考，記憶，学習といった過程は，すべて大脳によって司られる。大脳の下部には，小脳，橋および延髄が存在する。脳のこれらの低次中枢は，大脳で通常行われない機能を担当している。

　不随意運動を統合しているのは小脳である。大脳から小脳への知覚経路と運動経路は橋を経由する。延髄にある呼吸中枢の活動は，血中の二酸化炭素と酸素の量に支配される。大動脈と頚動脈の化学受容器は，血中の二酸化炭素と酸素のレベルを常に監視している。血中の酸素濃度が下がるか，二酸化炭素濃度

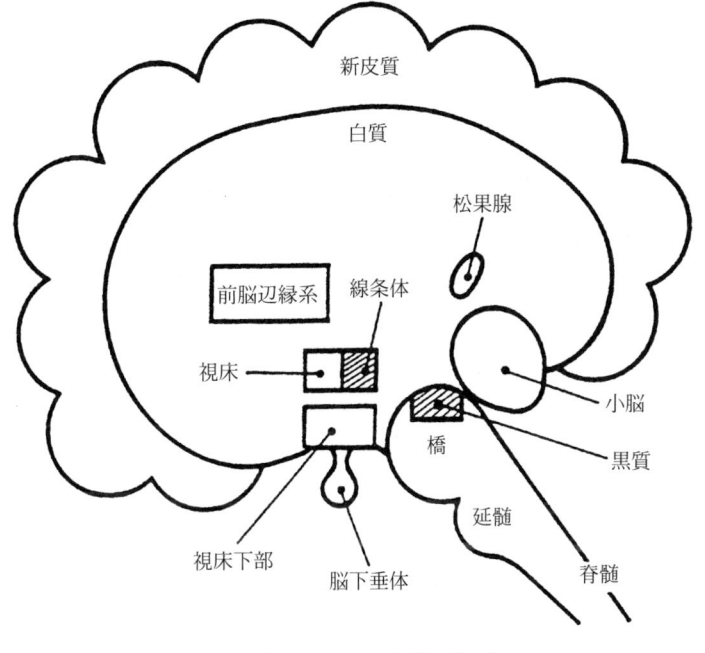

図6.3 ヒト脳の解剖学的区分
（引用文献3より，許可を得て転載）

が上がれば，化学受容器は神経シグナルを発生し，呼吸中枢を刺激する。呼吸中枢は，次に身体の末梢へインパルスを送り，呼吸を促進するよう関連器官（横隔膜筋，内肋間筋）へ指令を発する。意識の有無は関係ない。この過程は，自動的に開始され調節される。しかし，もし望むならば，呼吸を意識的に止めることも可能である。大脳にある高次中枢は，呼吸中枢の自動性を一時的に停止させる力をもつ。呼吸速度もまた，意識的に増加させることができる。しかし，息を止める方法で自殺を遂げることは，通常可能ではない。意志の力で呼吸を止めた場合，まもなく意識が失われ，その時点で，大脳は呼吸を制御できなくなるからである。その結果，延髄の呼吸中枢は調節能力を取り戻し，自発呼吸が再開される。末梢血管の口径を支配し，血圧を調節する中枢や心拍数を調節する中枢もまた延髄にある。その他，重要度は低いが，咳，嘔吐，よだれ，くしゃみを制御する中枢もやはり延髄に存在する。

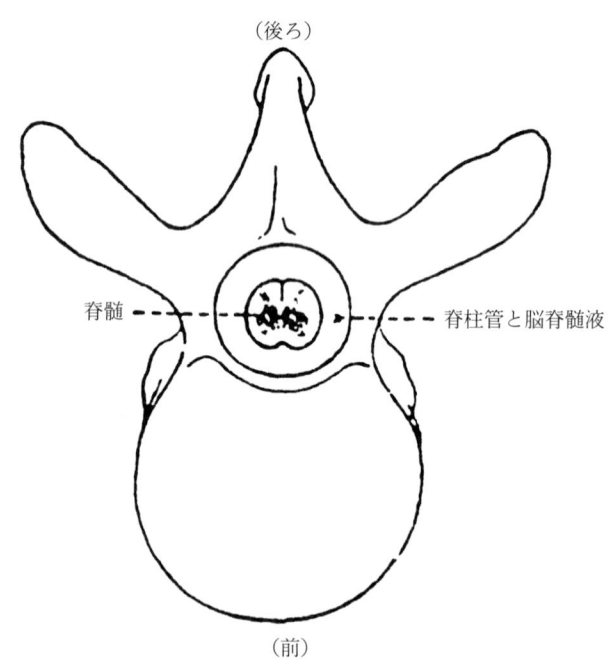

図6.4 脊椎の断面図
（引用文献4より，許可を得て転載）

6.1.3 脊髄

　脊髄は，脊椎を形作る椎骨の中空部分の内側に存在する（図6.4）。解剖学的に見たとき，脊髄は脳とつながっており，両者の間の境界は全く任意である。脳と脊髄はいずれも同じ膜（脳脊髄膜）で包まれ，同じ体液（脳脊髄液（CSF））で取り囲まれている。脳と脊髄はCSF中に浮かんだ状態にある。CSFがもつ効果は次の二つである。(1)液圧クッションとして，外力性の機械的な衝撃や震動から脳と脊髄を保護する。(2)伝達のためのもう一つの経路を提供する。ある種の化学物質は，脳脊髄液を介して身体の末梢からCNS，あるいはCNSから末梢へ運ばれる。

　脊髄は，切断面が歪んだ大文字のHすなわち蝶の形をしたいわゆる灰白質（grey matter）の内殻とそれを取り囲む濁黄白色組織の白質（white matter）から構成される（図6.5）。白質は神経線維で作られ，個々の線維は脳から脊髄あるいは脊髄から脳へのメッセージを伝導する。一方，灰白質は線維の非常に

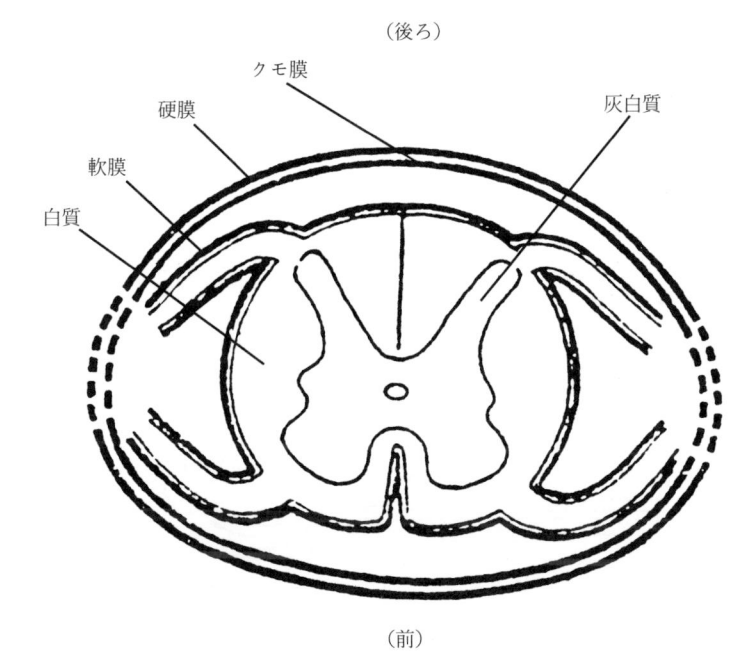

（後ろ）

クモ膜
硬膜
軟膜
白質
灰白質

（前）

図6.5　脊髄の断面図
（引用文献5より，許可を得て転載）

短い神経細胞からなる。これらの細胞は，知覚神経とそれに対応する運動神経の間にあって両者をつなぐ役目を果している。この配列全体は反射弓（reflex arc）と呼ばれる。反射弓は灰白質のシナプスを介し，刺激に対して反射応答を自動的に返す。これは，尖った物体で蠕虫の体に触れた場合に観察される筋肉の単収縮と類似した現象である。

6.1.4 末梢神経と脊髄

脊髄はまた，末梢から白質へ接続された知覚神経をさらに脳へつなぐことにより，脳による直接的な末梢支配を可能にしている。図6.6をご覧いただきたい。脊髄に入った知覚神経は，そこで枝分かれする。枝の一つは灰白質へ入り，反射弓の一部を形成するが，もう一つの枝は白質に入り，脳へ知覚シグナルを送り込む。図6.7は，脊髄における知覚神経インパルス伝播の全過程を示した合成図である。図によると，脊髄に入った知覚神経インパルスは白質中の神経線維を通って脳まで運ばれる。そして，そこで受け止められ統合されて，多数の運動神経インパルスへ翻訳される。翻訳されたインパルスは，次に白質中の神経経路を適当な位置まで下行する。そして，脊髄から外へ派生した神経線維を伝わって身体の末梢部位へ達し，元の刺激に呼応した多成分の非常に複雑な応答を引き起こす。

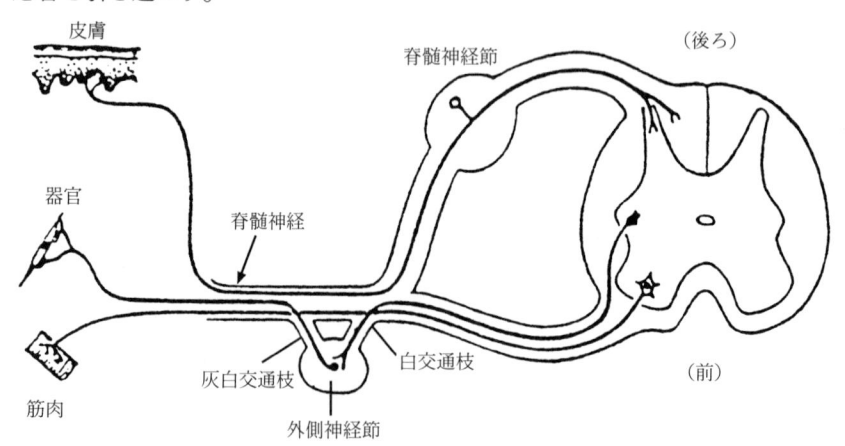

図6.6 脊髄と身体の末梢との間の神経接続の模式図
（引用文献6より，許可を得て転載）

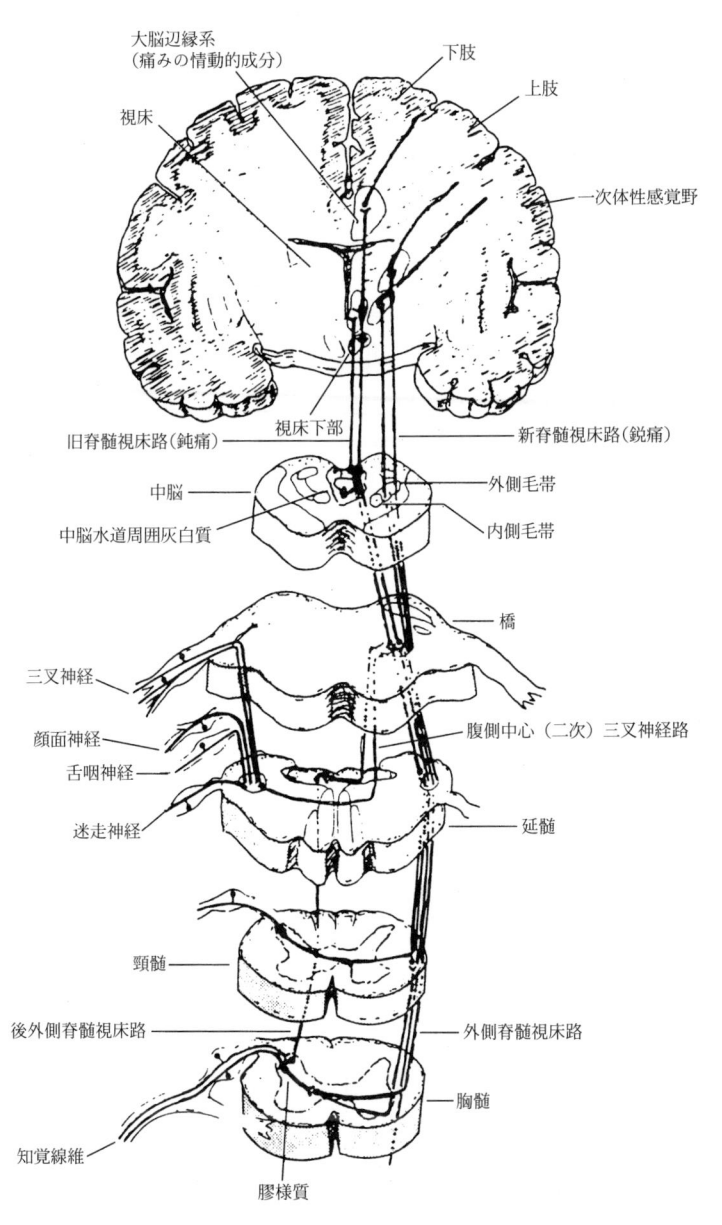

第6章 神経系の解剖学的構造と生理学の基本概念

図6.7 脳と脊髄による知覚インパルスの受入れ経路
（引用文献7より，許可を得て転載）

6.1.5 運動神経と筋肉の生理学的分類

　運動神経は，生理学的には，随意と自律（不随意，植物性）の二つのタイプに分類される。随意神経は，意志によって直接動かすことのできる身体部位（たとえば腕，脚，顔面筋）を制御する神経であり，自律神経は，生命の維持に不可欠な身体器官（たとえば心臓，胃，腸，血管，眼の瞳孔）の自動的な生理機能を調節する神経である。不随意器官のほとんどは，自律神経による二重神経支配を受けている。自律神経の一方の系統は興奮を引き起こし，他方の系統は抑制をもたらす。この相反性二重支配は，器官をきわめて正確かつ微妙に調節する上で有効である。任意の時刻における神経活動のレベルは，興奮性神経と抑制性神経による効果の代数和で与えられる。器官の二重神経支配の概念

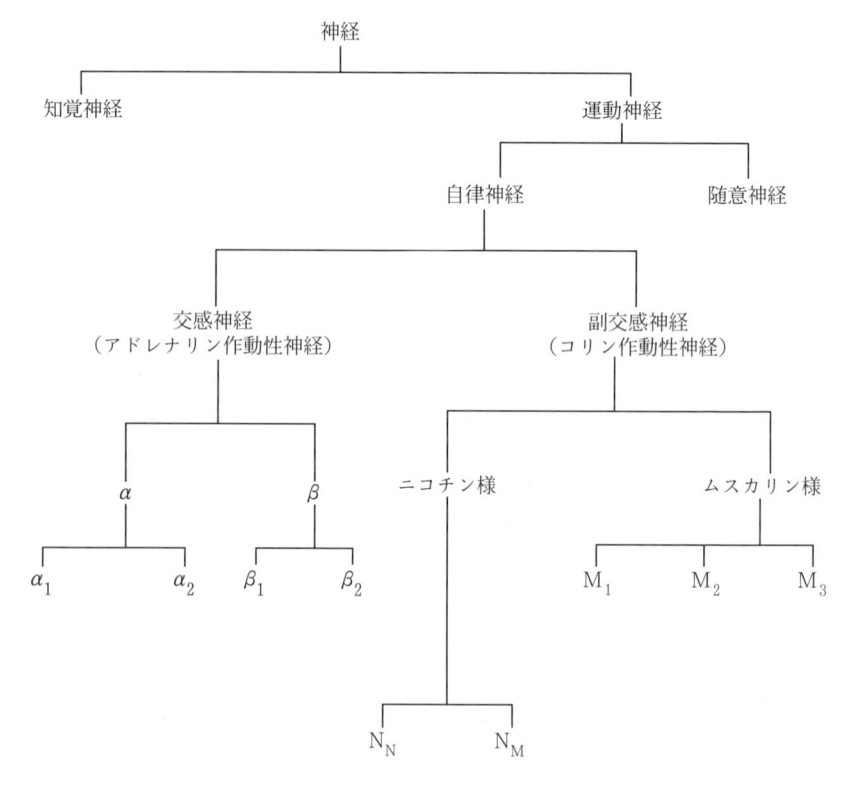

図6.8 機能による神経系の分類

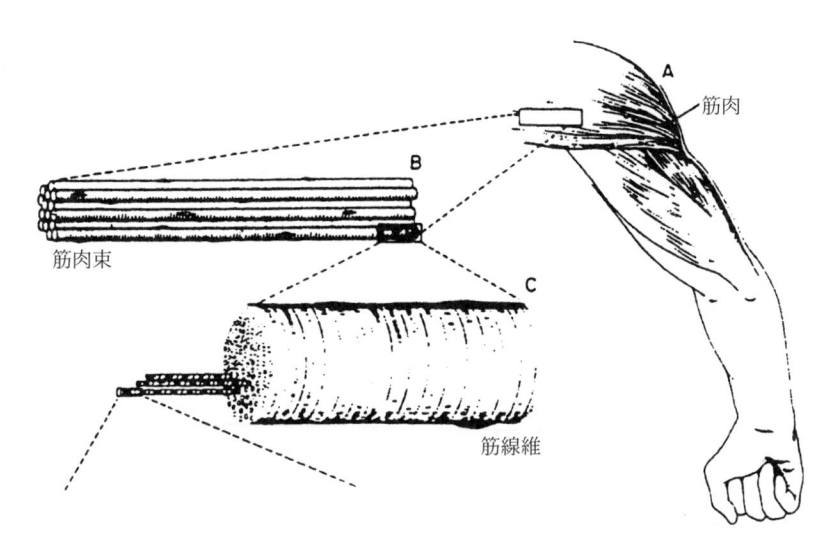

第 6 章 神経系の解剖学的構造と生理学の基本概念

図6.9 随意（横紋）筋の構造
（引用文献 8 より，許可を得て転載）

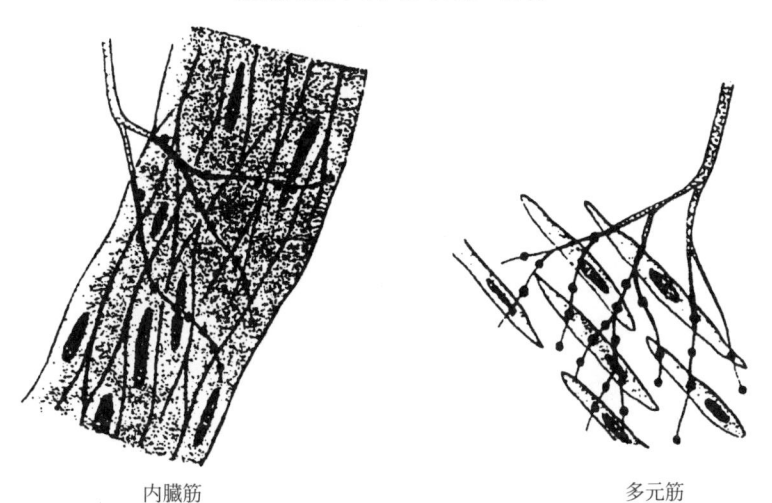

図6.10 平滑筋の分類――内臓筋と多元筋
（引用文献 9 より，許可を得て転載）

は，図6.8に示すように，自律神経系を交感神経系と副交感神経系へさらに細分することになった。

随意神経が随意筋（骨格筋）と接する部分は，神経筋接合部（neuromuscular junction）と呼ばれる。この接合部には，終板（end plate）と呼ばれる特殊な構造が存在する。また，随意筋は横紋筋とも呼ばれる。横紋筋を顕微鏡で拡大してみると，個々の筋線維は表面に特徴的な縞模様がある（図6.9）。

それに対し，自律神経によって支配される不随意筋は平滑筋と呼ばれ，筋線維の表面に縞模様はない（図6.10）。図に示したように，平滑筋線維の配列には二つのタイプがある。多元筋（multiunit smooth muscle）は，ばらばらの筋線維からなる。個々の筋線維は独立に収縮し，二重神経支配ではなく，単一の神経終末による支配を受ける。この型の配列は，眼や大血管に多く見られる。一方，内臓筋（visceral smooth muscle）はシート状や束状になった筋線維から作られており，互いの細胞膜は密に接触している。内臓筋の一部が刺激されると，その興奮は周囲の線維へ伝播する。内臓筋は腸壁，胆管，輸尿管など，ほとんどの身体器官に見出される。

刺激に対する神経線維の応答は2種類しかない。インパルスを完全に伝導するか，あるいは全く伝導しないかのいずれかである。中途半端な神経インパルスが発生することはない。たとえば，麻酔薬は個々の神経線維の伝導効率を下げるのではなく，インパルスを伝導する神経線維の割合を減少させるのである。同様に，刺激への筋線維の応答も，完全に収縮するか，全く収縮しないかのどちらかである。たとえば，腕を完全に伸ばしたときや完全に曲げたとき，あるいはそれらの中間の状態にあるときの筋肉の応答の度合は，収縮した筋線維の総数に依存しており，線維全体の不完全な収縮によるものではない。

6.1.6 神経インパルスの伝導

神経インパルスの実体は，神経線維に沿った電荷の移動である。これは，膜に基づいた現象である。神経線維を包む膜は，静止した非伝導状態では分極している。この静止状態では，わずかに過剰存在するアニオン（主に有機物で，一部塩素イオンも含まれる）は，膜の内側表面に蓄積し，同数の過剰カチオン（主にナトリウムイオン）は膜の外側表面に蓄積する。Na^+濃度は，細胞の内部では約12mM，細胞の外側では145mMであり，またK^+濃度は，細胞内では155mM，細胞外では4.0mMである。静止状態の膜は，これらのイオンを通さ

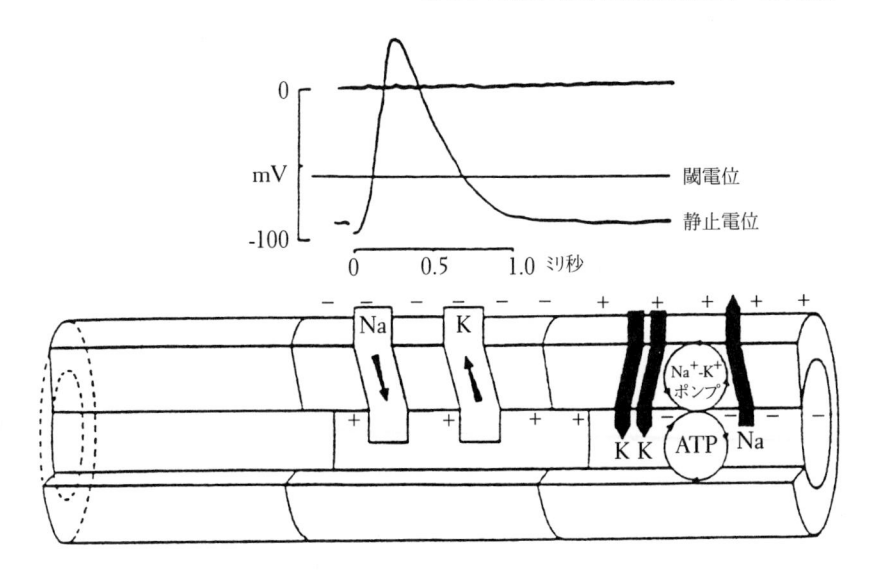

図6.11 膜を通るイオンの流れと活動電位の関係

ない。このようなイオンの分離は，最終的には，膜を隔てていわゆる静止電位（resting potential）と呼ばれる電位を発生させる（図6.11）。この静止電位の大きさは約−85mVである。

　イオンに対する神経膜の透過性は，刺激を与えると一時的に増大する。すなわち，膜のチャンネルが開き，膜を通ってナトリウムイオンが細胞の外側から内側へと移動する。これは自然過程である。ナトリウムイオンは，膜の外側の高濃度領域から膜の内側の比較的低濃度の領域へと移動する。同時に大量のアニオンと，数は少ないがカリウムカチオンも，ナトリウムイオンとは逆の方向へ，すなわち，膜の内側の高濃度領域から膜の外側の比較的低濃度の領域へと移動する。イオンが透過した膜領域は脱分極したと言われる。膜電位の大きさと符号は，脱分極により−85mVから＋45mVへと変化する。この一過性の電位変化は活動電位（action potential）と呼ばれる。最初に脱分極した部位は，隣接する膜領域に影響を及ぼす。その結果，隣接領域もまた透過性が高まり，神経線維の内外へイオンを移して脱分極する。脱分極した部位は，このようにして神経線維に沿って次第に移動していく。

6.1.7 回復のプロセス

　脱分極した部位では，イオンはすぐに正常な元の状態，すなわち，ナトリウムイオンは膜の外側へ，アニオンとカリウムカチオンは膜の内側へそれぞれ戻ろうとする。しかし，この回復は自発過程ではない。膜の内側表面に移動したナトリウムイオンは，濃度勾配に逆らい，比較的濃度の低い領域からはるかに濃度の高い領域へ戻らなければならない。同じことは，膜の外側へ移動したカリウムカチオンに対しても当てはまる。エネルギー的に上り勾配のこれらのイオン移動を成し遂げるためには，エネルギーが必要である。この段階に関与しているのが，いわゆるナトリウム-カリウムポンプである。これはタンパク質の複合体で，すべての細胞膜に存在する。ポンプは，まずナトリウムとカリウムのカチオンを捕捉した後，Na^+イオンを細胞膜の内側から外側へ汲み出し，同時に細胞膜の内側へK^+イオンを取り込む。

　生化学的には，このカチオン特異的機構は，アデノシン三リン酸からアデノシン二リン酸への加水分解を伴う。加水分解により放出されるエネルギーは，担体のタンパク質分子に配座変化を引き起こす。その結果，Na^+は膜外へ追い出され，K^+は膜内に取り込まれて，膜の両側表面は元の状態を取り戻す。脱分極した部位がこのように再分極すると，膜はイオンに対する不透過性を再び獲得し，静止電位が回復する。脱分極した部位が神経線維に沿って移動するこの現象全体は，神経インパルスとして認識される。細胞膜を通るイオンの移動は，興奮した神経線維へ第二の刺激を与えたとき，応答までに3～5ミリ秒かかるという観察事実を説明する。神経膜が再分極され，第二の脱分極を起こすまでに，少し時間が必要なのである。神経インパルスはひとたび発生すれば，膜に沿って伝導する過程でその強度が衰えることはない。

6.1.8 髄鞘

　哺乳類の随意運動神経線維では，神経インパルスの伝導に主要な役割を果す神経膜は，その外側表面が脂質に富んだ膜で覆われている。この被膜は髄鞘 (myelin sheath) と呼ばれる。自律神経の節後線維は，通常この髄鞘をもたない。図6.1に示すように，神経線維は髄鞘により完全に覆われているわけではなく，一定の間隔を置き，切れ目が存在する。この切れ目は，それを最初に

(a)

(b) 髄鞘

ランビエ絞輪

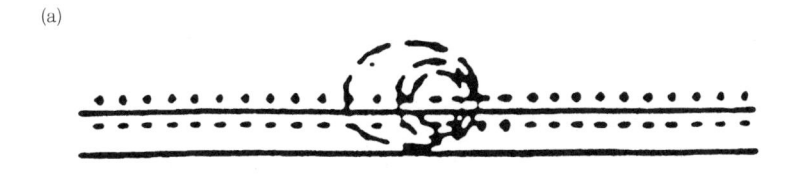

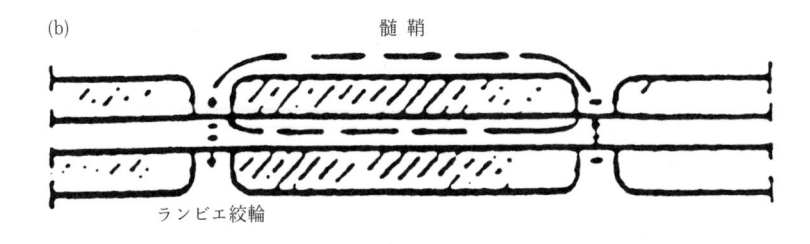

図6.12 無髄神経線維 (a) と有髄神経線維 (b) における神経インパルスの伝導
有髄神経線維におけるインパルスの伝導は，絞輪から絞輪へ飛び飛びに進むいわゆる跳躍伝導である。

報告したフランスの解剖学者L. A. Ranvier（1835-1922）にちなんでランビエ絞輪と呼ばれる。髄鞘は，神経インパルスがきわめて速く伝導される必要がある神経線維に見出される。有髄線維は，無髄線維に比べ数百倍速く神経インパルスを伝導する。神経インパルスの伝導速度は，無髄線維では約0.25 m/秒，有髄線維では100m/秒である。

　無髄線維に沿った神経インパルスの連続的な伝導と有髄線維に沿った絞輪から絞輪への飛び飛びの伝導を模式的に示すと，それぞれ図6.12の(a)と(b)のようになる。後者の過程は跳躍伝導（saltatory conduction）と呼ばれ，インパルスのより速い移動が可能である。また有髄線維では，神経膜の脱分極は，ランビエ絞輪の位置でしか起こらない。そのため，無髄線維でのインパルスの連続的な伝導に比べ，静止電位の回復に必要なイオンポンプの消費エネルギーは，はるかに少ない。

6.2 シナプスを介した神経インパルスの伝達

6.2.1 シナプスの解剖学的構造

典型的な随意運動神経は，CNSと随意筋線維をつなぐ1本のきわめて長い神経線維（軸索）からなる。それに対し，脊髄から末梢効果器官（平滑筋，腺）へ伸びる典型的な自律運動神経は，図6.13に示すように，ただ1本の長い神経線維ではなく，端と端を接した2本のニューロンから構成される。この自律運動神経では，第一のニューロンの軸索の終末は枝分かれし，第二のニューロンの樹状突起のすぐ近くまで達している。しかし，それらの間に構造上のつながりはない。第一のニューロンの神経線維に沿って移動したインパルスが，第二のニューロンへ引き継がれ，最終的な行き先である効果器官に到達できるためには，10〜50nmほどの幅をもつシナプス間隙（synaptic cleft）を通り抜けなければならない。枝分かれした軸索の先端は，図6.13に示されるような単純なものではなく，ふくらみのある直径1μmほどの特殊な構造をもっている。これらは，シナプス小頭（synaptic knob）とか終末ボタンとか呼ばれる。各軸索の終末には，数百ものシナプス小頭が存在する。また，シナプス小頭と第二のニューロンの樹状突起膜との間に存在する隙間は，シナプス間隙と呼ばれる。図6.14は，これらのシナプス小頭の一つとシナプス間隙の概念図である。

6.2.2 化学物質による仲介

シナプス間隙を通る神経インパルスの移動は，化学的に仲介される。シナプス小頭の内部には，シナプス小胞（synaptic vesicle）が存在する。この小胞には，化学物質アセチルコリンが貯蔵タンパク質分子と結合し，不活性な形で貯蔵されている。個々の小胞は，アセチルコリン分子を3,000個ほど含んでおり，シナプス小頭には，このような小胞が10,000個の神経インパルスを伝達するのに十分な数存在する。神経インパルスは，神経線維に沿ってシナプス小胞が分布する部位まで伝導され，Ca^{2+}に対するシナプス前神経終末の透過性を変化させる。その結果，ニューロンにCa^{2+}が取り込まれ，小胞に貯蔵されたアセチルコリンがシナプス間隙へ放出される。この神経伝達物質は，シナプス間

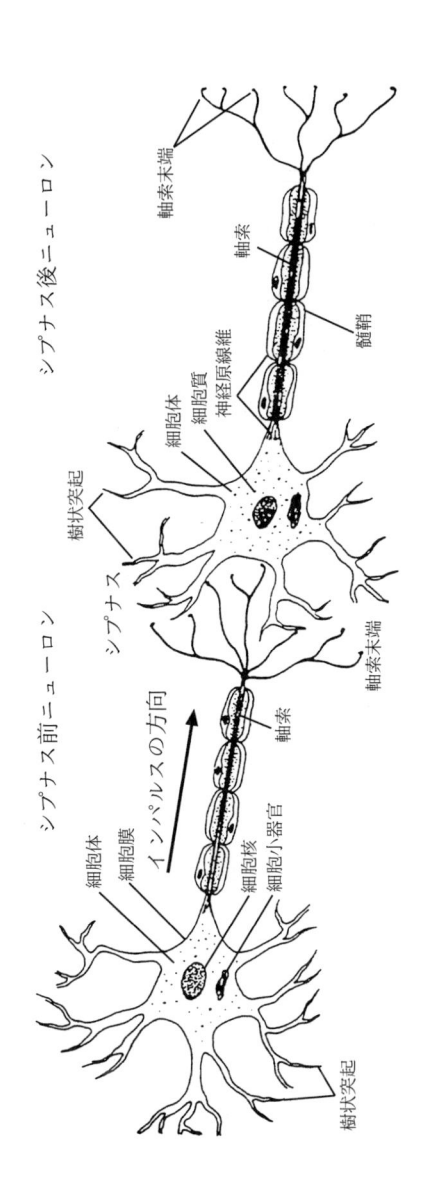

第6章 神経系の解剖学的構造と生理学の基本概念

図6.13 2本の自律神経ニューロンをつなぐシナプスにおけるインパルスの化学的伝達

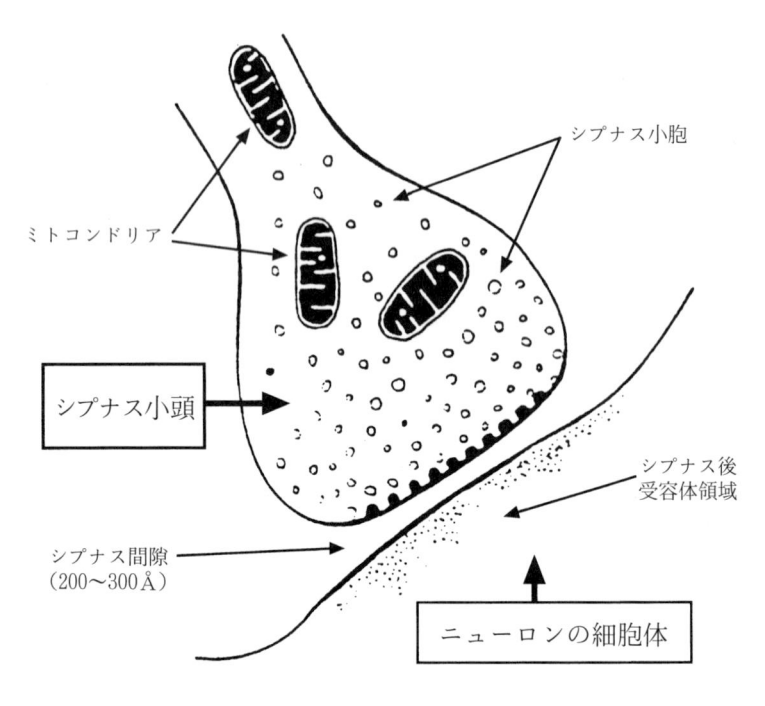

図6.14 自律神経シナプスの模式図
（引用文献11より，許可を得て転載）

隙を拡散してシナプス後膜（シナプス後ニューロンの樹状突起膜）へ達する。シナプス後膜の膜脂質中には，アセチルコリンに対する受容体が埋め込まれている。

　アセチルコリン分子は，これらの受容体へ化学的かつ可逆的に結合する。この化学的相互作用は，最終的にシナプス後膜を脱分極させる。すなわち既に述べたように，ナトリウムイオン，アニオンおよびカリウムイオンが膜を通って内外へ移動し，その結果，（シナプス間隙を隔ててシナプス小頭と対面する）シナプス後膜に活動電位（神経インパルス）が発生する。この神経インパルスは，シナプス後ニューロンの膜に沿ってさらに移動していく。アセチルコリン分子は，樹状突起膜にあるシナプス後受容体からきわめて速やかに脱着され，酵素的に不活性化される。シナプス後膜の受容体部位はその結果再分極し，その静止電位を回復するので，再びアセチルコリンを受け入れ，新しい神経イン

パルスを伝達できるようになる。

　現在知られている毒物の中で最も強力なものの一つ，ボツリヌス毒素（ヒトに対する致死量は約$0.3\mu g$）は，シナプス小胞からのアセチルコリンの遊離を妨げる。アセチルコリンが遊離されないと，シナプス間隙を通る神経インパルスの伝達は遮断され，筋肉の弛緩性麻痺が起こる。一方，クロゴケグモの毒液による中毒は，ボツリヌス中毒とは対照的に，神経インパルスが存在しないときでさえ，シナプス小胞からアセチルコリンを大量に遊離させるその能力に由来する。

　自律神経経路の2本のニューロンをつなぐシナプスでの作用に加えて，アセチルコリンは随意運動神経と横紋筋線維との間にある神経筋接合部の神経伝達物質でもある。神経終末までインパルスが届いても，もしアセチルコリンが神経筋接合部で遊離されなかったり，あるいは何らかの理由で，横紋筋膜にある受容体と相互作用しなければ，筋収縮は起こらず，筋肉は麻痺してしまう。

6.3 自律神経系への序論

6.3.1 生理学的側面

　前に述べたように，身体の器官は，2系統の自律神経，すなわち交感神経系と副交感神経系によって支配されている。しかし，どちらか一方が常に興奮性で，他が抑制性であるというわけではない。器官に対するそれらの調節機能は，排他的とか特異的といった言葉で表現できるほど単純ではない。交感神経系の興奮は，緊急状態に対処するため最大限に働く必要があるものを除き，一般にあらゆる生理的機能を抑制する。古い覚え方によれば，交感神経系は，闘争や逃走（fight or flight）に都合の良いよう準備を整える働きがある。一方，副交感神経系は，体内のエネルギー貯蔵量を増やし保持するために必要な生理機能を制御する。いくつかの例外はあるが，臓器や腺に対する副交感性の興奮効果は，交感性の興奮効果と拮抗する。表6.1をご覧いただければ，このことは明らかであろう。横紋筋は随意神経による神経インパルスの伝達が途絶えると麻痺し萎縮するが，自律神経によって支配された平滑筋や腺は自発的に活動しており，そのようなことはない。

表6.1 各種効果器に及ぼす交感神経と副交感神経の作用

効果器	交感神経	副交感神経
心筋	活動促進	活動抑制
冠血管	拡張	収縮
体血管		
腹部	収縮	—
骨格（随意）	拡張	収縮
瞳孔	散大	縮小
肺		
気管支	弛緩	収縮
血管	わずかに収縮	—
消化管	蠕動と緊張の抑制	蠕動と緊張の亢進
腎臓	尿量減少	—
肝臓	グルコース放出	—
血糖	上昇	—
精神活動	亢進	—
腸腺	活動抑制	消化酵素の分泌促進

　図6.13に示したように，脊髄と効果器を結ぶ自律神経は，端と端を接した2本のニューロンからなる．2本のニューロンの間には，多数のシナプスが存在するが，それらは互いに集まって一つのまとまった塊を形成している．この塊は神経節（ganglion）と呼ばれる．また，脊髄から出て神経節で終わる神経線維は節前線維，神経節から出て効果器へ向かう神経線維は節後線維と呼ばれ，便宜上区別される．神経節内部のシナプスでは，交感神経と副交感神経のいずれの場合も，前に述べたようにアセチルコリンが遊離され，この分子がシナプス間隙を拡散して神経インパルスを節後線維に伝達する．シナプスという用語は，以前は，脊髄から効果器へ至る自律神経経路を構成する2本のニューロン間に存在する間隙を意味するものとして使用されていた．しかし最近の薬理学では，神経終末と効果器の間の領域を指すのに使用されることも多い（図6.15）．

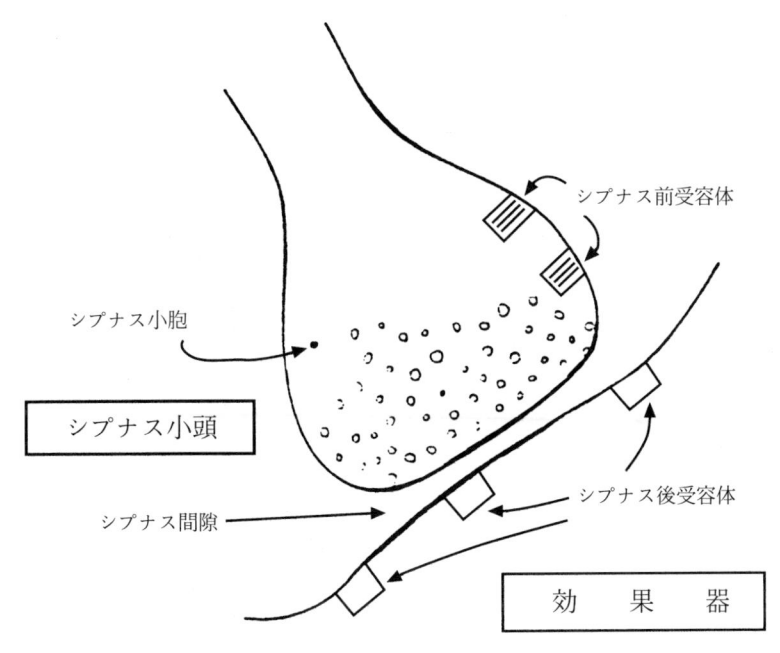

図6.15 シナプス前受容体とシナプス後受容体

6.3.2 シナプス後およびシナプス前受容体

　神経節にある神経終末と同様，節後線維の終末においても，解剖学的には，神経と効果器はつながっていない。神経インパルスが節後線維の終末に達すると，そこに貯蔵された化学伝達物質が放出され，シナプス間隙を分散して，効果器の膜表面にあるシナプス後受容体（postsynaptic receptor）へ付着する。この相互作用は一連の生化学的事象の引き金となり，器官の応答を引き起こす。神経系によっては，節後神経終末にあるシナプス小頭の膜表面にも受容体が埋め込まれている。これらの受容体は，シナプス前受容体（presynaptic receptor）とか自己受容体（autoreceptor）と呼ばれ，一般に神経終末に貯蔵された神経伝達物質に対して特異的な親和性を示す。シナプス間隙へ放出された神経伝達物質がこれらのシナプス前受容体へ結合すると，その相互作用は，シナプス小胞からシナプス間隙へ神経伝達物質がさらに遊離されるのを抑制するような応答を引き起こす。これは神経線維の活動を停止させる方向に働くので，

負のフィードバック機構である。

　一般にシナプス前受容体は，シナプス後受容体に比べ，神経伝達物質に対する感受性がはるかに低い。シナプス前受容体を刺激するためには，シナプス後受容体を活性化する場合よりも高濃度の神経伝達物質を必要とする。もし神経インパルスが絶え間なく大量に節後神経終末に送り込まれ，シナプス間隙から消失するよりも早く，神経伝達物質の遊離が起こるならば，これらの神経伝達物質は効果器のシナプス後受容体と相互作用し続けることになり，効果器は持続的かつ連続的で増強された（恐らくきわめて有害な）応答を生じることになろう。しかし実際には，シナプス間隙の神経伝達物質は，その濃度がある閾値に達すると，シナプス前受容体と相互作用し始め，節後神経終末に送り込まれた神経インパルスの数とは無関係に，神経終末から神経伝達物質がさらに遊離されるのを妨げるようになる。すなわち，神経伝達物質の遊離は，神経終末自体がそれを抑えるという意味で，ある程度自己制御的である。生体は，このような機構で，効果器の継続した統制のない興奮を止めることができる。しかし，生体の神経がすべてシナプス前受容体をもつわけではない。また，ある種の節後神経終末の中には，シナプス小胞に貯蔵され，シナプスで効果器の活性化に利用される周知の神経伝達物質ではなく，別の神経伝達物質に対して高い特異性を示すシナプス前受容体をもつものも存在する。これらの異質なシナプス前受容体は，まだ確認されていない神経機構に関与している可能性があり，また進化の産物である可能性もある。しかし現時点では，その実態は不明である。その存在理由はどうであれ，異質なシナプス前受容体は，これらの受容体と特異的に相互作用し，天然の神経伝達物質とは逆の選択性を示す薬物を開発するに際し，その標的として潜在的に有用であることは間違いない。

6.3.3 自律神経系の生化学的分類

　交感神経系と副交感神経系の主な違いは，生化学的には，節後神経終末（効果器と接する神経終末）が互いに異なる神経伝達物質を遊離し利用するという点にある。副交感神経の節後線維はアセチルコリンを分泌するので，コリン作動性線維と呼ばれる。それに対し，交感神経の節後線維はノルエピネフリン（ノルアドレナリン）を遊離する。したがって，ノルアドレナリン作動性線維

とかアドレナリン作動性線維と呼ばれる。自律神経の節後神経終末におけるアセチルコリンやノルエピネフリンの遊離は，神経インパルスを効果器や腺の応答へ変換する上で不可欠である。もし節後神経終末での神経伝達物質の遊離が妨げられたり，効果器での神経伝達物質と受容体との相互作用が阻害されたならば，効果器が神経インパルスに応答することはないであろう。

　コリン作動性神経系という用語は，副交感神経系の同義語として使用され，アドレナリン作動性（またはノルアドレナリン作動性）神経系は交感神経系の同義語として使用される。その理由は説明を要しないであろう。しかし，交感神経系と副交感神経系の（神経節にあるシナプスの）節前線維は，いずれもアセチルコリンを分泌することに注意していただきたい。すなわち，交感神経はノルアドレナリン作動性神経と呼ばれるが，その節前線維はコリン作動性である。

引　用　文　献

1. Hucho, F. *Neurochemistry*; VCH: Deerfield Beach, Fla., 1986; p. 15.
2. Barlow, R. B. *Introduction to Chemical Pharmacology*, 2nd ed.; Wiley: New York, 1962; p. 432.
3. Nogrady, T. *Medicinal Chemistry*, 2nd ed.; Oxford University Press: New York, 1988; p. 135.
4. 引用文献2, p. 434.
5. 引用文献2, p. 434.
6. 引用文献2, p. 439.
7. *Burger's Medicinal Chemistry*, 4th ed.; Wolff, M. E., Ed.; Wiley-Interscience: New York, 1981; Part III, p. 702.
8. Guyton, A. C. *Textbook of Medical Physiology*, 6th ed.; Saunders: Philadelphia, Pa., 1981; p. 122.
9. 引用文献8, p. 141.
10. 引用文献1, p. 75.
11. Guyton, A. C. *Textbook of Medical Physiology*, 8th ed.; Saunders: Philadelphia, Pa., 1991; p. 483.

第II部　末梢および中枢神経系

推 薦 文 献

1. Lefkowitz, R. J.; Hoffman, B. B.; Taylor, P. Chapter 6. Neurotransmission. In *Goodman and Gilman's The Pharmacological Basis of Therapeutics*, 9th ed.; Hardman, J. G., *et al.*, Eds.; McGraw-Hill: New York, 1996; pp. 105-139.
2. Guyton, A. C.; Hall, J. E. Chapter 6. Membrane Potentials and Action Potentials. In *Textbook of Human Physiology*, 9th ed.; W. B. Saunders: Philadelphia, Pa., 1996; pp. 57-72.
3. Hucho, F. *Neurochemistry*; VCH: Deerfield Beach, Fla., 1986.

第7章 ノルアドレナリンおよびドパミン作動性神経系

7.1 ノルアドレナリン作動系

7.1.1 ノルアドレナリン作動性節後神経終末

図7.1は，ノルアドレナリン作動性神経終末の構造と機能を模式的に示したものである。ノルエピネフリン（norepinephrine, NE）7.1は，ノルアドレナリン作動性（交感）神経の節後線維終末にあるシナプス小胞の貯蔵タンパク質へ化学的に結合し貯蔵されている。

7.1 ノルエピネフリン

このノルエピネフリンは，神経インパルスの作用によりタンパク質から遊離し，シナプス小胞からシナプス間隙へ放出される。ノルエピネフリンの遊離に関与する生化学的過程の詳細は明らかではない。しかしこの過程は，少なくともカルシウムカチオンを必要とする。遊離したノルエピネフリン分子は，シナプス間隙を分散し，対面にある効果器の膜に埋め込まれたシナプス後受容体と化学的に相互作用する。この作動薬-受容体相互作用により，神経インパルスは臓器の応答へと変換される。ノルエピネフリンと受容体との相互作用は可逆的な過程である。ノルエピネフリン分子は膜受容体へ結合したのち脱着され，再びシナプス間隙へ放出される。これらの分子は，シナプス間隙に残存する間，シナプス後受容体と可逆的に反応し効果器を刺激し続ける。ノルエピネフリンは，

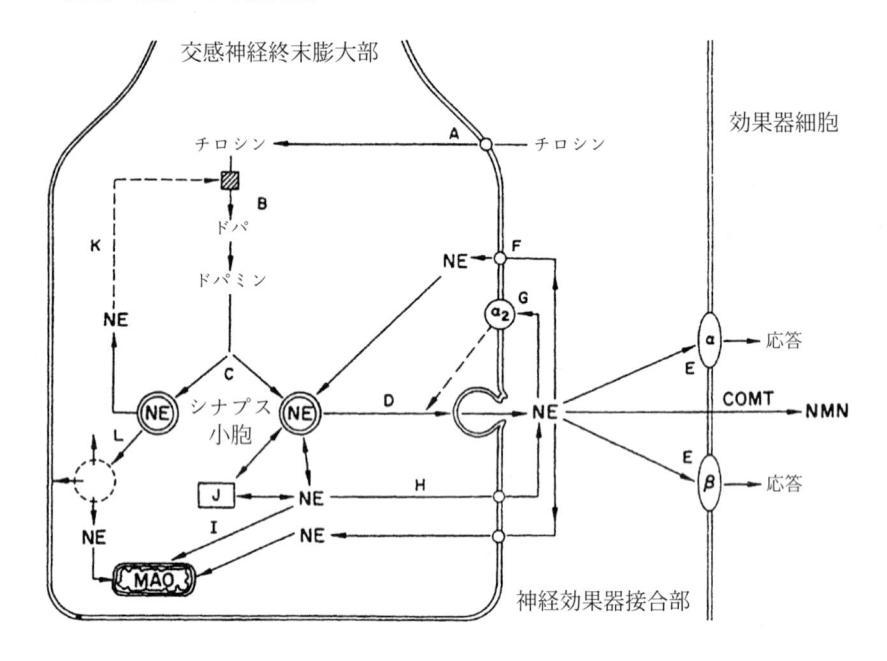

図7.1 ノルアドレナリン作動性神経終末，シナプスおよびシナプス後部領域の構造と機能
（引用文献1より，許可を得て転載）

再取込み過程（摂取-1），すなわち神経終末の膜を通る神経終末内部への能動輸送によって，シナプス間隙から取り除かれる。ノルエピネフリン分子はさらに，第二の能動輸送機構（摂取-2）により，シナプス小胞の膜を通ってシナプス小胞内部へ運ばれる。小胞の内部へ入ったノルエピネフリンは，貯蔵タンパク質と再結合し，別の神経インパルスが遊離の引き金を引くまでその状態を維持する。

7.1.2 ノルアドレナリン作動性神経伝達物質の生合成

図7.2は，2種の食物アミノ酸，フェニルアラニンとチロシンからノルエピネフリン（とそのN-メチル第二アミン同族体エピネフリン）へ至る生合成の経路を示したものである。ノルエピネフリンは，交感神経系の節後線維終末における唯一の神経伝達物質である。エピネフリン（epinephrine）もまた体内に存在する。しかしその生合成は，末梢神経組織ではなく副腎髄質で行われる。

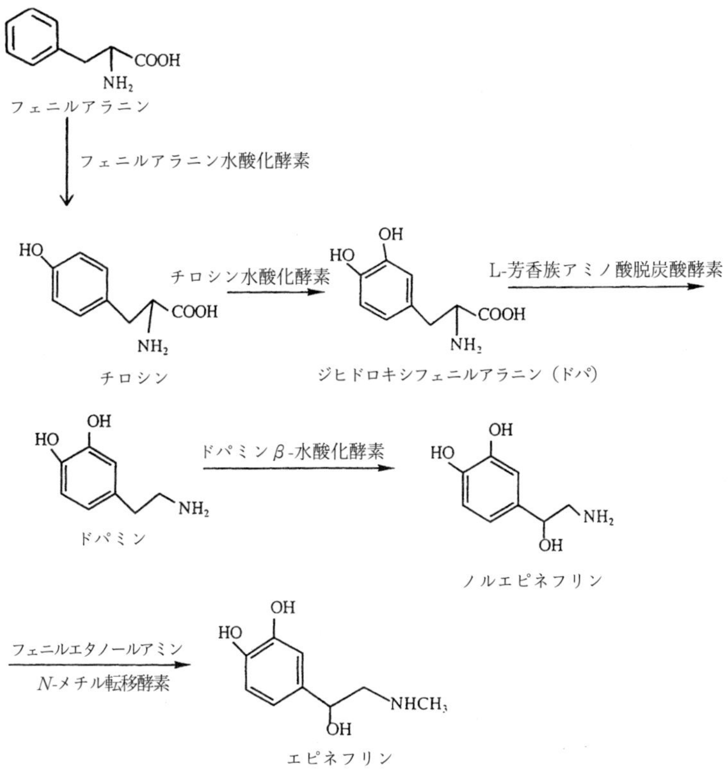

第7章 ノルアドレナリンおよびドパミン作動性神経系

図7.2 内因性カテコールアミンの生合成経路

合成されたエピネフリンは，ホルモンと同じように，血流に乗って身体の末梢にある様々な部位へ運ばれ，そこで多様な機能を発現する。体内におけるその複雑なホルモン様作用は，末梢交感神経に対するノルエピネフリンの作用とは生理学的に別のものである。外因性のエピネフリンは，末梢交感神経受容体において強力な刺激作用を示す。しかし，人体はエピネフリンをこの目的に利用してはいない。

現在の知識によれば，従来の定説とは異なり，エピネフリンは脳内でも合成され，中枢神経系の特定神経経路において真の神経伝達物質として機能してい

る。たとえば，中枢性の血圧調節機構の一つは，エピネフリンを仲介とする経路を利用する。ノルエピネフリンとエピネフリンは，いずれも血液脳関門を透過しにくい。したがって，中枢神経系の生理で重要な役割を演ずるためには，これらの物質は中枢神経系で生合成されなければならない。

7.1.3 ノルアドレナリン作動性神経伝達物質の酵素的不活性化

ノルエピネフリンに対する摂取-1と摂取-2は，100％有効な機構ではない。比較的少数ではあるが，これらの能動輸送系による取込みを免れるノルエピネフリン分子も存在する。このような分子は，図7.3に示した経路により代謝的に不活性化される。

神経終末には，肝臓や腎臓など身体の他の様々な部位と同じように，ノルエピネフリンとエピネフリンの酸化的脱アミノ反応を触媒する酵素系，モノアミン酸化酵素（MAO）が存在する。この反応により生成するアルデヒド化合物は生理的に不活性である。神経以外の部位には，第二の酵素，カテコール-O-メチル転移酵素（COMT）も存在することが多い。この酵素は，ノルエピネフリンとエピネフリンを3-メチルエーテル体，すなわちノルメタネフリン（normetanephrine, NMN）とメタネフリン（metanephrine）へそれぞれ変換する。これらのエーテル代謝物はアドレナリン受容体に作用しない。最初に形成されたノルエピネフリンとエピネフリンの代謝物は，体内でさらに変化し，最終的に3-メトキシ-4-ヒドロキシマンデル酸と3-メトキシ-4-ヒドロキシフェニルエチレングリコールとなって尿中へ排泄される。

しかし，効果器でのノルアドレナリン作動性神経インパルスの作用を終結させる主な機構は，あくまでもシナプス小胞へのノルエピネフリン分子の能動的な再取込みである。上で説明した酵素による不活性化は，シナプス間隙や（シナプス小胞以外の）神経終末部に残存する生理活性なノルエピネフリン分子を完全に取り除くための清掃過程にすぎない。エピネフリンとノルエピネフリンは，いずれも血流中では酵素による不活性化をほとんど受けない。それらが酵素による攻撃に晒されるのは，血液が肝臓を通過する際である。

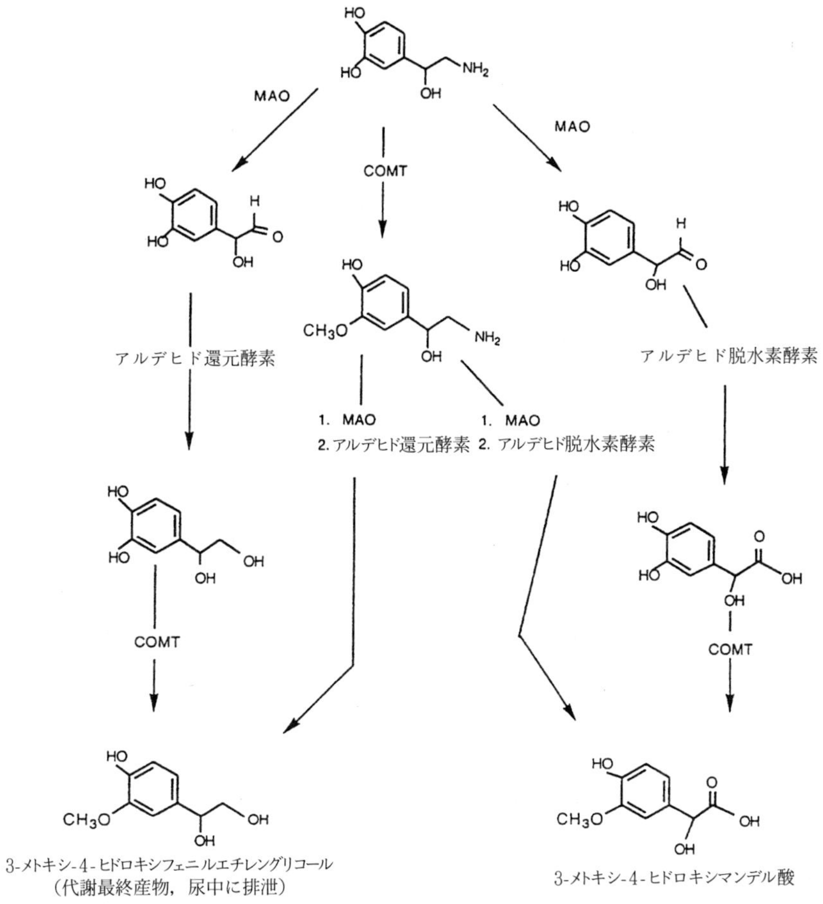

図7.3 ノルエピネフリンの代謝的運命

7.1.3.1 カテコール-O-メチル転移酵素

　カテコール-O-メチル転移酵素（COMT）は，脳，肝臓，腎臓，皮膚および血球に広く分布するが，ノルアドレナリン作動性ニューロンには存在しない。COMTは補酵素としてマグネシウムカチオンを必要とし，メチル基はS-アデノシルメチオニンから供給される。それは，1,2-ジヒドロキシ芳香族系に対して基質特異性を示し，芳香族ヒドロキシ基の一つをメチルエーテルへ変換する。

COMTの基質は，内因性カテコールアミン類（ノルエピネフリン，エピネフリン，ドパミン）だけではない。1,2-ジフェノール構造をもつ多くの外因性薬物分子もまたCOMTによりモノメチルエーテル誘導体へ変換される。内因性カテコールアミン類の場合，主な in vivo 生成物は3-メチルエーテルである。しかし，反応は100％位置特異的ではなく，4-メチルエーテル異性体も少量生成する。カテコール構造をもつ薬物分子では，COMTによる O-メチル化生成物の構造は予測が難しく，反応はしばしば２種のエーテル異性体の混合物を与える。in vitro でのメチルエーテル異性体の生成比は，酵素の温置条件や生物学的由来に依存して変化する。COMTの触媒作用は，たとえばトロポロン（tropolone）やピロガロール（pyrogallol）といった薬物により阻害される。

7.1.3.2 モノアミン酸化酵素

モノアミン酸化酵素（MAO）は，神経組織を含め，体内の様々な組織に分布する。MAOには二つのイソ型，すなわちMAO-AとMAO-Bが存在する。一般に両者は，MAO-Aがクロルギリン（clorgiline）により不活性化されるのに対し，MAO-Bがデプレニル（deprenyl）により不活性化されることで区別できる。MAO-AとMAO-Bは，ある程度異なる基質特異性を示す。しかし絶対的なものではない。基質特異性の例として，たとえば，β-フェネチルアミンはMAO-B，5-ヒドロキシトリプタミンはMAO-Aにより優先的に酸化される。かってはMAO-AとMAO-Bのそれぞれに対して，特異的な基質が存在すると考えられたこともあった。しかし現在では，（どちらか一方の型に対して特異的であると報告されたものも含め）ほとんどの基質は，実際にはどちらの型の酵素にも反応すると考えるのが一般的である。モノアミン酸化酵素は動物界に広く分布する。この酵素は，これまで研究されたすべての哺乳動物でその存在が確認されている。またそれは，（多くの酵素にとって共通の存在部位である）赤血球にこそ含まれてはいないが，それ以外のほとんどすべての組織に分布する。モノアミン酸化酵素は，内因性の神経伝達物質を代謝し，また薬物を含め，様々な外因性アミン類を基質として受け入れる。2種類のMAOによる基質認識作用の違いを化学構造に基づき考察した解説論文も出ている。関心のある読者は，章末の推薦文献3をご覧いただきたい。

7.1.4 フェニルケトン尿症

　ノルエピネフリン-エピネフリン生合成経路に欠陥があると，重大な事態に陥る（図7.2）。食物フェニルアラニンをチロシンへ変換するフェニルアラニン水酸化酵素は，肝臓にのみ存在する。新生児では，時として，この酵素が欠損していたり，その機能が著しく低下していることがある。そのような場合，フェニルアラニンはヒドロキシル化されず，チロシンは形成されない。この状況下では，代謝は別の経路に従う。すなわち，式(7.1)に示されるように，フェニルアラニンは酸化的に脱アミノされてフェニルピルビン酸となり，この代謝物はさらにその一部がフェニル乳酸へ変換される。

$$\underset{\text{フェニルアラニン}}{\text{C}_6\text{H}_5\text{-CH}_2\text{-CH(NH}_2\text{)-COOH}} \xrightarrow{\text{酸化的脱アミノ}} \underset{\text{フェニルピルビン酸}}{\text{C}_6\text{H}_5\text{-CH}_2\text{-C(=O)-COOH}} \longrightarrow \underset{\text{フェニル乳酸}}{\text{C}_6\text{H}_5\text{-CH}_2\text{-CH(OH)-COOH}} \quad (7.1)$$

　これらの生成物は，フェニルケトン体（phenylketone body）という通称で知られる。それらは尿中へ排泄されるので，このような症状はフェニルケトン尿症（phenylketonuria）と呼ばれる。もし幼時のうちに適切な治療を施さなければ，長期的に見たとき，その子供は正常な成長と発育を妨げられる。精神的および肉体的に成長が遅れ，数年以内に死亡することが多い。幼児の体内への大量のフェニルピルビン酸の蓄積は，神経線維の髄鞘の変性を引き起こし，神経インパルスの伝導を広範囲にわたり途絶させる。この現象は，電線の被覆が破れ，裸線がむき出しになった状態によく似ている。髄鞘の変性は不可逆的である。しかし，尿中のフェニルピルビン酸を調べ，異常を早期に発見すれば，症状の進行を抑える予防措置を講ずることも可能である。その場合，幼児はフェニルケトン体が蓄積しないよう，フェニルアラニンを制限した人工栄養を与えられるが，この処置は誕生後1ヶ月以内に開始されなければならない。

7.1.5 アドレナリン受容体の分類

　効果器細胞の中には，ノルアドレナリン作動性インパルスにより興奮するも

のもあれば，抑制されるものもある。筋肉の収縮は前者，弛緩は後者の例である。これらの現象を説明するため，次のような２種類のアドレナリン受容体の存在が仮定された。(1)興奮作用に関与するα受容体，(2)抑制作用に関与するβ受容体。実験的には，これらの受容体は３種の薬物，ノルエピネフリン7.1，エピネフリン7.2およびイソプロテレノール（isoproterenol）7.3に対する反応に基づき区別される。

```
            H
            |
HO─⟨ ⟩─C─CH₂─N─H
       |         |
       OH        R
HO
```

7.1　ノルエピネフリン　　　R=H
7.2　エピネフリン　　　　　R=CH$_3$
7.3　イソプロテレノール　　R=i-C$_3$H$_7$

これらの化合物を含み，o-ジヒドロキシベンゼン誘導体は，一般にカテコールアミンと呼ばれる。

　α受容体における作用を比較してみると，ノルエピネフリンはエピネフリンよりも若干強力で，またエピネフリンはイソプロテレノールよりもかなり強力である。したがって，ノルエピネフリンはアドレナリンα受容体作動薬の基準と見なされ，他のα作動薬はすべてノルエピネフリンと比較される。β受容体では，イソプロテレノールが最も活性で，エピネフリンがそれに続き，最も活性が低いのはノルエピネフリンである。したがって，アドレナリンβ受容体作動薬の基準としてはイソプロテレノールが適当であり，他のβ作動薬はすべてこれと比較される。エピネフリンは，両方の受容体で高い効力と活性を示す。アドレナリン受容体を下位分類するこの方法は有用である。しかし，あくまでも人為的な分類であり，生理学的な根拠をもつものではない。イソプロテレノールは化学実験室の産物であり，自然界には存在しないからである。また，これらの実験結果にもかかわらず，ノルエピネフリンは，末梢のあらゆるノルアドレナリン作動性部位で生理的な神経伝達物質として働き，アドレナリンβ受容体においてさえそうである。

7.1.5.1　アドレナリンβ受容体のサブタイプ

　ある種の合成アドレナリンβ作動薬は，イソプロテレノールが引き起こす多

彩な効果のうち，その一部しか発現しない。この事実は，これらの薬物がイソプロテレノールに反応するβ受容体のすべてではなく，一部分とのみ相互作用すると考えれば説明が付く。現在，β受容体は，次の二つのサブタイプに分けて取り扱われる。一つは心臓や小腸に分布するβ_1受容体，もう一つは肺の気管支，血管床および子宮の平滑筋に分布するβ_2受容体である。シナプス前β受容体の存在を示唆する証拠も知られているが，β_1およびβ_2受容体のほとんどはシナプス後にある。β_3受容体に関する研究も最近報告された。それによれば，この受容体への刺激は，脂肪分解（脂肪酸エステルの加水分解型開裂）を促進するという。しかし神経伝達では，このβ_3受容体は特に役割を担っていない。

7.1.5.2 アドレナリンα受容体のサブタイプ

アドレナリンβ受容体におけるサブタイプの存在を推測したときと同様にして，実験データから，アドレナリンα受容体もまた単一ではなく，2種類のサブタイプ（α_1，α_2）からなることが結論された。定義によれば，α_1受容体は効果器の膜に分布するシナプス後受容体を指し，α_2受容体はシナプス前受容体を指す。しかし，血管の平滑筋や中枢神経系では，シナプス後α_2受容体も存在すると考えられる。α_1受容体とα_2受容体は，さらに細かく分類されることもある。

アドレナリン受容体の現在の分類法は，不十分であり曖昧である。表7.1は，様々な臓器や代謝系におけるアドレナリン受容体刺激の効果をまとめたものである。

7.1.6 アドレナリンβ受容体の生化学

ノルエピネフリンがシナプス後β受容体と相互作用し，効果器から応答を引き出す際の生化学的過程はきわめて複雑である。以下の議論は，単に概要を述べたにすぎないので，その点をご了解いただきたい。

アドレナリンβ受容体の活性化は，膜結合型酵素アデニル酸シクラーゼ（adenylate cyclase）と共に，その補因子としての神経伝達物質，ノルエピネフリンを必要とする。アデニル酸シクラーゼは，アデノシン三リン酸

表7.1 アドレナリン受容体の刺激により引き起こされる効果

器官	α受容体	β受容体
心臓	興奮	収縮力の増加，心拍数の増加（β_1）
血管系		
筋血管	収縮，血流の減少	血流の顕著な減少（β_2，一部β_1）
脳血管	収縮，血流の減少	拡張，血流の増加（β_2，一部β_1）
腎血管	血流の顕著な増加	—
皮膚血管	収縮，血流の顕著な減少（α_1）	血流のわずかな増加（β_2，一部β_1）
気管支	—	拡張（β_2）
腸管	平滑筋の弛緩（α_2）	平滑筋の弛緩（β_1）
尿管	収縮	—
子宮	興奮，収縮	弛緩（β_2）
虹彩の瞳孔散大筋	収縮（散瞳）	—
炭水化物代謝	肝臓グリコーゲンの分解促進	筋グリコーゲンの分解促進（β_2）
脂肪代謝	脂肪の動態化（貯蔵組織から肝臓への移動）	

（ATP）7.4からアデノシン 3', 5' - 一リン酸（サイクリックAMP）7.5への変換を触媒する酵素である。

　サイクリックAMPは複雑で多様な生化学的機能をもつ。中でも注目すべきは，カルシウムイオンや酵素カルモジュリン（calmodulin）と協同して，膜を通るイオンのコンダクタンス（conductance）を調節する機能である。それは筋線維収縮の生化学的過程において一つのステップを構成する。サイクリッ

クAMPは，環状ヌクレオチドホスホジエステラーゼにより細胞内で生化学的に不活性化される。この酵素は，分子の3'-結合を開裂させ，生物学的に不活性なアデノシン5'-―リン酸（5'-AMP）7.6へ変換する反応を触媒する。

7.4 アデノシン三リン酸（ATP）　　**7.5** アデノシン3',5'-―リン酸（サイクリックAMP）　　**7.6** アデノシン5'-―リン酸（5'-AMP）

サイクリックAMPは，いわゆる第二メッセンジャー（second messenger）としての機能をもつ。図7.4は，アドレナリンβ受容体とそれに付随する機構的要素を含めた効果器細胞膜の断面図である。構造R_Sは膜貫通タンパク質で，膜の外側に出た表面には，ノルエピネフリン（三角形で表示）と特異的に相互作用する領域が存在する。また，このノルエピネフリン受容体タンパク質R_Sの内側表面と接する位置には，G_Sと書かれた丸が描かれており，これは三量体型Gタンパク質（グアニンヌクレオチド結合タンパク質），すなわちトランスデューサータンパク質（transducer protein）を表す。アデニル酸シクラーゼの触媒表面は膜の内側にある。休止状態では，酵素分子は，触媒表面が中へ引っ込み，基質分子と直接接触しないような配座を採っている。いま，ノルエピネフリンが膜の外側表面にある受容体と相互作用すると，受容体タンパク質の配座は大きく変化する。ノルエピネフリンにより誘発された受容体タンパク質のこの配座変化は，次に三量体型Gタンパク質を構成するサブユニットの一つを解離させる。解離したサブユニットは，膜面を移動してアデニル酸シクラーゼの触媒表面領域へ至り，そこで，触媒表面が外へ露出されるような配座変化を酵素分子に誘発させる。触媒表面が露出した酵素分子はATPを受け入れ，サイクリックAMPへ変換する。生成したサイクリックAMPは，次に細胞内で第二メッセンジャーとしての機能を発揮する。

　第二メッセンジャーなる用語の由来は以下の通りである。すなわち，本来のメッ

第Ⅱ部　末梢および中枢神経系

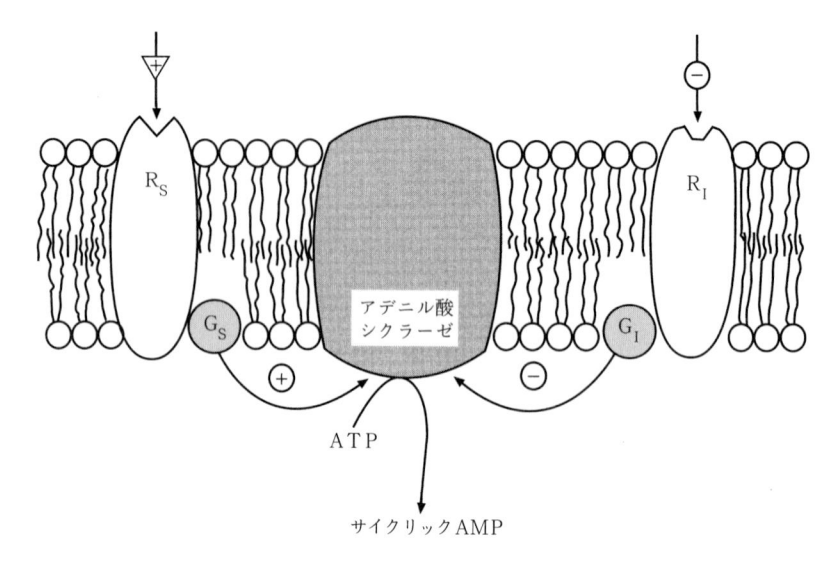

図7.4 Gタンパク質共役型アドレナリンβ受容体
（引用文献2より，許可を得て転載）

センジャー（第一メッセンジャー）であるノルエピネフリンは，神経終末からシナプス間隙へ放出され，一連の生化学的事象の引き金を引くが，効果器細胞の内部へ入ることはない。細胞内部では，サイクリックAMPが化学的メッセンジャーとして情報を伝達する。サイクリックAMPは細胞内で新たに生成した二次的な情報伝達物質であり，その意味で第二メッセンジャーと呼ぶのがふさわしい。ここで述べた注目すべき事象の連鎖は，生体内における化学的な情報伝達の特徴をなす。ノルエピネフリンの役割は，細胞の外側から細胞内部における生化学的事象の広範かつ深遠な連鎖の引き金を引くことにある。

　アドレナリンβ受容体の場合，ノルエピネフリンの受容体とGタンパク質は，それぞれ2種類ずつ存在すると考えられる。(1)R_S受容体とG_Sタンパク質，(2)R_I受容体とG_Iタンパク質の2種類である。前者は既に述べたように，アデニル酸シクラーゼの活性化を促進するが，後者は逆にアデニル酸シクラーゼの活性化を抑制する。効果器の調節における抑制性タンパク質の役割は明らかではない。しかし，このような抑制機構は，前に述べた逆作動性効果や逆作動薬の概念と整合し矛盾がない。

7.1.7 アドレナリンα受容体の生化学

　文献に記載されたアドレナリンα受容体の生化学的性質に関しては，混乱がいくつか見られる。最近の研究成果によれば，アドレナリンα受容体もまたGタンパク質と共役してその機能を発現する。$α_1$受容体は，第二メッセンジャーとしてのイノシトール三リン酸やジアシルグリセリンの生成に関与し，この受容体への刺激は，細胞内のCa^{2+}濃度を増加させる。一方，（主にシナプス前に分布し，自己受容体とも呼ばれる）$α_2$受容体は，アデニル酸シクラーゼと負の共役をしており，この受容体への刺激は，サイクリックAMPの産生を抑制する。シナプス後$α_2$受容体の生化学的性質については，まだよく分かっていない。

7.1.8 直接，間接および混合作用型アドレナリン作動薬

　ノルアドレナリン作動系を刺激する合成薬は，作用機序に基づき次のように分類される。

1. *直接作用型*：この型の薬物は，ノルエピネフリンと同様，アドレナリン受容体へ直接作用することにより，効果器から応答を引き出す。
2. *間接作用型*：この型の薬物は，シナプス小胞からシナプス間隙へのノルエピネフリンの遊離を刺激するが，アドレナリン受容体と直接相互作用することはない。シナプス後受容体と相互作用し，受容体から応答を引き出すのは，元の薬物自身ではなく，内因性のノルエピネフリンである。また，シナプス間隙から神経終末，そしてシナプス小胞へ至るノルエピネフリン分子の再取込みを妨げることにより効果を発現する，間接作用型薬物も知られている。すなわち，間接作用型薬物の特徴は，その効果が実際には生体に貯蔵されたノルエピネフリンに由来する点である。
3. *混合作用型*：この型の薬物は，アドレナリン受容体に一部直接作用する（通常，不完全作動性効果）。しかし，それだけではなく，シナプス小胞からのノルエピネフリン遊離の引き金を引いたり，シナプス間隙から神経終末へのその再取込みを阻害する作用も併せて示す。

　市場には，様々なアドレナリン作動薬が出回っている。そのほとんどは，ノルエピネフリンやエピネフリンと同じ$β$-フェニルエチルアミン骨格をもち，

様々な置換基で芳香環を修飾した同族体である。特定の受容体サブタイプに対して選択性を示す薬物もある。しかし、これらの薬物の広範な調査はまだ試みられていない。以下の議論では、代表的な薬物のみを取り上げることにする。

フェニレフリン（phenylephrine）**7.7**は、直接作用型の合成アドレナリン作動薬である。受容体は、この分子とノルエピネフリンを識別することができない。フェニレフリンは、エピネフリンから芳香環の4-ヒドロキシ基を取り去った構造をもつ。この分子は、高度に選択的なアドレナリンα_1受容体作動薬である。アドレナリンβ受容体においても作動性効果を示すが、きわめて高用量を必要とする。一方、エフェドリン（ephedrine）**7.8**は、直接型と間接型の作用を併せもつ混合作用型薬物で、アドレナリン受容体の各種サブタイプを非選択的に刺激する。また、アンフェタミン（amphetamine）**7.9**は完全な間接作用型薬物である。それはシナプス小胞からシナプス間隙へのノルエピネフリン遊離の引き金を引き、かつ再取込みを阻害する。アンフェタミンは、ノルエピネフリンを不活性化する清掃酵素、モノアミン酸化酵素の基質でもある。したがって、この薬物は酵素の触媒部位でノルエピネフリンと競合し、後者の代謝的不活性化を妨げる。これらの作用が加え合わさるため、アンフェタミンは強力な交感神経興奮作用を示す。

7.7 フェニレフリン　　**7.8** エフェドリン　　**7.9** アンフェタミン

これらの3種の薬物は、血液脳関門の透過と脂溶性の関係を明快に示す事例としても注目に値する。すなわち、フェニレフリンはヒドロキシ基を2個もつため比較的親水性である。それに対し、エフェドリンはヒドロキシ基が1個しかないので、幾らか脂溶的性質を帯び、フェニレフリンほど親水性ではない。また、アンフェタミンはヒドロキシ基をもたず、その構造中に存在する親水基はアミノ基だけである。そのため、分配係数が大きくきわめて脂溶性である。受動拡散により血液脳関門を透過するには、分子は脂溶性が高くなければならない。フェニレフリンが専ら末梢性の薬理作用しか示さない理由は、このこと

から合理的に説明される。エピネフリンやノルエピネフリンと同様，親水性のフェニレフリンは血液脳関門を透過できないのである。それに対し，エフェドリンは血液脳関門をある程度透過できる。そのため，末梢性の作用に加え，中枢神経系に対してもかなりの興奮作用を示す。鼻充血の軽減を目的として，就床時に硫酸エフェドリンの点鼻剤を使用すると，眠れなくなることがよくあるが，これは中枢神経系に対するエフェドリンの興奮作用によるものである。一方，アンフェタミンはきわめて脂溶性が高く，血液脳関門を簡単に透過する。そのため，その主な作用部位は脳内にある。アンフェタミンの中枢作用には，アドレナリン受容体の複数のサブタイプが関与し，この薬物の使用は，中枢神経系の興奮，疲労感の消失，気分の高揚，覚醒，運動能の増大といった反応をもたらす。眠気を防止するためアンフェタミン製剤を不法に使用する長距離ドライバーがいるが，距離に対する判断力が鈍るので絶対に止めなければならない。

不正に使用される麻薬のうち，一般にスピード（speed）の名で呼ばれるものは，アンフェタミンのN-メチル誘導体で，アンフェタミンと同様，きわめて脂溶性である。スピードは，気晴らしの目的で静注使用されるが，これはきわめて危険な行為である。使用者は，中枢神経系の強い興奮を反映し陶酔状態に陥る。スピードの全量を一度に静脈内へ投与すると，大量の薬物が血液脳関門を透過して速やかに脳内へ達する。その結果，活動亢進，陶酔，幻覚，性的衝動の高まりといった精神的な動揺が強く現れる。また，全身にわたって血管が強く収縮し，大脳領域の血管を含め，全身の血圧が大幅に上昇する。この血圧はきわめて高くなるため，大脳の血管は破裂し，しばしば致命的な脳出血を引き起こす。スピードの静注使用による死のほとんどは，脳出血によるものである。

7.1.9 イミダゾリン類

アドレナリンβ受容体作動薬は，そのほとんどがβ-フェニルエチルアミン系の化合物である。それに対し，アドレナリンα受容体は，イミダゾリン誘導体——たとえば，末梢性のα_1作動性効果を併せもつ中枢性α_2作動薬クロニジン（clonidine）**7.10**やα_1作動薬ナファゾリン（naphazoline）**7.11**——のよ

うな全く異質な構造をもつ他の分子系も受け入れる。

7.10 クロニジン　　　　　　7.11 ナファゾリン

最近の研究成果によれば，血圧降下作用を含め，これらのイミダゾリン誘導体が示す薬理効果の幾つかは，α受容体とは別のイミダゾリン受容体によって一部仲介されるという。これらのイミダゾリン受容体は単一ではなく，I_1とI_2のサブタイプに分けられる。I_1受容体は末梢と中枢の双方に分布する。脳幹にあるI_1受容体は血圧の調節に関与しており，その刺激は血圧を降下させる。I_1受容体は，恐らくすべてGタンパク質共役型であるが，I_2受容体はイオンチャンネル型と考えられる。アグマチン(agmatine)7.12はアルギニンが脱炭酸されたもので，体内に広く分布し，クロニジンと同様，$α_2$受容体とイミダゾリン受容体（I_1, I_2）へ結合する。アグマチンは恐らく神経伝達物質である。しかし，まだ確かな証拠はない。

7.12 アグマチン

I_1受容体に対する内因性リガンドは，他にも幾つか検出されている。これらのリガンドの化学構造はまだ詳しく解明されていないが，少なくともペプチドやカテコールアミンではない。I_2受容体は，さらに二つのサブタイプI_{2A}とI_{2B}へ細分される。これらの受容体は，中枢と末梢に広く分布する。しかし，それらが果す生理学的な役割については，まだよく分かっていない。

7.1.10 アドレナリン受容体刺激薬の治療的用途

アドレナリン$α_1$受容体刺激薬の血管収縮作用は，ショックの治療（静脈注射）や鼻充血の除去（局所適用）に利用される。エピネフリンは，ハチによる刺し傷や薬物アレルギーのような生命を脅かすアレルギー反応に対して有効で

ある。この薬物は，気道を塞ぎ呼吸を妨げる危険のある唇，舌および声門の浮腫を軽減する。エピネフリンは，抗ヒスタミン薬とは異なり，アレルギー反応に関与するヒスタミン受容体を直接遮断することはない。それはβ受容体を活性化して，肥満細胞からのヒスタミンの遊離を抑制すると考えられる。心臓に対するα_1受容体刺激薬のアドレナリン作動性効果は，心停止や不整脈（心拍や心拍数が不規則で異常な状態）の治療に利用される。β_2受容体刺激薬は気管支を拡張させるので，気管支の狭窄を特徴とする気管支喘息の緩和に有効である。アンフェタミンとその関連薬物メチルフェニデート（methylphenidate）**7.13**は，小児における注意欠陥多動障害（ADHD）の治療によく使用される。

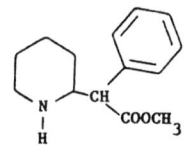

7.13 メチルフェニデート

メチルフェニデートは，アンフェタミンのそれとよく似た薬理作用を示す。もっとも，作用機序の詳細は同じではない。大脳皮質レベルでの注意力の調節に，カテコールアミンが関与していることは一般に認められている。しかし，アンフェタミンやメチルフェニデートのような中枢興奮薬が，運動過剰症の小児の症状を鎮める機構については，まだよく分かっていない。

7.1.11 アドレナリン受容体遮断薬

アドレナリン受容体遮断薬は，ノルエピネフリン，エピネフリン，イソプロテレノールなどの直接または間接作用型アドレナリン作動薬の効果を打ち消す。遮断薬の中には，α受容体とβ受容体のいずれか一方に対して選択性を示すものもある。しかし，これらの受容体のサブタイプに対してさらに選択性を示す薬物はほとんど存在しない。α_1受容体とα_2受容体の双方を遮断する代表的な薬物は，フェノキシベンザミン（phenoxybenzamine）**7.14**である。この2-ハロアルキルアミンは，in vivo分子内環化によりアジリジニウム環を形成した後，受容体側の求核部位と反応してα受容体へ共有的に結合し，持続性の遮断作用を示す。フェントラミン（phentolamine）**7.15**とトラゾリン（tolazoline）

7.16は，可逆的かつ競合的で比較的短時間作用型の遮断薬である。

7.14 フェノキシベンザミン

7.15 フェントラミン

7.16 トラゾリン

これらの薬物は心血管系に対して様々な効果を及ぼす。しかし，副作用もきわめて多く顕著である。そのため，治療上の価値はほとんどない。

プラゾシン (prazosin) 7.17は，α_1受容体を選択的に遮断する数少ない薬物の一つである。この種の薬物は，血管を拡張し動脈圧を降下させる。しかも，非選択性のα遮断薬に比べ，頻拍（心拍数の異常増加）を起こしにくい。α_1遮断薬は臨床的にもよく使用される。しかし，作用の持続時間が短いため，その薬理学的価値は低い。これまでのところ，α遮断薬は，全体として期待外れな結果しかもたらしていない。

7.17 プラゾシン

プロプラノロール (propranolol) 7.18はβ受容体遮断薬であり，β_1受容体とβ_2受容体の両者を等しく遮断する。プロプラノロールには鏡像体が存在するが，β受容体遮断作用を示すのはS鏡像体の方である。この薬物はきわめて脂溶性であり，腸壁から効率良く吸収される。しかし，吸収された薬物のかなりの部分は，初回通過効果により代謝的に不活性化されるため，体循環系へ達する薬物量は経口用量の約25%にすぎない。したがって，経口投与の場合に

は，注射の場合に比べ，薬用量をかなり多くする必要がある。プロプラノロールとその類縁薬物は，高血圧症の治療に有用である。β受容体の遮断が血圧を下げる機構はまだよく分かっていない。しかし，β_1受容体が関与していることは確かである。β遮断薬のこの治療的役割に関しては，第14章でさらに詳しく議論することになろう。β_2受容体への刺激は気管支を拡張させる（表7.1参照）。プロプラノロールのような薬物は，β_2受容体を遮断し，気管支を収縮させるが，これは喘息の発作を促進し，危険な結果をもたらす。したがって，気管支喘息を患った患者に対しては，プロプラノロールなどの非選択的β遮断薬は使用することができない。新しい薬物の中には，メトプロロール（metoprolol）**7.19**のように，β_1受容体に対して選択性をもつものもある。このような薬物は，β_2受容体にはほとんど作用しないので，喘息患者にとって危険が少ない。

7.18 プロプラノロール   7.19 メトプロロール

ラベタロール（labetalol）**7.20**は，α_1，β_1およびβ_2受容体における競合的拮抗薬である。またそれは，神経終末へのノルエピネフリンの能動輸送（摂取-1）を阻害し，β_2受容体の不完全作動薬でもある。ラベタロールが示す降圧効果は，α_1，β_1およびβ_2受容体でのその作用に由来する。ラベタロール分子は，構造中に二つのキラル中心をもち，市販製剤は4種の光学異性体の等量混合物である。これらの異性体は，定性的にもまた定量的にも薬理学的性質を異にしており，観測される薬物の効果は単純ではない。プロプラノロールと同様，この薬物はきわめて脂溶性で，腸壁から効率良く吸収される。しかしその大部分は，初回通過効果により代謝的に不活性化される。そのため，経口投与の場合には，注射の場合に比べ，大量の薬物を必要とする。ラベタロールは高血圧症の治療に使用される。

第Ⅱ部　末梢および中枢神経系

7.20　ラベタロール

7.1.12 交感神経遮断薬：神経終末におけるノルエピネフリンの枯渇

　交感神経遮断薬を代表する薬物は，アルカロイドのレセルピン（reserpine）7.21である。この分子は，前述のどのアドレナリン受容体刺激薬や遮断薬とも構造的に類似性のない五員環インドール誘導体である。

7.21　レセルピン

　レセルピンは，末梢および中枢のノルアドレナリン作動性節後線維終末でシナプス小胞へ入り込み，そこに貯蔵されたノルエピネフリンと置き換わる。レセルピン分子は，しっかりと不可逆的に結合して小胞内部に留まり，摂取-2能動輸送機構を妨げる。追い出されたノルエピネフリン分子は，神経終末の細胞質へ分散し，そこでモノアミン酸化酵素により代謝的に不活性化される。シナプス小胞に貯蔵されたノルエピネフリンは数日で枯渇する。その結果，生体はノルアドレナリン作動性神経インパルスを効果器の応答へ翻訳する能力を失う。レセルピンによる血圧降下作用の薬理学的基礎をなしているのは，中枢と末梢におけるこの抗アドレナリン作用である。レセルピンは，ドパミン作動性経路とセロトニン（5-ヒドロキシトリプタミン）作動性経路の神経終末，特に中枢神経系にあるそれらのシナプス小胞に対しても同様の効果を及ぼす。レセルピ

ンによる脳内のノルアドレナリンおよびセロトニン作動性神経伝達の阻害は，臨床的には，重篤な副作用として精神的な抑うつ症状を引き起こす。

7.2 ドパミン作動系

7.2.1 生理学

長い間，ドパミンはノルエピネフリンとエピネフリンの生合成過程で生じる中間代謝物にすぎず（図7.2），実験動物へドパミンを投与したとき観察される薬理効果も，代謝により生成したエピネフリンやノルエピネフリンによるものと見なされてきた。しかし現在では，ドパミンはそれ自体神経伝達物質であり，ドパミン作動性神経系も実在することが分かっている。ドパミン作動性節後神経終末の解剖学的構造と生理学は，ノルアドレナリン作動性神経終末のそれとよく似ている。シナプス後受容体におけるドパミン作動性神経インパルスの効果は，ノルエピネフリン作動系のそれと同様，一連の再取込み過程を経て終結し，再取込みを免れた少数のドパミン分子は，清掃酵素（カテコール-O-メチル転移酵素，モノアミン酸化酵素）により不活性化される。尿中には，ジヒドロキシフェニル酢酸7.22とホモバニリン酸7.23が少量排泄される。これらは，ノルエピネフリン代謝経路と類似の経路により生成した最終代謝産物である（図7.3参照）。

7.22 ジヒドロキシフェニル酢酸　　　7.23 ホモバニリン酸

ドパミンは身体の様々な部位で機能している。しかし，特に重要なのは脳内における作用である。随意筋の緊張を調節する黒質線条体路（nigrostriatal pathway）の神経活性は，ドパミンにより仲介される。脳の視床下部領域は，循環ホルモンとしてドパミンを分泌し，このドパミンは脳下垂体での催乳ホルモン，プロラクチンの合成と分泌を抑制する。嘔吐を引き起こす延髄の化学受容引き金帯（CTZ, chemoreceptor trigger zone）は，ドパミンにより調節される。CTZは機能的に見て血液脳関門の外側に位置するが，ドパミンは気

分や情動を調節する脳の高位中枢（大脳辺縁系）の機能にも関与している。かって一般に受け入れられ，未だに証明されていない仮説によれば，ある種の精神分裂病は，このような高位中枢にあるドパミン作動性経路の正常な生理が損なわれたとき誘発されるという。

末梢のドパミン受容体部位は，これまでに数種類しか同定されていない。しかし，まだ他にも発見される可能性がある。今後の薬物療法において，それらはすべて重要な意味をもつことになろう。高濃度のドパミンは，血管壁のアドレナリンα_1受容体を活性化し，血管の収縮と血圧の上昇を引き起こす。ドパミンは，生命を脅かすようなショック症状の応急処置に使用される。ドパミンは血漿内半減期が短い。そのため，血圧が適当な値になるまでショック患者の静脈内へ持続注入しても，問題が生じないのである。

ドパミン受容体は単一ではない。これまでに，二つのサブタイプ（D_1，D_2）がクローン化されており，その他，D_3，D_4およびD_5受容体も存在する。ドパミン受容体のこれらのサブタイプは，二つのグループ，すなわちD_1様受容体（D_1，D_5）とD_2様受容体（D_2，D_3，D_4）へ大別される。ここでは，最もよく研究されている二つのサブタイプ，D_1受容体とD_2受容体について少し詳しく見てみよう。D_1受容体は，アドレナリンβ受容体と同様，Gタンパク質と共役しており，アデニル酸シクラーゼを活性化して，第二メッセンジャー・サイクリックAMPの細胞内濃度を高める。それに対し，D_2受容体はアデニル酸シクラーゼと負の共役関係にあり，ドパミンとの相互作用は，第二メッセンジャー・サイクリックAMPの細胞内産生を抑制する。D_1受容体のほとんどはシナプス後部にあるが，D_2受容体はシナプス後部とシナプス前部の様々な場所に分布する。

7.2.2 パーキンソン症候群

7.2.2.1 病因

脳内の黒質線条体路ニューロンに含まれるドパミンの欠乏は，パーキンソン病（Parkinson's disease）を引き起こす。この疾患に罹った患者では，腕，下肢，首および顔の骨格筋が固縮し痙縮する。また下肢，腕および手が激しく振戦し，歩行が困難となる。顔貌は，痙縮した顔面筋が弛緩しないため，ぽか

んとした特徴のある仮面様の表情を呈する。人格も望ましくない方へ変化する。パーキンソン症候群は，ドパミン生合成経路におけるドパ以前の前駆体の生化学と関係があると考えられる。しかし，その病因はまだ完全には解明されていない。

7.2.2.2 パーキンソン病の薬物療法

パーキンソン症候群の大まかな原因は，恐らく中枢ドパミン作動性経路の機能低下にある。しかし，パーキンソン病患者をドパミンで治療する試みはすべて失敗している。末梢へ投与されたドパミンは，血液脳関門を透過できないからである。しかし，ドパミンの一つ手前の生合成前駆体，ジヒドロキシフェニルアラニン（ドパ（dopa））（図7.2）は，ドパミン自体には無効な能動輸送系により血液脳関門を透過する。ひとたび脳へ入り込めば，ドパは酵素的に脱炭酸され，ドパミンへ変化する。パーキンソン病患者のほとんどは，中枢神経系でドパを脱炭酸する能力を保持している。

ドパによる代償療法（replacement therapy）は，パーキンソン病患者の症状を高い確率で劇的に改善する。しかし，そのためには，1日当り8gにも及ぶ大量のドパを経口的に投与しなければならない。投与されたドパは，身体の末梢にあるうちに，その大部分が酵素的に脱炭酸され，治療的に浪費されてしまうからである。中枢神経系へ入り込むドパの量は，経口投与量の1％にも満たないと言われる。L-芳香族アミノ酸脱炭酸酵素によるドパの脱炭酸は，補因子としてピリドキシン（ビタミンB_6）を必要とする。大衆薬の総合ビタミン剤に含まれる適量を越えなければ，特に影響はない。しかし，それよりもわずかでも過剰にピリドキシンを摂取すると，末梢でのドパの脱炭酸が促進される結果となり，中枢神経系まで到達できるドパの量はさらに少なくなる。したがって，パーキンソン病患者は，ドパと共にピリドキシンの過剰量を摂取してはならない。もしそのようなことをすれば，ドパ療法による有益な効果は完全に消失してしまう。

7.2.2.3 パーキンソン病患者におけるドパの副作用

ドパは延髄の催吐機構を刺激し，悪心や嘔吐を引き起こす。これらの副作用

は投薬開始後すぐに現れ，一般に数日で消え去る。無意識に頭を上下させたり，肩をすくめたり，あごを動かしたりする動作は，末梢随意筋を調節する脳内のドパミン仲介経路の興奮に由来するいわゆる錐体外路性効果であるが，かなりの期間，ドパ療法を受けた患者では，通常このような症状が現れ，長く持続する。また，脳の高位中枢にあるドパミン作動性経路へ影響が及び，人格や気分が変化することもある。以前，あくどく誇張された興味本位の大衆紙に，ドパが年配のパーキンソン病患者のリビドー（性的衝動）を著しく高めるというニュースが報道されたことがあった。このような効果は，高濃度のドパミンが中枢神経系のアドレナリン受容体とセロトニン受容体の一部を刺激することにより引き起こされるものと考えられる。しかしこれは，かなり稀にしか見られない副作用である。

7.2.2.4 ドパ療法の問題点

ドパは治療薬ではない。それは単に病気の症状を改善させるだけであり，その効果は，患者が正しい用法を守っている間だけしか続かない。また大変残念なことではあるが，パーキンソン病患者の約30％は，ドパ療法に反応を示さない。これは，体質によりドパの腸吸収に差があることなどによるものであろう。パーキンソン病が進行した状態では，黒質線条体路の神経組織は変性し壊死する。また，ドパミン受容体自体も破壊される。このような神経組織の壊死は，パーキンソン病患者の脳の剖検から立証されている。症状が進むにつれ，薬物に反応する生きたドパミン受容体は次第に減少していく。有効な受容体の数が減れば，まだ生きている受容体は活動を亢進させ，黒質線条体路の正常な生理機能を維持しようとする。しかし，ドパミン受容体の死滅がさらに進むと，当然の結果として，ドパや類似薬物による有益な治療効果は，もはや期待できなくなる。パーキンソン病患者における黒質線条体路の物理的変性を阻止し逆行させる薬物や治療戦略は，まだ知られていない。

7.2.2.5 カルビドパ

既に述べたように，ドパは末梢で脱炭酸される。そのため，治療には大量の投与が必要である。ドパ療法に伴う副作用の幾つかは，末梢におけるこのドパ

ミンの産生が原因で引き起こされる。末梢でのドパの脱炭酸は，カルビドパ (carbidopa) **7.24**により阻害される。しかも，この薬物はドパミンと同様，血液脳関門を透過せず，ドパに対する能動輸送機構を利用することもない。

$$HO-C_6H_3(OH)-CH_2-C(CH_3)(NHNH_2)-COOH$$

7.24 カルビドパ

治療効果を得るために必要なドパの用量は，カルビドパを併用すれば，はるかに少量で済む。ドパとカルビドパを併用する患者では，過量のピリドキシンによる治療効果の消失は観察されない。また，延髄の化学受容引き金帯の刺激による悪心や嘔吐もほとんど起こらなくなる。しかし，錐体外路性副作用と気分や人格に及ぼす中枢性効果は軽減されない。年配のパーキンソン病患者において，錐体外路性副作用が顕著に現れ，患者の衰弱が著しい場合には，ドパ療法は止めざるを得ない。錐体外路性副作用はこの措置により消滅する。しかし同時に，パーキンソン病の症状もまたぶり返すことになる。

引 用 文 献

1. *Goodman and Gilman's The Pharmacological Basis of Therapeutics*, 8th ed.; Gilman, A. G.; Rall, T. W.; Nies, A. S.; Taylor, P., Eds.; Pergamon Press: Elmsford, N.Y., 1990; p. 103.
2. Rawls, R. L. The G-Proteins. *Chem. Eng. News* **1987**, *65*, (51), 26.

推 薦 文 献

1. Watson, S.; Arkinstall, S. *The G-Protein Linked Facts Book*. Academic Press: New York, 1994.
2. Hoffmann, B. B.; Lefkowitz, R. J. Chapter 10. Catecholamines: Sympathomimetic Drugs, and Adrenergic Receptor Antagonists. In *Goodman and Gilman's The Pharmacological Basis of Therapeutics*. 9th ed.; Hardman, J. G., *et al.*, Eds.; McGraw-Hill: New York, 1996; pp. 199-248.

3. Strolin Benedetti, M.; Dostert, P. Monoamine Oxidase. In *Advances in Drug Research*; Testa, B., Ed.; Academic Press: London, 1992; Vol. 23, pp. 65-125.
4. Parini, A.; Moudanos, C. G.; Pizzinat, N.; Lanier, S. M. The Elusive Family of Imidazoline Binding Sites. *Trends Pharmacol. Sci.* **1996**, *17*, 13-16.
5. Regunathan, S.; Reis, D. J. Imidazoline Receptors and Their Endogenous Ligands. *Annu. Rev. Pharmacol. Toxicol.* **1996**, *36*, 511-544.
6. Strosberg, A. D.; Pietri-Rouxel, F. Function and Regulation of the β_3-Adrenoceptor. *Trends Pharmacol. Sci.* **1996**, *17*, 373-381.
7. Civelli, O.; Bunzow, J. R.; Grandy, D. K. Molecular Diversity of the Dopamine Receptors. In *Annu. Rev. Pharmacol. Toxicol.*; Cho, A. K.; Blaschke, T. F.; Loh, H. H.; Way, J. L., Eds.; Annual Reviews, Inc.: Palo Alto, CA, 1993, Vol. 33, 281-307.

第8章 コリン作動系

8.1 アセチルコリン不活性化酵素

　アセチルコリンは，身体の様々な部位できわめて重要な生理学的役割を演じている。したがって，体内へのアセチルコリンの投与は，劇的な薬理学的反応を引き起こすことが予想される，しかし，事実はそうではない。外因性のアセチルコリンは，わずかな反応しか引き出さないし，しかもそれらは，きわめて短い時間しか持続しない。これらの事実は，アセチルコリンが高度に親水性であるため，神経系の様々な作用部位まで到達できないことや，アセチルコリンが血清コリンエステラーゼ（偽コリンエステラーゼ，ブチリルコリンエステラーゼ）により速やかに加水分解され，生物学的に不活性化されることに原因がある（式8.1）。

$$CH_3-\overset{O}{\overset{\|}{C}}-O-CH_2-CH_2-\overset{+}{N}(CH_3)_3 \rightarrow CH_3-COO^- \\ + HO-CH_2-CH_2-\overset{+}{N}(CH_3)_3 \tag{8.1}$$

　血清コリンエステラーゼに加え，アセチルコリン受容体近傍の神経組織には，高い基質特異性を示すアセチルコリンエステラーゼが存在する。この酵素は，基質特異性の低い血清コリンエステラーゼとは化学的に別のものである。アセチルコリンエステラーゼは，また赤血球のような生体成分中にも見出される。この酵素は，コリン作動性ニューロンの神経伝達物質であるアセチルコリンを分解し，神経インパルスの伝達を遮断するのに使われる。アセチルコリンの代

謝物である酢酸アニオンとコリンアルコールは，生理学的に不活性である。ノルアドレナリン作動系とコリン作動系の間には，生理学的に根本的な違いが存在する。ノルアドレナリン作動性神経インパルスの効果は，能動輸送機構によるシナプス小胞へのノルエピネフリンの再取込みにより終結する。酵素的に不活性化されるのは，シナプス間隙に遊離されたノルエピネフリン分子のうち，ほんの一部分である。それに対し，コリン作動系では，神経終末へアセチルコリン分子を取り込むための能動輸送機構は存在しない。あるのは，コリンアルコールを取り込むための能動輸送機構だけである。

8.2 コリン作動性神経終末の構造と生理学

神経終末におけるアセチルコリンの生合成，貯蔵，遊離および代謝的運命は，図8.1に示した通りである。節後線維に沿って進んできた神経インパルスはシナプス小胞へ作用し，小胞からシナプス間隙へのアセチルコリンの遊離を促す。シナプス小胞膜は神経終末の細胞膜（シナプス前膜）と融合したのち破裂し，シナプス間隙へアセチルコリン分子を放出する。個々のシナプス小胞から遊離されるアセチルコリン分子の数は，神経の種類にも依るが，2,000～200,000個である。遊離したアセチルコリン分子は，シナプス間隙を拡散してシナプス後受容体領域へ達し，そこで受容体と可逆的に反応して，効果器から応答を引き出す。アセチルコリン-受容体複合体はその後解離し，生じたアセチルコリン分子をシナプス間隙へ再放出する。放出されたアセチルコリンは，アセチルコリンエステラーゼによる攻撃を受け，酢酸とコリンへ分解する。酢酸イオンは，周囲へ拡散しシナプス間隙から離れるが，コリン分子は，2種類の能動輸送機構——補因子としてNa^+を必要とする高親和系（high-affinity system）とNa^+を必要としない低親和系（low-affinity system）——のいずれかを利用して神経終末へ取り込まれる。高親和系の機構では，コリンは，神経終末内部に分布するコリンアセチル転移酵素の触媒作用により，アセチルCoA（酢酸源）と反応し，アセチルコリンへ変換される。生成したアセチルコリンは，能動輸送により，速やかに元のシナプス小胞へ取り込まれる。図8.2は，アセチルコリンを貯蔵するシナプス小胞の模式図である。図によれば，アデノシン

第8章 コリン作動系

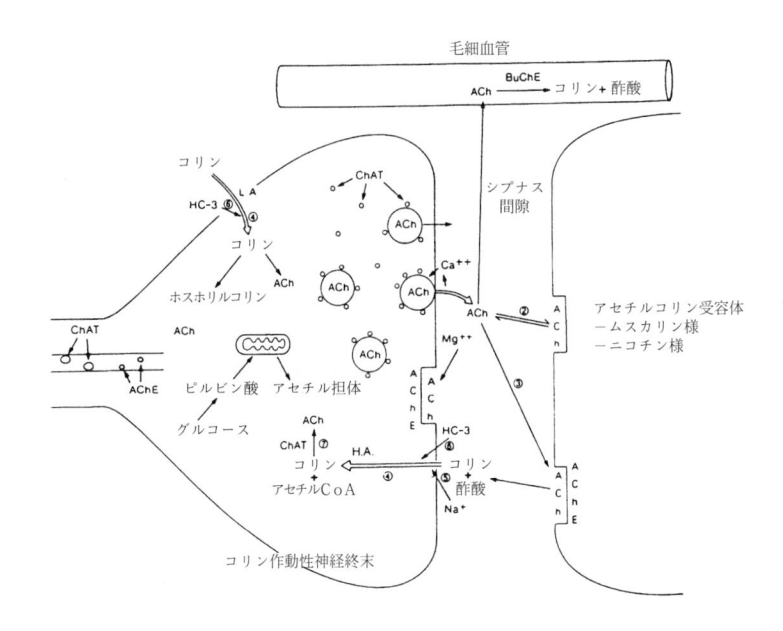

図8.1 コリン作動性神経終末，シナプス間隙およびシナプス後部領域の構造と生理学的機能
（引用文献1より，許可を得て転載）

三リン酸はアデノシン二リン酸へ加水分解的に開裂するときプロトンを発生する。これらのプロトンは，シナプス小胞膜に存在するタンパク質複合体によりシナプス小胞内部へ汲み上げられ，さらに第二の輸送タンパク質複合体によりアセチルコリンと交換される。アセチルコリンは，プロトンと入れ違いに小胞内部へ取り込まれる。このアセチルコリンは，別の神経インパルスが遊離の引き金を引くまで，小胞の内部に貯蔵される。

　シナプス間隙で生じたコリンの一部は，低親和系の能動輸送機構により神経終末へ取り込まれる。取り込まれたコリン分子は，オルトリン酸で酵素的にエステル化され，ホスホリルコリンへ変換される。このホスホリルコリンは，神経インパルスの伝達に直接関係のない，他の生化学的事象において様々な役割を演ずる。低親和系の機構により取り込まれたコリン分子の中には，アセチル

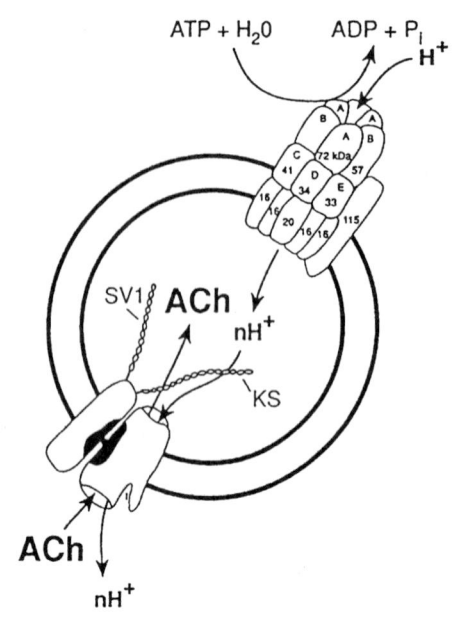

図8.2 神経終末にあるシナプス小胞へのアセチルコリンの取込み
(引用文献2より，許可を得て転載)

コリンへ変換されるものもあるが，このようなアセチルコリンは，元のシナプス小胞へ取り込まれることはない。それは神経伝達とは別の生理機能を付与され，神経インパルスとは無関係に，シナプス前神経終末から少量ずつ絶えず自然放出される。このアセチルコリンは，筋細胞にあるシナプス後受容体と反応し，平滑筋に適度な緊張を与えて，それらが完全に弛緩しないようにする働きがある。

　アセチルコリンは血液脳関門を透過できない。そのため中枢神経系では，アセチルコリンは，コリンとアセチルCoAから合成されなければならない。原料のコリンは，中枢神経系ではなく末梢で合成されるが，血流に乗って移動し，促進拡散（facilitated diffusion）と呼ばれる構造特異的機構により血液脳関門を透過する。促進拡散は，エネルギーを必要としない担体輸送過程である（1.4.2 能動輸送参照）。そのため，血液脳関門を通るコリンの移動は，濃度勾配に逆らって起こることはない。

8.3 アセチルコリン受容体の種類

8.3.1 薬理学的分類

　コリン作動性神経系のアセチルコリン受容体は，2種のアルカロイド——ベニテングタケ（*Amanita muscaria*）などの毒キノコに含まれるムスカリン（muscarine）8.1とタバコ葉に含まれるニコチン（nicotine）8.2——に対する反応に基づき，ムスカリン様とニコチン様の二つのタイプに大別される。

8.1 ムスカリン　　　8.2 ニコチン

アドレナリン受容体の場合と同様，これもまた非生理学的な分類である。しかし，アセチルコリン受容体をニコチン様とムスカリン様に分けるこの分類は，コリン作動性神経系の生理学と薬理学を理解する上で有用である。ニコチンは，自律神経節（交感，副交感）のシナプスにあるN_N受容体（N_2受容体）や，随意神経終末と骨格（横紋）筋線維の間の神経筋接合部にあるN_M受容体（N_1受容体）で，その作用を現す。ニコチン受容体は中枢神経系にも存在する。N_N受容体とN_M受容体は単一ではなく，さらにサブタイプへ細分類される。

　ムスカリンは，末梢の平滑筋組織や腺にあるアセチルコリン受容体を刺激する。実験薬理学のデータに基づき，ムスカリン受容体はM_1，M_2およびM_3のサブタイプへ細分類される。定義によれば，M_1受容体は末梢の自律神経節に存在し，ニコチンによる刺激を補って神経節のインパルス伝達を促進する。またそれらは，中枢神経系の大脳皮質，線条体および海馬にも存在する。M_2受容体は，中枢神経系の小脳および末梢の心臓や小腸の回腸部分に分布する。それらはまた，末梢のコリン作動性神経やノルアドレナリン作動性神経のシナプス前部にも見出される。M_3受容体は，唾液腺や汗腺のような外分泌腺や平滑筋に存在する。中枢神経系には，これまでに知られているムスカリン受容体のサブタイプがすべて見出される。分子クローニング研究によると，ムスカリン受容体は，少なくとも五つのサブタイプ（m_1〜m_5）に分けられる。m_{1-3}受容体

は，恐らく従来のM_{1-3}受容体と同じ薬理学的性質をもつ。しかし，M受容体とm受容体の間の相互関係は，まだ完全には解明されていない。

8.3.2 アセチルコリン受容体の化学的性質

ニコチン受容体の実体は，第1章の図1.3で説明した一般のNa^+チャンネルときわめてよく似た構造をもつ，五量体型タンパク質複合体からなるイオンチャンネルである。ニコチン受容体が刺激されると，Na^+とK^+に対する細胞透過性が速やかに増大し，膜の脱分極と興奮が引き起こされる。チャンネルが開くためには，2個のアセチルコリン分子が同時にイオンチャンネルのタンパク質複合体と反応しなければならない。

ムスカリン受容体は，第7章の図7.4で説明したアドレナリンβ受容体と同じGタンパク質共役型の受容体で，細胞膜の外側表面に分布する。M_1受容体とM_3受容体は，第二メッセンジャー・イノシトール三リン酸の生成に関与する。またM_2受容体は，アデニル酸シクラーゼを阻害してサイクリックAMPの細胞内合成を妨げる。この反応は，K^+チャンネルとCa^{2+}チャンネルに影響を及ぼし，心筋の収縮を抑制する。

8.4 ムスカリン受容体の作動薬と不完全作動薬

ムスカリン受容体の作動薬は，単位正電荷をもたなければならない。受容体への作動薬の結合に際し，負電荷は受容体側のアスパラギン酸残基から提供される。アセチルコリンとムスカリンは代表的な作動薬であるが，治療薬としての価値はいずれも低い。投薬されたムスカリンは，中枢神経系にある受容体を含め，すべてのムスカリン受容体を非選択的に刺激する。これは，ムスカリンが親水性の第四級アンモニウム基をもつにもかかわらず，血液脳関門を透過できることによる。治療薬としてのアセチルコリンがもつ様々な欠点については，既に説明した通りである。アセチルコリンの同族体の中には，これらの欠点をもたず，しかもアセチルコリンと同等の強力なムスカリン受容体刺激作用を示すものがある。たとえば，カルバミルコリン（carbamylcholine）（カルバコール（carbachol））**8.3**, アセチルβ-メチルコリン（acetyl β-methylcholine）

（メタコリン（methacholine））**8.4**およびベタネコール（bethanechol）**8.5**は，そのような薬物である。

8.3 カルバミルコリン　　**8.4** アセチルβ-メチルコリン　　**8.5** ベタネコール

　アセチルβ-メチルコリンは，アセチルコリンエステラーゼの攻撃を受けにくく，血清コリンエステラーゼによってもほとんど加水分解されない。カルバミルコリンとベタネコールはさらに徹底しており，アセチルコリンエステラーゼや血清コリンエステラーゼによる加水分解を全く受けない。したがって，これらの3種の薬物は，効果が長く持続する。またこれらの薬物は，アセチルコリンと異なり，ニコチン様作用を示さない。アセチルβ-メチルコリンとベタネコールは，末梢の平滑筋や腺に対して選択的に作用する。平滑筋や腺にあるムスカリン受容体は，これらの薬物とアセチルコリンを識別できない。カルバコールは，自律神経節のN_N受容体でニコチン様作用を示す。しかし，これは直接的なものではなく，間接的な効果である。カルバコールは，神経節シナプスの貯蔵小胞に作用し，内因性アセチルコリンの遊離の引き金を引くにすぎない。さらに付け加えれば，カルバコールのムスカリン様作用もまた恐らく間接的なものであり，直接的な作動性効果によるものではない。カルバコールは，ニコチン様副作用をもつため，治療に使用されることはめったにない。

　天然アルカロイド，アレコリン（arecoline）**8.6**とピロカルピン（pilocarpine）**8.7**は，ムスカリン様不完全作動薬として分類される。

8.6 アレコリン　　**8.7** ピロカルピン

アレコリンは，ニコチン受容体においても刺激作用を現す。旧世代に属するこれらの薬物は，かって忘却の彼方へ葬られたこともあったが，長期の薬物療法が必要とされる緑内障や認知機能不全の治療薬として，（それらの合成類縁化

合物と共に）現在再び脚光を浴びている。これらの薬物は不完全作動薬であるため，完全作動薬に比べ副作用の発生率が低く，その症状も軽いと考えられるからである。

8.5 ニコチン様作動薬

8.5.1 ニコチンの薬理学

　ニコチンの遊離塩基は，注目すべき溶解特性をもつ。それは水と混じりやすく，アルコール，クロロホルム，エーテル，炭化水素溶媒および固定油にきわめてよく溶ける。このような性質をもつため，ニコチンは粘膜や皮膚など，身体の様々な侵入口から効率良く吸収され，きわめて容易に血液脳関門を透過する。それはタバコの煙からも速やかに吸収され，わずか10〜19秒で脳へ到達する。ニコチンは末梢の自律神経節を最初刺激し，その後持続的に抑制する。同様の効果は，末梢の他のニコチン様部位や神経筋接合部でも観測される。ニコチンは中枢神経系を強く興奮させるが，大量を投与した場合には，興奮に続き強力な抑制効果が現れる。延髄の呼吸中枢は抑制され，神経筋接合部の遮断による呼吸筋，横隔膜および内肋間筋の麻痺が起こる。ニコチン受容体のイオンチャンネルは，閉じたままとなって脱感作され，中枢神経系にタキフィラキシーが誘発される。患者は呼吸不全を来し，死に至る。

　肝臓は，吸収されたニコチンの70〜80%をラクタム誘導体のコチニン（cotinine）8.8aへ代謝し，コチニンはさらに3'-ヒドロキシコチニン8.8bへ変換される。少量ではあるが，N'-オキシド8.9へ代謝されるニコチン分子もある。このN'-オキシドと3'-ヒドロキシコチニンは，神経系では薬理学的に不活性である。コチニンもまたニコチン受容体に対して作用を示さない。しかしこの代謝物は，脳内での神経伝達物質の遊離や，ステロイドの生合成に関与する酵素などに影響を及ぼす。ニコチンの代謝物は，糸球体濾過により尿中へ排泄される。

第8章 コリン作動系

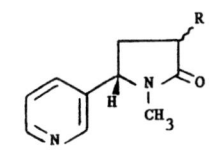

8.8a コチニン　R=H
8.8b 3-ヒドロキシコチニン　R=OH

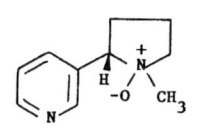

8.9 ニコチン N-オキシド

ニコチンは，明らかに真性の習慣性（嗜癖性）薬物である。ニコチンによる中毒は，その投与経路や用量に強く依存する。静脈内へ投与されたニコチンは中毒を強く強化し，喫煙も同様の効果がある。経皮吸収されたニコチンが中毒を強化するというのは，愛煙家にとって意外であるかもしれない。中毒の強化は，ニコチンの入ったチューインガムや噴霧鼻剤によっても起こる。これらの送達系によるニコチンの吸収は，経皮経路よりも速やかである。

8.5.2　ニコチン受容体刺激薬の今後の治療的用途

中枢や末梢にあるニコチン受容体の機能低下と病状を関連付ける試みは，これまで長い間なされてこなかった。そのため，ニコチン様作動薬の研究は，まだあまり進展していない。しかし最近の知見によると，中枢性のニコチン受容体は，ある種の疾患に関与しており，ニコチン様作動薬は，アルツハイマー症候群，パーキンソン病，うつ病，精神分裂病およびトゥレット（Tourette）症候群の治療に有効であるという。アルツハイマー症候群は，脳内にあるニコチン受容体の喪失と関連付けられる。ニコチンは，正常な脳をもつ個体の認知機能を高める働きがある。また，潰瘍性大腸炎の治療薬としても有効であると考えられるが，その作用機序はまだ解明されていない。天然のニコチン様作動薬には，その他，植物アルカロイドのロベリン（lobeline）8.10や毒ガエルの皮膚から単離されたニコチン類似体，エピバチジン（epibatidine）8.11がある。エピバチジンが強力な鎮痛作用を示すことは注目に値する。

179

第Ⅱ部　末梢および中枢神経系

8.10 ロベリン　　　　　8.11 エピバチジン

ニコチン様合成作動薬もまた基本的な科学文献にいくつか報告されている。しかし，ニコチン受容体のサブタイプに対するそれらの作用の詳細は，まだよく分かっていない。この方面の研究は，現在も精力的に続けられている。

8.6 間接作用型コリン作動薬

8.6.1 アセチルコリンエステラーゼとコリンエステラーゼの阻害薬

　コリン作動性効果は，アセチルコリン受容体の付近にあるアセチルコリンエステラーゼを不活性化する薬物を投与することによっても引き起こされる。このような薬物は，シナプス間隙におけるアセチルコリンの代謝的不活性化を妨害する。その結果，シナプス間隙に蓄積したアセチルコリンは，シナプス後受容体と相互作用し続けるので，神経インパルスの効果は引き延ばされ増強される。全体として，アセチルコリンエステラーゼ阻害薬による薬理学的効果は，アセチルβ-メチルコリンのようなコリン作動薬で観察されるそれと全く同じである。このカテゴリーに属する薬物のほとんどは，アセチルコリンエステラーゼと血清コリンエステラーゼの両者を同じように阻害する。

8.6.1.1 アセチルコリンの酵素加水分解

　アセチルコリンエステラーゼ阻害薬を理解するためには，酵素触媒部位の性質と，酵素によるエステル結合の加水分解を司る化学的過程について知らなければならない。この酵素触媒部位は，単純化して示すと，図8.3のような構造をもっている。酵素分子側の重要な特徴は，アセチルコリンの先端部にある第四級原子団（トリメチルアンモニウム基）を固定し，他の触媒サブサイトとアセチルコリンの間の相互作用を促進する，アニオン部位をもつことである。またセ

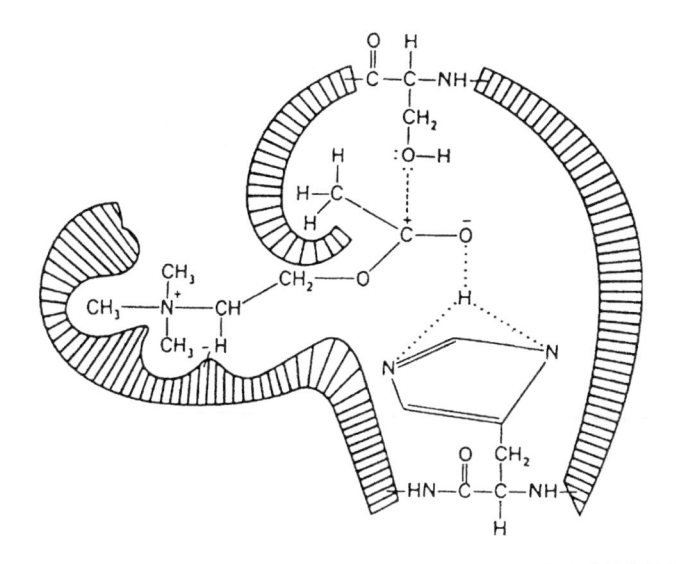

図8.3 アセチルコリンエステラーゼによるアセチルコリンの加水分解的開裂
（引用文献3より，許可を得て転載）

リン残基の第一級アルコール部分は，アセチルコリンとの間のエステル転移反応に関与する。酵素はその結果アセチル化される。またヒスチジン残基の一部であるイミダゾール環は，図に示されるように，アセチルコリンのカルボニル酸素へ水素結合し，カルボニル炭素の求電子性を高めて，エステル転移反応を助長する。この反応過程が完結すると，生成物のコリンアルコールは触媒表面から離れ遠ざかる。アセチル化されたセリン残基はきわめて不安定で，非酵素的に速やかに加水分解され，酢酸アニオンを放出して活性な触媒表面を再生する。その結果，酵素は別のアセチルコリン分子を受け入れられるようになる。

8.6.1.2 アセチルコリンエステラーゼとコリンエステラーゼの阻害薬

アセチルコリンエステラーゼとコリンエステラーゼの阻害薬は，（かなり任意性を含むが）作用の様式や持続時間に従い，次の三つのグループへ細分類される。

1. 可逆阻害薬
2. アセチルコリンエステラーゼにより加水分解されるが，その速度はアセ

チルコリンに比べはるかに遅いカルバメート系薬物

3. 酵素に対する真性半基質（true hemisubstrate）としての有機リン化合物

可逆阻害薬の代表例は，テトラメチルアンモニウムカチオンである。このカチオンは，酵素触媒表面のアニオン部位と相互作用し，アセチルコリンがその近傍へ近づくのを妨げる。その結果，アセチルコリンは，酵素触媒表面へ正しく取り付けられず，代謝的不活性化を免れる。しかし，テトラメチルアンモニウムとアニオン部位の間のイオン-イオン相互作用は可逆的過程であり，この薬物-酵素複合体は，比較的短時間で解離する。テトラメチルアンモニウムイオンが離れると，酵素の触媒表面は，再びアセチルコリン分子を受け入れ，それらを分解するようになる。したがって，この種の薬物は，効果が比較的短い時間しか続かない。テトラメチルアンモニウムは臨床的には使用されない。同系列のエドロホニウム（edrophonium）8.12は市販されているが，医療におけるその用途は限られる。

8.12 エドロホニウム

第四級アンモニウム系酵素阻害薬のもつもう一つの欠点は，きわめて親水性で脂質に溶けにくいことである。この性質は，一般に消化管からの吸収を困難にし，静脈内投与された場合でさえ，しばしば生体内での輸送を制限する。親水性の高い薬物は，また糸球体濾過により速やかに排泄される。

カルバメート系アセチルコリンエステラーゼ阻害薬の原型は，アルカロイドのフィゾスチグミン（physostigmine）8.13である。

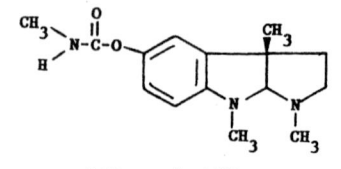

8.13 フィゾスチグミン

この分子のN^1原子は，生理的pHでプロトン化される。プロトンが付加したN^1

原子は，酵素のアニオン部位へ分子を固定するのに使われ，アセチルコリンの酢酸転移と同様に，セリン残基のヒドロキシ基へのカルバミン酸転移を促進する。しかし，アセチル化されたセリン残基と異なり，カルバモイル化されたセリン残基は，化学的な加水分解に抵抗する。すなわち，前者はミリ秒以下の短い時間で加水分解されるが，後者はその加水分解に数時間を必要とする。その間，酵素はアセチルコリン分子を受け入れることができない。カルバメート構造をもつさらに簡単な合成分子，たとえばピリドスチグミン（pyridostigmine）8.14やネオスチグミン（neostigmine）8.15もまたフィゾスチグミンと類似の薬理作用を示す。これらは臨床的にも有用である。

8.14 ピリドスチグミン

8.15 ネオスチグミン

有機リン化合物（一般に ホスホン酸やオルトリン酸の誘導体）は，最も強力なアセチルコリンエステラーゼ阻害薬の一つである。この分野の開発研究は，その多くが化学兵器（神経ガス）を製造する目的でなされた。代表的な薬物は，ジイソプロピルフルオロリン酸（diisopropyl fluorophosphate，DFP）8.16とエコチオフェート（echothiophate）8.17である。またタブン（tabun）8.18やサリン（sarin）8.19は，神経ガスとして有名である。

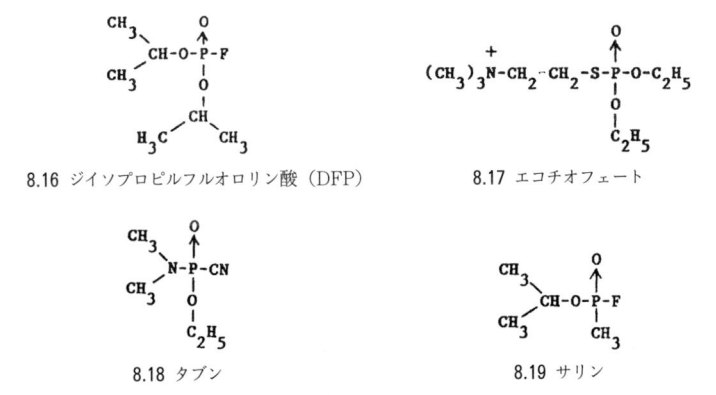

8.16 ジイソプロピルフルオロリン酸（DFP）

8.17 エコチオフェート

8.18 タブン

8.19 サリン

有機リン化合物は，アセチルコリンやカルバメート系薬物と同様，酵素のエステル加水分解部位（esteratic site）と反応し，セリン残基のヒドロキシ基へリン酸またはホスホン酸部分を転移させる。生成したリン酸化セリンやホスホニル化セリンはきわめて安定である。薬物の構造に強く依存するが，酵素触媒表面の再生は数時間を必要とする。また，酵素が永久に不活性化されることもあり，その場合には，新しい酵素分子が新たに生合成されるまで，神経活性は元に戻らない。

8.6.2 アセチルコリン遊離促進薬

このカテゴリーに属する薬物は，現時点ではまだ市場に出回っておらず，治験の段階である。しかし，DuP-996 **8.20**で代表される薬物は，ラット中枢神経系の各種組織からアセチルコリンが*in vitro*放出される際，その遊離を明らかに促進する。同様の効果は，ヒト中枢神経系においても報告されている。

8.20 DuP-996

8.7 アセチルコリン受容体刺激薬の治療的用途

合成および天然のコリン作動薬とコリン不完全作動薬は，一般にニコチン受容体よりも末梢のムスカリン受容体を優先的に刺激する。間接作用型コリン作動薬は，（いつもそうであるとは限らないが）通常，末梢のムスカリン受容体を刺激するその能力に基づいて治療上の価値が定まる。ムスカリン受容体刺激薬の恐らく最も重要な治療的用途は，緑内障の症状軽減に関するものである。この緑内障では，眼内液（眼球内部の体液のことで，水様液（房水）とも呼ば

れる）の静水圧が異常に高くなる。その結果，強い痛みが生じ，視覚器は永久的な損傷を受け，患者は失明する。眼内圧は，過剰な水様液がシュレム管（Schlemm's canal）を経て眼から排出されることにより，生理的に一部調節されている。このシュレム管はコリン作動性神経の制御下にあり，眼のムスカリン受容体が刺激されると，管からの水様液の排出が促進されて眼内圧が低下する。この目的に使用されるムスカリン様作動薬には，たとえばフィゾスチグミン8.13，ピロカルピン8.7，エコチオフェート8.17などがある。これらの薬物は眼へ直接滴下される。全身投与は，体内にあるムスカリン受容体を非選択的に刺激するため，広範な副作用を生じる。眼へ薬物を直接滴下する場合でさえ，時として全身性の重篤な副作用が現れる。眼と血流は解剖学的に繋がっており，薬物は眼から末梢の様々な部位へ移行できるからである。

外科手術は術後，膀胱の活動低下と排尿不能を引き起こすことがある。ベタネコール8.5やアセチルβ-メチルコリン8.4のようなムスカリン様作動薬は，関連平滑筋を刺激するので，排尿を促進する目的に使用される。

重症筋無力症（myasthenia gravis）は，骨格筋の著しい疲労と筋力低下を特徴とする神経筋疾患である。この疾患は，神経筋接合部での神経インパルスの伝達と関係がある。重症筋無力症患者では，筋線維側のシナプス後膜にあるニコチンN_M受容体は数が少なくなっている。にもかかわらず，シナプス間隙へのアセチルコリンの遊離は正常に行われる。その結果，遠心性の運動神経インパルスに対して，患者の随意筋は間断なく反応を返すことができず，持続的な収縮が不可能となる。疾患は，免疫学的な原因により引き起こされると考えられる。筋無力症患者の血清は，ニコチン受容体タンパク質に対する抗体を含んでいる。アセチルコリンエステラーゼ阻害薬，ピリドスチグミンやネオスチグミンのようなアセチルコリン受容体刺激薬を全身投与すると，患者の多くは症状が緩和される。しかし，病気が治るわけではない。これらの酵素阻害薬は，ニコチン様部位とムスカリン様部位の双方に対して非選択的に作用する。そのため，それらはムスカリン受容体の刺激による顕著な副作用を引き起こす。ムスカリン受容体遮断薬の投与は，このような副作用の抑制に有効である。

8.8 ニコチン受容体遮断薬

ニコチン受容体遮断薬は，自律神経節（N_N受容体）や，随意神経と横紋筋線維の間の神経筋接合部（N_M受容体）におけるアセチルコリンの作用を遮断する。これらの受容体のいずれか一方に対して，高い選択性を示す薬物を設計することも可能である。

8.8.1 神経節遮断薬

自律神経節（交感，副交感）はすべてコリン作動性である。神経節遮断薬は，自律神経節のニコチン受容体を遮断することにより，交感神経節や副交感神経節における神経インパルスの伝達を妨げる。このカテゴリーに属する代表的な薬物は，ヘキサメトニウム（hexamethonium）8.21とメカミルアミン（mecamylamine）8.22である。

$(CH_3)_3\overset{+}{N}-(CH_2)_6-\overset{+}{N}(CH_3)_3$

8.21 ヘキサメトニウム

8.22 メカミルアミン

神経節遮断薬は歴史上，真に有効な最初の抗高血圧症薬であった。しかしそれらは，神経節における神経伝達を非選択的に遮断するため，広範かつ重篤な副作用があり，現在ではもはや治療に使用されることはない。

8.8.2 神経筋遮断薬

図8.4は，ニコチン受容体イオンチャンネルの模式図である。随意筋の細胞膜にあるニコチンN_M受容体が遮断されると，シナプス間隙へ放出されたアセチルコリンは受容体と相互作用できない。そのため，イオンチャンネルは開かず，イオンの移動による膜の脱分極も起こらない。この脱分極は筋線維の収縮の生化学的な前段階として不可欠であるから，それが起こらなければ，筋肉は麻痺する。この麻痺は弛緩型であり，筋肉は収縮せず，だらっとした状態にな

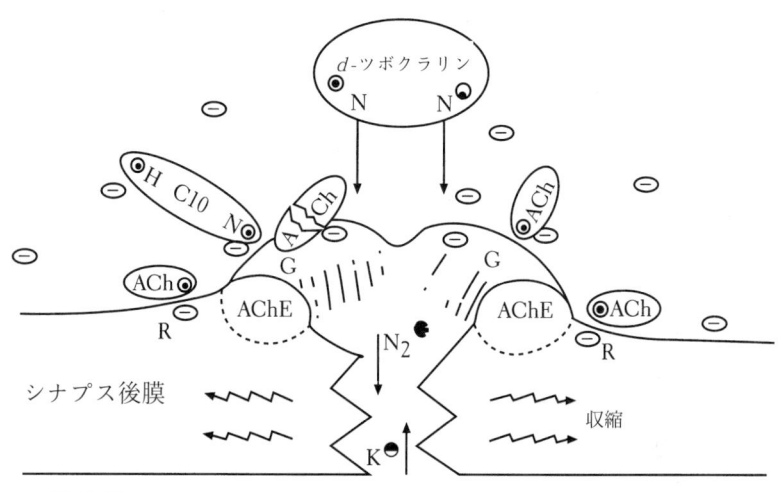

図8.4 ニコチンN_M受容体における神経筋遮断薬

る。d-ツボクラリン（d-tubocurarine）**8.23**やガラミン（gallamine）**8.24**のようなかさ高い分子は，閉じたイオンチャンネルの上に跨がり，アセチルコリン分子が受容体へ近づいて脱分極の引き金を引くことを妨げる。

8.23 d-ツボクラリン

8.24 ガラミン

d-ツボクラリンとガラミンは，いずれもシナプス後膜の脱分極を阻害するので，しばしば非脱分極性神経筋遮断薬と呼ばれる。随意筋に対するこれらの薬物の麻痺惹起作用は，フィゾスチグミンのようなアセチルコリンエステラーゼ阻害薬を大量に投与することで抑えられる。アセチルコリンエステラーゼ阻害薬は，正常な値よりもはるかに大量のアセチルコリンをシナプス間隙に蓄積させる効

果がある。このような高濃度のアセチルコリンは，質量作用の法則により神経筋遮断薬と置き換わるため，弛緩性麻痺は消失する。

一方，デカメトニウム（decamethonium）8.25とサクシニルコリン（succinylcholine）8.26は，筋線維膜上にあるニコチン受容体と相互作用し，アセチルコリンと同様，それらを脱分極させる。

$(CH_3)_3\overset{+}{N}-(CH_2)_{10}-\overset{+}{N}(CH_3)_3$

8.25 デカメトニウム

$H_2C-\underset{\underset{O}{\parallel}}{C}-O-CH_2-CH_2-\overset{+}{N}(CH_3)_3$
$H_2C-\underset{\underset{O}{\parallel}}{C}-O-CH_2-CH_2-\overset{+}{N}(CH_3)_3$

8.26 サクシニルコリン

しかしアセチルコリンと異なり，これらの薬物はニコチン受容体から速やかに脱着されない。そのため，脱分極はより長時間持続する。随意筋に対するデカメトニウムとサクシニルコリンの効果は2段階に分かれる。すなわち筋肉は，膜の脱分極の結果として最初一過性の収縮をした後，持続的な弛緩すなわち弛緩性麻痺を起こす。筋線維の持続的な脱分極を惹起するこれらの薬物は，弛緩型ではなく硬直型の麻痺をもたらし，いったん収縮した筋肉はその状態を維持する，と読者は予想するかもしれない。しかし，実際はそうではない。デカメトニウムとサクシニルコリンは，大ざっぱに言って，d-ツボクラリンやガラミンと同じ弛緩性麻痺を引き起こす。フィゾスチグミンのようなアセチルコリンエステラーゼ阻害薬は，脱分極性神経筋遮断薬により誘起される麻痺に対しては治療効果を示さない。シナプス後膜は既に脱分極しているため，シナプス間隙にいくらアセチルコリンが蓄積しても，それらは役に立たないのである。

8.8.2.1 神経筋遮断薬の用途

神経筋遮断薬は，主に外科手術を容易にする補助的手段として，随意筋——特に腹壁の随意筋——を弛緩させる目的で使用される。神経筋遮断薬は第四級アンモニウム誘導体であり，消化管から吸収されにくい。そのため，それらは静脈内へ投与される。d-ツボクラリンとサクシニルコリンは肥満細胞に直接作用し，ヒスタミンを遊離させる。ヒスタミンは気管支痙攣，低血圧および気管支腺と唾液腺の分泌過多を引き起こすが，これらの副作用は，臨床的に重大な

結果をもたらす可能性がある。

8.8.2.2 神経筋遮断薬のin vivo運命

　生体に投与されたd-ツボクラリンは，その一部が代謝的に変化するが，大部分は化学的に未変化のまま尿中へ排泄される。ガラミンとデカメトニウムはさらに徹底しており，代謝を受けることなく，そのまま尿中へほぼ定量的に排泄される。これらの3種の薬物では，作用の持続時間は，大まかに言って，糸球体濾過による体内からの排泄速度と逆相関の関係にある。それに対し，サクシニルコリンは，血液や肝臓に含まれるコリンエステラーゼにより速やかに加水分解される。したがって，この薬物は作用時間がきわめて短い。これは，熟練した麻酔科医にとっては望ましい特性である。なぜならば，達成された弛緩性麻痺の水準を確かめながら，患者へ薬物を適用することができるからである。神経節遮断薬はいずれも高度に親水性で，血液脳関門を透過できない。そのため，これらの薬物は中枢作用を示すことはない。

8.9 ムスカリン受容体遮断薬

8.9.1 ムスカリン受容体遮断薬の末梢作用

　ムスカリン受容体遮断薬（抗ムスカリン薬）は，しばしば副交感神経遮断薬とか抗コリン作動薬と呼ばれる。しかし，これらの用語は厳密に言えば正しくない。なぜならば，ムスカリン受容体遮断薬はムスカリン受容体においてのみ効果を発現し，ニコチン受容体ではほとんど不活性であるからである。平滑筋と接する節後神経終末から過剰に遊離されたアセチルコリンは，筋肉を間断なく刺激する。その結果，いったん収縮した筋肉は，そのままの状態を保ち続け，痙攣状態に陥る。抗ムスカリン薬は鎮痙薬（antispasmodic）とも呼ばれ，平滑筋のこのような痙攣を抑える働きがある。ヒスタミンやセロトニンの分泌過多もまた胃腸痙攣を引き起こすが，抗ムスカリン薬は，アセチルコリン以外の機序により誘発されるこれらの痙攣に対しては通常効き目がない。抗ムスカリン薬は，胃の平滑筋を弛緩させ，胃内への塩酸とタンパク質分解酵素ペプシンの分泌を抑制するので，胃潰瘍の治療に使用されたこともあった。しかし現在では，この目

的に対しては，ヒスタミンH_2受容体拮抗薬が抗ムスカリン薬にほとんど取って代わっている。

単純下痢の治療に使用される薬剤には，腸の運動過剰を抑える目的で，しばしば抗ムスカリン薬が配合される。また，腺分泌に対する抗ムスカリン薬の抑制効果は，鼻炎（感冒）水剤中や，全身吸入麻酔薬の佐剤中で利用される。眼科領域では，網膜や視神経乳頭を検査する際，散瞳（眼の瞳孔の散大）を起こすのに抗ムスカリン薬の点眼剤が使われる。薬物により誘発される瞳孔の散大は，ルネサンス期のイタリアにおいて，輝いた眼を演出するため，女性により美容目的で利用された。実際，アルカロイド系抗ムスカリン薬の植物性供給源の一つ，*Atropa belladonna*（ナス科）の種名——ベラドンナ（belladonna）——は，「美しい女性」を意味するイタリア語である。

代表的な抗ムスカリン薬としては，ヒヨスチアミン（hyoscyamine）8.27，アトロピン（atropine）8.28（ヒヨスチアミンのラセミ体。天然物ヒヨスチアミンは光学活性であるが，原料植物から抽出する過程でラセミ化する）およびヒヨスチン（hyoscine）（スコポラミン（scopolamine））8.29といったアルカロイドがある。

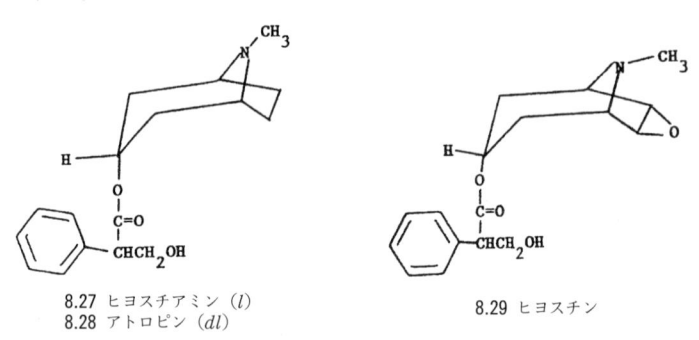

8.27 ヒヨスチアミン（*l*）
8.28 アトロピン（*dl*）

8.29 ヒヨスチン

これらのアルカロイドはナス科の植物に由来する。そのため，ナス科アルカロイドと呼ばれることがある。その他，脂溶性カルボン酸のエステル，ヘテロ環式アミノアルコール，非環式アミノアルコールなどの合成薬もまた抗ムスカリン様作用を示す。これらの薬物は，天然物も合成物もすべて，ムスカリン受容体においてアセチルコリンの競合的拮抗薬として振舞う。市場には抗ムスカリン薬が無数に出回っているが，それらのほとんどは，作用に選択性がないとい

う重大な欠陥がある。これらの薬物は，ムスカリン受容体のすべてのサブタイプに対して活性を示す。そのため，期待した薬理作用に加えて，のどの渇き（口渇），顔や首の紅潮，散瞳と毛様体筋麻痺（明暗の変化に対する瞳孔の順応障害）といった副作用も多数現れる。これらの副作用は生命を脅かすものではない。しかし悩みの種となり，薬物が長期間投与されるような場合には，しばしば耐え難いものとなる。ピレンゼピン（pirenzepine）**8.30**で代表される一部の抗ムスカリン薬は，M_1受容体に選択的に作用する。ピレンゼピンは，目の翳みやのどの渇きを起こさない用量で，消化性潰瘍に対して治療効果を示すと言われている。

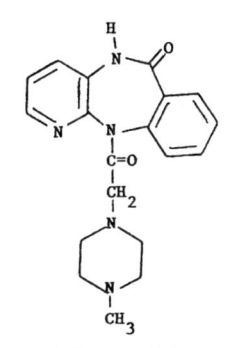

8.30 ピレンゼピン

8.9.2 ムスカリン受容体遮断薬の中枢作用

ほとんどの抗ムスカリン薬は脂溶性で，血液脳関門を透過する。そのため，用量が比較的多い場合，中枢神経系に対して様々な効果を及ぼす。アトロピンとヒヨスチアミンは中枢神経系を興奮させ，大量の投与により幻覚や譫妄を引き起こす。それに対し，低用量のヒヨスチンは中枢神経系を抑制し，傾眠，疲労，夢のない睡眠などをもたらす。ヒヨスチンはまた多幸感も誘発し，高用量では，アトロピン様の刺激効果を現す。アトロピンとヒヨスチンのこのような中枢作用の顕著な違いは，ムスカリン受容体の様々なサブタイプに対する遮断効果に，用量依存的な差があることに基づく。ヒヨスチンは，乗り物に酔ったときの症状，すなわち（平衡感覚の喪失を含め）内耳の迷路に由来する悪心や嘔吐に有効で，また胃の局所的刺激により引き起こされる嘔吐に対しても効果

がある。ヒヨスチンは，この鎮吐効果の点で，ヒヨスチアミンやアトロピンよりも優れている。ヒヨスチンの鎮吐効果は，恐らく大脳皮質におけるその作用に由来する。したがって，ドパミンの支配下にある延髄の化学受容引き金帯が刺激されて起こる嘔吐に対しては効果がない。ヒヨスチンは高度に脂溶性で，生体の皮膚を容易に透過する。ヒヨスチンを含有する皮膚貼布剤は，乗物酔いを予防する目的で一般によく使用される。

抗ムスカリン薬の中枢作用と末梢作用は，フィゾスチグミンのようなアセチルコリンエステラーゼ阻害薬を投与することで抑えられる。また，アトロピンやヒヨスチンのような第三級アミン系の抗ムスカリン薬では，アミノ基を第四級化することで，その中枢効果を取り除くことができる。生成した第四級アンモニウム誘導体は永久カチオンで，第三級アミンに比べ脂溶性が著しく低く，血液脳関門をはるかに透過しにくい。これらの第四級誘導体は一般に抗ムスカリン作用を保持している。しかし効力は若干低い。腸壁を通る吸収の効率も低下しているが，投薬に際しては，経口剤形が使われることもある。ピレンゼピンは親水的性質が強く，血液脳関門を透過できない。したがって，この薬物は中枢性の副作用を生じることはない。

脳内の黒質線条体路にあるムスカリン受容体の刺激は，ドパミンのそれとは逆の興奮効果をもたらす。この種の興奮効果は，硬直性麻痺や振戦を引き起こし，パーキンソン症候群で見られるドパミン作動性の活動低下を助長する。抗ムスカリン薬は，パーキンソン病の治療において，ドパの導入に先立ち一般に使用される。選択的なM_1受容体遮断薬もまたドパ療法の佐剤として使用されることがある。

8.10 認知機能不全：アルツハイマー症候群

老化，卒中およびアルツハイマー症候群のような神経変性疾患の患者に見られる顕著な症状に認知機能不全（cognitive dysfunction）がある。この認知機能不全は，一般に，中枢のコリン作動性機能の低下により引き起こされる。アルツハイマー病患者の脳を検死してみると，前脳基底核にあるコリン作動性ニューロンが選択的に喪失しており，ムスカリン受容体の数はそれほど変化し

ていないが，ニコチン受容体の数はかなり減っているのが観察される．実験動物における前脳部の病変は，記憶と学習に障害をもたらす．アルツハイマー病患者では，皮質のコリンアセチル転移酵素活性は著しく低下している．

　直接および間接作用型コリン作動薬は，症状を対症的に軽減すると考えられる．アレコリンのようなムスカリン様不完全作動薬は，動物実験で有効であることが証明されている．しかし，その治療的価値は末梢への副作用により著しく制限される．ムスカリン様完全作動薬は，一般に血液脳関門を透過しないので役に立たない．フィゾスチグミンのようなアセチルコリンエステラーゼ阻害薬は有効であるが，この薬物によるコリン作動性効果は非選択的であり，耐え難い様々な末梢性副作用を引き起こす．そこで，アセチルコリンエステラーゼの新しい阻害薬が開発された．9-アミノ-1,2,3,4-テトラヒドロアクリジン（9-amino-1,2,3,4-tetrahydroacridine, THA）（タクリン（tacrine））**8.31**である．この薬物は，酵素タンパク質分子の深い割れ目——芳香環ゴルジュ（aromatic gorge）——にある活性部位へ可逆的に結合することにより酵素を阻害する．結合は芳香環ゴルジュの内部にある二つの特異的な芳香環基との間で起こる．芳香環基の一つは，その際，薬物がうまく収まるようその配座を変化させる．タクリンは血清コリンエステラーゼに対する強力な阻害薬でもある．この薬物は，アルツハイマー病患者の認知能力を改善する．しかし同時に，肝細胞に対して毒性を示す．化合物**8.32**は，この肝毒性を最小限に抑える目的で設計されたタクリンの誘導体である．アセチルコリンエステラーゼに対するこの化合物の活性は，*in vitro*ではタクリンに比べ若干低い．しかし，ヒヨスチンにより誘発されるマウス記憶障害の*in vivo*回復試験において，両者はほぼ同等の効力をもつ．この結果は，タクリンの作用機序には，アセチルコリンエステラーゼの阻害だけではなく，他の薬理学的要素も関与している可能性を示唆する．

8.31 タクリン　　　　　　　　　　　8.32

引 用 文 献

1. *Wilson and Gisvold's Textbook of Organic Medicinal and Pharmaceutical Chemistry*, 8th ed.; Doerge, R. F., Ed.; Lippincott: Philadelphia, Pa., 1982; p. 434.
2. Parsons, S. M.; Rogers, G. A. *Annu. Rep. Med. Chem.* **1993**, *28*, 247.
3. *Principles of Medicinal Chemistry*, 4th ed.; Foye, W. O.; Lemke, T. L.; Williams, D. A., Eds.; Williams and Wilkins: Baltimore, Md., 1995; p. 333.

推 薦 文 献

1. Cannon, J. G. Chapter 25. Cholinergics. In *Burger's Medicinal Chemistry and Drug Discovery*, 5th ed.; Wiley-Interscience: New York, 1996; Vol. 2, pp. 3-58.
2. Watson, S.; Arkinstall, S. *The G-Protein Linked Receptor Facts Book*; Academic Press: New York, 1994.
3. Dostert, P. L.; Strolin Benedetti, M.; Tipton, K. F. Interactions of Monoamine Oxidase with Substrates and Inhibitors. *Med. Res. Rev.* **1989**, *9*, 45-89.
4. Ember, L. R. The Nicotine Connection. *Chem. Eng. News* **1994**, *72*, (48), 8-18.
5. Arneric, S. P.; Holladay, M. W.; Sullivan, J. P. Cholinergic Channel Modulators as a Novel Therapeutic Strategy for Alzheimer's Disease. *Exp. Opinion Invest. Drugs* **1996**, *5*, 79-100.
6. McDonald, I. A.; Cosford, N.; Vernier, J. -M. Chapter 5. Nicotinic Acetylcholine Receptors: Molecular Biology, Chemistry and Pharmacology. *Annu. Rep. Med. Chem.* **1995**, *30*, 41-50.
7. Arneric, S. P.; Sullivan, J. P.; Williams, M. Neuronal Nicotinic Acetylcholine Receptors: Novel Targets for Central Nervous System Therapeutics. In *Psychopharmacology: The Fourth Generation of Progress*; Bloom, F. E.; Kupfer, D. J., Eds.; Raven Press: New York, 1995; pp. 95-110.
8. Benowitz, N. L. Pharmacology of Nicotine: Addiction and Therapeutics. *Annu. Rev. Pharmacol. Toxicol.* **1996**, *36*, 597-613.
9. Eglen, R. M.; Hegde, S. S.; Watson, N. Muscarinic Receptor Subtypes and Smooth Muscle Function. *Pharmacol. Rev.* **1996**, *48*, 531-565.
10. Brennan, M. B. "Bringing Back the Memories" (Alzheimer's disease). *Chem. Eng. News* **1997**, *75*, (3), 29-35.

第9章 中枢神経系 I：向精神薬

9.1 中枢神経系の薬理学で一般に使用される用語

　精神薬理学で一般に使用される用語の多くは，研究者により定義が多少異なり，最善の場合でさえ，用語とその定義は不明確である。そのため，日常の会話で無頓着に誤った用い方をされることも多い。精神障害や精神薬を分類し定義するシステムで普遍性のあるものは存在しない。しかし本章の議論では，これらの用語の意味は次の定義に従う。

　精神病（psychosis）：精神病は精神障害の中で最も重い症状を呈する。行動に際立った障害が現れ，筋の通った思考や現実の理解，自己の疾患に対する認識ができなくなる。これらの病状はしばしば妄想や幻覚を伴う。精神病の原因としては，生化学的欠陥や代謝的欠陥，あるいは神経病理学的変化が挙げられるが，特発性で原因が不明の場合もある。

- *うつ病*：精神的抑うつ状態，憂愁，意気消沈，不全感，罪悪感などを特徴とする。
- *躁うつ病*：情緒不安定，激しい気分の変動および再発の傾向を特徴とする。

　早発痴呆（dementia praecox）：早発痴呆は通常特発性であり，見当識障害，現実との接触の喪失，人格の分離（精神分裂病（schizophrenia））を主な特徴とする。パラノイア（被害妄想）や幻聴の症状も示す。精神病院の長期入院患者の大多数は，慢性精神分裂病患者である。精神分裂病と早発痴呆を同義語として扱う研究者もいる。

　神経症（neurosis）：神経症は精神病に比べて症状が軽い。現実を理解する能力は保たれ，人格もほとんど変わらない。しかし，患者の苦しみや活動意欲の低

下は深刻である。神経症を「外部環境への異常な反応」として説明する研究者もいる。神経症は急性で一過性の場合もあるが、より一般には、持続性であったり、再発性であったりすることの方が多い。気分の変化（不安、おびえ、抑うつ）、思考の異常（強迫観念、不合理な恐怖）、行動の異常（儀典行動、強迫行為）といった症状が現れる。

向精神薬（psychotropic drug）：向精神薬という用語は、精神的な機能や行動に影響を与える化学物質全般を指すのに使用される。向精神薬には、精神障害を治療する薬物の他、精神障害を引き起こす薬物も含まれる。

トランキライザー（tranquilizer）：トランキライザーは感情状態に作用し、患者の意識を混濁させることなく、気分を鎮め落ち着かせる効果がある。

精神安定薬（ataractic）：精神安定薬は精神を平静にする薬物である。しばしばトランキライザーの同義語として使用される。

神経遮断薬（neuroleptic）：神経遮断薬という用語は、精神病の治療に用いられる抗精神病薬（antipsychotic）の同義語として通常使用される。しかし最近は、抗精神病薬が好んで使用され、神経遮断薬は、薬物の神経学的側面——たとえば、運動や姿勢に対する効果——を強調したい場合にのみ使用されることが多い。

以下の議論では、向精神薬は便宜上次のように分類される。

1. 抗うつ薬（気分高揚薬）
2. 気分安定薬
3. 抗不安-鎮静薬
4. 抗精神病薬

向精神薬は、その薬理作用に関りなく、いずれも脂溶性で、大きな油／水分配係数をもつ。そのため、このクラスの薬物は、受動拡散により効率良く血液脳関門を透過する。外因性の精神活性物質で、能動輸送により中枢神経系へ運ばれるものはめったにない。

9.2 中枢神経系における神経伝達物質の生化学と生理学

神経インパルスの伝達、シナプスや末梢効果器官で起こる現象、および末梢神

経系における神経伝達物質の役割については，これまでの章で既に説明した通りである。これらの機序や現象は，脳内でも同じように働いている。しかし，脳は生化学的にはるかに複雑である。そのため，脳内では，末梢神経系の神経伝達物質（ノルエピネフリン，アセチルコリン，ドパミン）以外にも，少なくとも数種の非ペプチド系低分子量化学物質（図9.1）と多数のペプチド類が神経伝達に関与している。最新の分析技術，中でも分光蛍光光度分析法の発展は，神経組織に含まれるこれらの物質をピコグラム（10^{-12}g）のレベルで定量することを可能にした。現在では，図9.1に示された様々な化学物質の分布部位が明らかにされ，脳の神経経路地図も作成されている。

9.2.1 セロトニン（5-ヒドロキシトリプタミン，5-HT），ブホテニン，メラトニン
9.2.1.1 セロトニンとブホテニン

　セロトニン（serotonin）は，中枢神経伝達物質の中で最も重要なものの一つである。それは，睡眠，体温調節，食欲調節，性行動，心血管機能，内分泌調節および筋収縮といった生理学的過程に関与している。中枢性ニューロンの中には，セロトニンにより刺激されるものもあれば抑制されるものもある。シナプス前セロトニン受容体は，神経終末からの神経伝達物質（アセチルコリンとセロトニン）の遊離を抑制する。大まかに言って，ノルエピネフリンとセロトニンは，中枢神経系では相反する生理学的役割を担っている。すなわち，ノルエピネフリンは，「闘争または逃走」の記憶公式通り，一般に覚醒，刺激，活動亢進といった精神作用を惹起するのに対し，セロトニンは個体を落ち着かせ，元気を回復させる作用がある。また，ノルエピネフリンはレム（急速眼球運動）睡眠，セロトニンはノンレム睡眠にそれぞれ関与しているという報告もある。

　セロトニンは，経路9.1に示されるように神経組織で生合成される。シナプス後受容体でのセロトニン作動性神経インパルスの効果は，前に説明したノルエピネフリンに対するそれと類似した再取込み（能動輸送）機構により終結する。再取込みを免れた比較的少数のセロトニン分子は，清掃酵素（scavenger enzyme）により代謝的に不活性化される（経路9.1参照）。清掃酵素のモノアミン酸化酵素とアルデヒド脱水素酵素は，ノルエピネフリンの代謝に関与する酵素と同じタイプである。代謝最終産物，5-ヒドロキシインドール酢酸は尿中へ排泄される。経路9.1

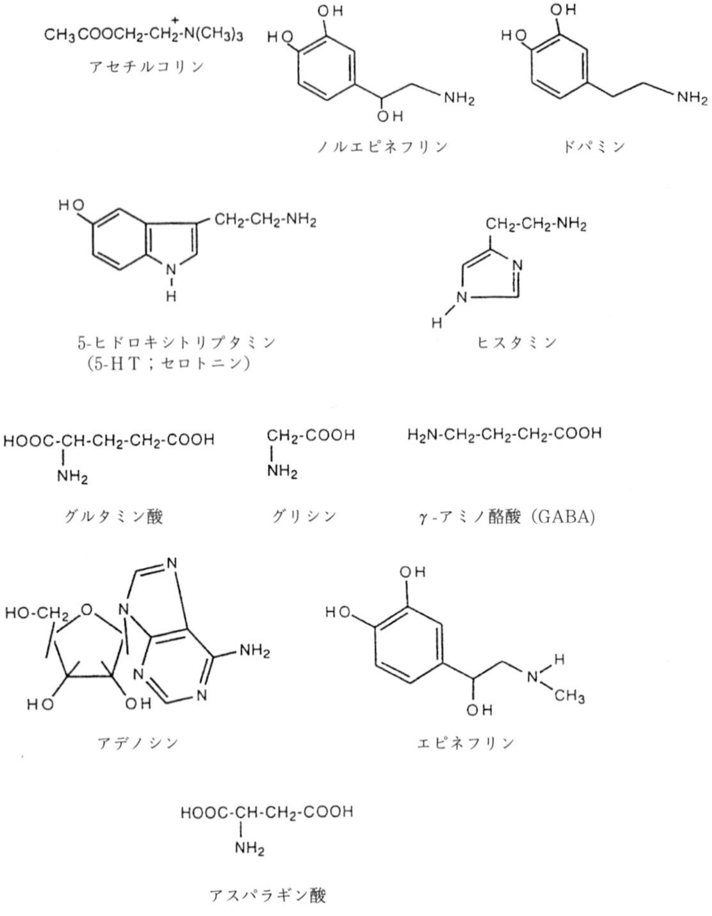

第Ⅱ部　末梢および中枢神経系

図9.1　中枢神経系の神経伝達物質

の左下に示された（ブホテニンを生成する）反応がヒトの体内で起こるかどうかは，まだ明らかではない。ブホテニン（bufotenine）は，捕食者に対する化学的な防御手段として，ある種のヒキガエルの皮膚から分泌される分泌物中に含まれる天然物成分で，その名前はヒキガエルを意味するラテン語「*bufo*」に由来する。ブホテニン自体は幻覚誘発薬である。そのため，米国では，特殊な社会に属する人々に

経路9.1 5-ヒドロキシトリプタミン（セロトニン）の生合成と代謝

よって，気晴らし薬（recreational drug）として使用されることがある。ある種の精神障害は，セロトニンの生合成や代謝機能の異常により，脳内にブホテニンが生じる結果，引き起こされると考えられる。しかし，この見解はまだ仮説の域を出ない。

9.2.1.2 メラトニン

セロトニンは，（解剖学的に視床の一部を構成する）松果腺でN-アセチル化とO-メチル化され，メラトニン（melatonin）を生成する（式9.1）。
この化合物は，神経伝達物質ではなく循環ホルモンである。メラトニンの血中濃度は，1日24時間のうち夜間に高くなる。すなわち，周囲の光はメラトニンの生合成を阻害し，暗闇は生合成を促進する。これは，暗闇では，松果腺での環状アデノ

$$\text{セロトニン} \longrightarrow \text{メラトニン} \quad (9.1)$$

シン 3′,5′—リン酸（サイクリック AMP）の産生が促進され，アセチル転移酵素系が活性化されやすいことによる．メラトニンは皮膚細胞の色素沈着を緩和し，卵巣機能を抑制する．またヒトを含め，脊椎動物の概日リズム（circadian rhythms）——24時間を周期として，ほぼ同じ時刻に繰り返される生命現象のリズム——を調節すると考えられる．メラトニンは，その他ヒトの睡眠も誘発する．明らかに，この催眠作用は，概日リズムに対する効果とは生理学的に別のものである．メラトニン生合成系に影響を及ぼす薬物は，時差ぼけなどの睡眠障害や，（多くの精神科医が真性の精神障害として認める）真冬期のうつ病の治療薬として有望である．メラトニン受容体には，少なくとも三つのサブタイプが存在し，そのうちのいくつかはGタンパク質共役型である．

9.2.1.3 セロトニン受容体

セロトニン受容体は高度に不均一で，その下位区分はきわめて難しい．これまでにクローン化されたサブタイプは全部で14種類である．そのうち特に重要で，明確に定義されているのは，5-HT$_{1-4}$の4種である．これらのサブタイプは，さらに次のように細分類される．

1. *5-HT$_{1A-D}$*：5-HT$_{1A-D}$受容体は，中枢神経系の様々な部位で見出される．それらは自己受容体でシナプス前部にあり，アデニル酸シクラーゼと負の共役をしている．すなわち，これらの受容体が刺激されると，アデニル酸シクラーゼが阻害され，第二メッセンジャーのサイクリックAMPが産生されなくなる．5-HT$_{1A}$受容体は，またカリウムイオンチャンネルを活性化し，カルシウムイオンチャンネルを阻害する．5-HT$_{1A}$受容体は，気分や情動を調節する脳部位に特に多く分布している．
2. *5-HT$_{2A-C}$*：5-HT$_{2A}$受容体は中枢神経系に広く分布し，末梢では胃腸管に見出される．5-HT$_{2B}$受容体は胃に分布する．中枢神経系では，まだその存

在は確認されていない。5-HT$_{2C}$受容体は中枢神経系に見出される。これらの3種のサブタイプは，第二メッセンジャー，ジアシルグリセロール9.1とイノシトール1,3,5-三リン酸9.2の産生に関与しており，いずれもGタンパク質共役型である。

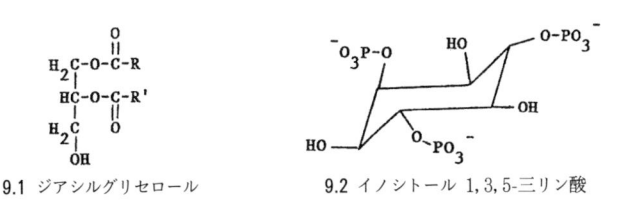

9.1 ジアシルグリセロール　　9.2 イノシトール1,3,5-三リン酸

3. *5-HT$_3$*：5-HT$_3$受容体は中枢神経系と末梢の胃腸管に分布する。中枢神経系では，不安症候群や催吐応答に関与している。5-HT$_3$受容体は恐らく複数のタンパク質から構成され，セロトニン受容体のサブタイプ中，唯一のイオンチャンネル型である。

4. *5-HT$_4$*：5-HT$_4$受容体は中枢神経系と末梢の胃腸管に広く分布する。胃腸管では，分泌を刺激し，蠕動——胃腸筋のリズミカルな収縮——を促進する。5-HT$_4$受容体はGタンパク質共役型であり，その活性化はサイクリックAMPの産生を引き起こす。この受容体には，恐らく複数のサブタイプが存在する。

クローン化されている5-HT受容体サブタイプには，その他にも5-HT$_{5-7}$がある。しかし，それらの生理学的役割はまだ解明されていない。

9.2.2　γ-アミノ酪酸（GABA）

神経伝達物質GABAは，脳や脊髄に広く分布する。また，様々な末梢神経部位にも見出される。静脈内へ投与されたGABAは，血液脳関門を透過できない。GABAは，中枢神経系の主要な抑制性シナプス後神経伝達物質で，このGABAを伝達物質とするシナプスは全体の30％に上る。GABAは不安発現機構で重要な役割を担っている。GABAの受容体は単一ではなく，GABA-AとGABA-Bの二つのサブタイプが存在する。GABA-A受容体はシナプス後部にあり，塩素イオンチャンネルと連動している。脳内のGABA-A受容体に複数のサブタイプが存在することを示す証拠もある。天然由来のある種のステロイドは，

GABA-A受容体に対して強力な正のアロステリック活性調節作用を示す。しかし，そのことの生理学的意義はまだ分かっていない。一方，中枢性GABA-B受容体はGタンパク質共役型である。その多くはシナプス前部にあり，カリウムとカルシウムのイオンチャンネルを調節する第二メッセンジャーを産生する。脊髄部位にあるGABA-B受容体を刺激すると，骨格筋の弛緩が起こる。GABA-B作動薬は骨格筋の痙直の治療に使用される。また，GABA-C受容体の存在を支持する証拠も見つかっている。この受容体は塩素イオンチャンネル型である。

GABAは，グルタミン酸の酵素脱炭酸により体内で合成される（経路9.2）。GABA作動性神経はノルアドレナリン作動性神経と機能的な類似性を示す。GABA作動性神経インパルスの伝達は，シナプス間隙から神経終末へ，そしてさらにシナプス小胞へと戻る再取込み機構により終結する。GABAは広く分布する酵素，GABAトランスアミナーゼによって破壊される。この酵素は，GABAのアミノ基をα-ケトグルタル酸へ転移させて，コハク酸ヘミアルデヒドとグルタミン酸へ変換する反応を触媒する。コハク酸ヘミアルデヒドは，さらにコハク酸へと酸化される。

$$\underset{\text{グルタミン酸}}{\underset{|}{\text{HOOC-CH-CH}_2\text{-CH}_2\text{-COOH}}} \xrightarrow{-CO_2} \underset{\text{GABA}}{\text{H}_2\text{N-CH}_2\text{-CH}_2\text{-CH}_2\text{-COOH}} \xrightarrow{\text{代謝}} \underset{\text{コハク酸ヘミアルデヒド}}{\overset{H}{\text{O=C-CH}_2\text{-CH}_2\text{-COOH}}}$$

経路9.2　GABAの生合成と代謝

9.2.3　グルタミン酸

GABAの生合成前駆体であるグルタミン酸は，アスパラギン酸（α-アミノコハク酸）と共に，中枢神経系における主要な興奮性神経伝達物質である。グルタミン酸の代表的な受容体は，NMDA（*N*-メチル-D-アスパラギン酸）受容体である。この受容体はNMDAにより活性化されるため，このように呼ばれているが，生理学的にはグルタミン酸に対する受容体として機能する。NMDA受容体はイオンチャンネル型であり，てんかん，卒中，ハンチントン舞踏病——次第に悪化する進行性痴呆と，骨格筋の抑制不能な不随意反射を特徴とする遺伝病——など，神経伝達物質が関係する様々な疾患において重要な役割を演ずる。

卒中が起こると，血液が供給されなくなった神経細胞は，貯えられたエネルギーを数分以内に使い果たし，それ以後はもはや静止膜電位を維持することができなくなる。このような危機が訪れると，それに反応して，大量のグルタミン酸がシナプス間隙へ放出され，NMDA受容体を活性化する。NMDA受容体のこの大規模な活性化は，細胞質のCa^{2+}濃度を著しく上昇させ，細胞内のCa^{2+}依存性酵素を刺激して，触媒活性を過度に高める。その影響を受けた神経細胞は，代謝的に狂乱状態に陥り焼き切れてしまう。これは，卒中により引き起こされる骨格筋の不可逆的な麻痺の原因であると考えられる。したがって，NMDA受容体遮断薬の投与は，卒中により誘発される麻痺を防ぐ上で有効である。卒中の治療に役立つNMDA受容体遮断薬で問題となるのは，これらの薬物がフェンシクリジンのそれとよく似た向精神性副作用（幻覚）を示す点である。

NMDA受容体以外にも，さらに2種類の中枢性グルタミン酸受容体が同定されている。AMPA（α-アミノ-3-ヒドロキシ-5-メチル-4-イソキサゾールプロピオン酸 9.3）受容体とカイニン酸（2-カルボキシ-4-(1-メチルビニル)-3-ピロリジン酢酸 9.4）受容体である。

これらの受容体は，最初の同定の際に使用された外因性の非生理的作動薬にちなんだ名前が付けられているが，NMDA受容体の場合と同様，いずれも生

9.3 AMPA   9.4 カイニン酸

理学的にはグルタミン酸に対する受容体である。カイニン酸受容体とAMPA受容体は，いずれもリガンド作動性イオンチャンネル型と考えられ，前者を後者のサブタイプと見なす研究者もいる。脳内の神経伝達におけるこれらの受容体の役割は，まだ完全には解明されていない。

以上述べた3種の受容体での（神経伝達物質としての）グルタミン酸の作用は，いずれもノルエピネフリン，ドパミン，GABAおよびセロトニンに対するそれと類似の能動輸送型再取込み機構により終結する。

9.2.4 グリシン

脊髄の灰白質にある介在ニューロンでは，神経伝達物質は恐らくアミノ酸のグリシンである。この部位へ適用された外因性グリシンは，抑制性の効果をもたらす。注目すべきは，グルタミン酸NMDA受容体が活性化されてチャンネルが開く際，グリシン受容体も同時に活性化されなければならないという点である。図9.2はNMDA／グリシン受容体複合体のきわめて単純化された模式図である。NMDA受容体とグリシン受容体は，連携して生理作用を引き起こす。このことに着目し，卒中による骨格筋麻痺を予防する戦略として，NMDA受容体遮断薬に代わり，グリシン受容体遮断薬を使用する代替策も提案されている。このアプローチの長所は，後者が前者と異なり，フェンシクリジン様の向精神性副作用を示さない点にある。

破傷風毒素は，脊髄ニューロンの貯蔵部位からグリシンが遊離されるのを妨

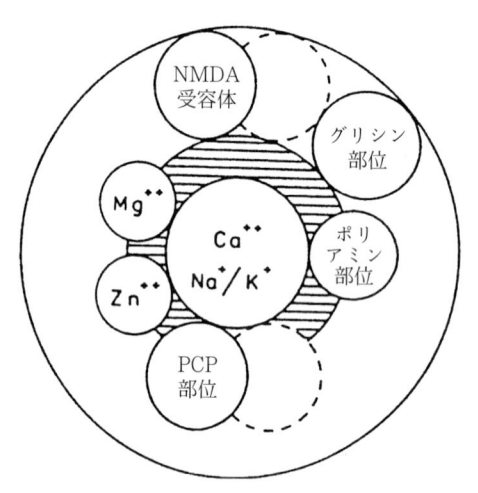

図9.2 NMDA／グリシン受容体と関連ドメインの模式図
（引用文献1より，許可を得て転載）

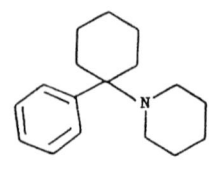

9.5 フェンシクリジン

げる。アルカロイドのストリキニーネが示す致死的な痙攣作用は、脊髄灰白質の介在ニューロンを抑制するグリシンに対する競合的拮抗薬としてのその能力に由来する。また幻覚作用があり、広く乱用される習慣性薬物フェンシクリジン（PCP，エンジェルダスト）9.5は、NMDA／グリシン受容体領域にあるイオンチャンネルを遮断する。しかし、これが幻覚を引き起こす唯一の作用機序であるという証拠はない。

9.2.5 アスパラギン酸

アスパラギン酸（図9.1）は、中枢神経系にあるニューロンの多くを強く興奮させる。アスパラギン酸をグルタミン酸と同じ興奮性アミノ酸として分類し、真性の中枢神経伝達物質であると考える研究者も多い。しかし、アスパラギン酸の生理学的役割はまだよく分かっていない。

9.2.6 アデノシンとアデノシンリン酸エステル類

中枢神経系には、アデノシン（図9.1）に対する特異的な受容体が存在する。アデノシンの非糖部は、カフェインやテオフィリンと構造的に密接な関連をもつプリン塩基であることから、これらはアデノシン受容体またはプリン受容体と呼ばれる。アデノシン受容体は末梢にも広く分布しており、これらの受容体への刺激は、きわめて多様な細胞応答を引き起こす。神経系におけるアデノシンの生理学的な役割は深遠かつ複雑であり、まだ完全には解明されていない。研究者の多くは、アデノシンを真の神経伝達物質とは見なしておらず、神経調整物質（neuromodulator）と呼んでいる。アデノシンは、中枢神経系シナプス前貯蔵部位からの真の神経伝達物質の遊離を阻害し、場合によっては、神経伝達物質のシナプス後効果も調節する。アデノシン受容体には、少なくとも4種のサブタイプ——A_1，A_{2A}，A_{2B}およびA_3——が存在し、それらはいずれも特定の作動薬に対してある程度選択性を示す。アデノシン受容体の少なくともいくつかは、第二メッセンジャー、サイクリックAMPなどの産生を伴うGタンパク質共役型である。いわゆるアデノシンA_1受容体は、アデニル酸シクラーゼを抑制し、サイクリックAMPの濃度を減少させる。またA_2受容体はアデニル酸シクラーゼを逆に活性化し、サイクリックAMP濃度を増加させる。

カフェイン，テオフィリンおよびテオブロミンといったキサンチンアルカロイドが示す薬理効果のいくつかは，中枢や末梢のアデノシン受容体でのそれらの拮抗作用に由来する。カフェインとテオフィリンは，またサイクリックAMPを不活性化する代謝酵素ホスホジエステラーゼを不活性化する。この機構は，恐らくキサンチンアルカロイドの薬理効果全般へ寄与している。アデノシン受容体リガンド類——作動薬と拮抗薬——の作用は複雑であり，治療に応用しようとすると，思わぬ問題が待ち受けている。あるリガンドによる急性の投与効果が，同じリガンドの慢性効果と正反対であるといったことが起こりうるのである。この観察に対する説明はまだなされていない。

アデノシン三リン酸（ATP）もまた神経伝達物質である。その受容体は単一ではなく2種類存在し，それらはP_{2X}とP_{2Y}と呼ばれる。これらの受容体は，さらに多数のサブタイプに細分類される。

9.2.7 ヒスタミン

ヒスタミン（図9.1）は，生体内では，アミノ酸ヒスチジンの脱炭酸により生合成される。この分子は，多様かつ複雑な生物学的過程で化学的メッセンジャーとして働く。ヒスタミンは，多くの生体組織に不活性型で貯蔵されており，そこから様々な刺激や機構により遊離される。ヒスタミンの受容体でその性質が詳しく分かっているのは，H_1，H_2およびH_3受容体の3種類である。H_1受容体は古くから知られている受容体で，アレルギー反応に関与する。また胃のH_2受容体は塩酸の分泌を促進し，その拮抗薬は消化性潰瘍の治療に使用される。心臓のH_2受容体は，アドレナリンβ受容体と同様，サイクリックAMPの濃度を高めて，心拍数を増加させ，心筋の収縮力を強める。H_1とH_2のシナプス後受容体は中枢神経系にも存在し，ヒスタミンはそこでも神経伝達物質として機能する。アレルギー反応を抑制する抗ヒスタミン薬の多くは，副作用として眠気を誘発するが，これは中枢性ヒスタミン受容体でのその抑制作用に由来する。中枢性H_2受容体はGタンパク質と共役しており，その活性化はサイクリックAMP濃度の増加をもたらす。この受容体は，大脳皮質と（気分や情動を調節する）海馬で重要な役割を担う。H_3受容体は，主に中枢神経系に存在し，シナプス前部に分布する。このH_3受容体は，アドレナリンα_2受容体と共に，中

枢神経系の主要な抑制性神経伝達系を構成すると考えられる。脳内のヒスタミン作動性経路は，脳血流の調節や覚醒状態の生起と深い関係がある。

9.2.8 性腺ステロイドホルモン類

エストロゲン，アンドロゲンおよびプロゲステロンのようなステロイドホルモンは，性行動を調節する働きがある。これらの物質に対する受容体は，認識や情動——感動と結びついて経験する感情——を仲介する脳内部位に存在する。動物実験の結果によると，中枢の性腺ホルモン受容体とドパミンD_1受容体の間には連係が認められる。アルツハイマー症候群や精神分裂病の発症と治療に際し，ホルモン受容体がどのような役割を演ずるのかに関しては，現在研究が活発に進められている。

9.2.9 一酸化窒素

気体の一酸化窒素（NO）は人体の生理的成分の一つであり，アミノ酸のアルギニンから生合成される（経路9.3）。

この生合成経路に不可欠な酵素は一酸化窒素シンターゼである。この酵素はCa^{2+}により活性化される。NOの合成速度は，細胞内のCa^{2+}濃度に応じて時々刻々調節され，生成したNOは次にグルタミン酸受容体を活性化する。一酸化窒素シンターゼの阻害薬は，潜在的な治療薬として研究の対象になっている。NOは，他の神経伝達物質とは異なり，シナプス小胞には貯蔵されない。NOは要求がある度に合成され，いったん合成されると，それを産生した細胞から外へ放出され，近くの細胞へ拡散する。そして，細胞膜上にある受容体に結合し，第二メッセンジャーを介して標的分子と相互作用すると考えられる。NOは，末梢と中枢の神経伝達に影響を与え，様々な生理機能，特に血流や動脈圧の調節に関与する。一酸化窒素は，少なくとも2種類の酸化状態，すなわち電気的に中性なフリーラジカルのNO・とニトロソニウムイオンNO^+で存在する。ニトロソニウムイオンは，酵素グアニル酸シクラーゼのヘム-Fe^{2+}部分へ結合して酵素を活性化し，第二メッセンジャーの環状グアノシン3′,5′-一リン酸（サイクリックGMP）の産生を促進する。サイクリックGMPは，細胞内の遊離Ca^{2+}濃度を低下させ，筋肉の弛緩を引き起こすなど，様々な生理学的効果を

経路9.3 一酸化窒素の生合成

もたらす。イオン型の一酸化窒素は，またダウンレギュレーションの機構により グルタミン酸NMDA受容体を減少させ，細胞内へのCa^{2+}の移動を阻害する。一方，フリーラジカルのNO・は，スーパーオキシドアニオン（$O-O^-$）と反応し，ペルオキソ亜硝酸アニオン（$ONOO^-$）を生成する。このペルオキソ亜硝酸アニオンは，一酸化窒素により引き起こされる細胞毒作用のいくつかに関与すると考えられる。またNO・は，まだ確認されていない分子種のスルフヒドリル基と*in vivo*で反応し，ニトロソチオールR-S-NOを生成した後，グアニル酸シクラーゼを活性化する。一酸化窒素は，全身の末梢血管を拡張して血圧を下げ（第15章参照），片頭痛などの血管性頭痛を引き起こす原因にもなっている。

興味ある実験結果が報告されている。それによると，一酸化炭素もまた一酸化窒素と同様，中枢神経系の神経伝達物質である可能性がある。

9.2.10 ペプチド系神経伝達物質

中枢神経系には，これまでに述べた低分子の神経伝達物質の他に，比較的高分子のペプチド系神経伝達物質が多数存在する。この問題はまだ完全には解明されていない。しかし，これらのペプチドのいくつかは，非ペプチド系神経伝達物質の効果を調節する働きがあると考えられる。推薦文献14に挙げたVidaの総説によれば，哺乳動物の中枢神経系のニューロンや神経終末からは，内分泌や神経内分泌の機能と関係があるものを除いても，これまでに40種ほど神経ペプチドが見出されているとのことである（表9.1）。

タキキニン（tachykinin）はC末端側にPhe-X-Gly-Leu-Met-NH_2なるアミノ

酸配列をもつ神経ペプチドの総称で，サブスタンスP（substance P）と呼ばれるウンデカペプチドはその成員の一つである。サブスタンスPは痛みの知覚に関与しており，末梢性痛覚ニューロンの神経線維は，興奮性神経伝達物質としてこのペプチドを利用する。サブスタンスPはまた中枢神経系にも作用し，カテコールアミン類——ノルエピネフリン，ドパミン，エピネフリン——の遊離と再取込みを調節する。脊髄でのサブスタンスPの遊離は，オピエート類により抑制される。中枢神経系に作用するペプチドには，その他，エンドルフィン（endorphin），エンケファリン（enkephalin），ダイノルフィン（dynorphin）といったものがある。これらのペプチド類は中枢神経系にその受容体が存在し，真性の鎮痛作用を発現する。これらのペプチド類は，また真の神経伝達物質でもある。神経ペプチドY（neuropeptide Y）は36個のアミノ酸残基からなる分子で，末梢性補助伝達物質として，ノルエピネフリンと一緒に貯蔵され遊離される。神経ペプチドYは，中枢神経系では，食物や水の摂取，記憶，気分および不安症候群の調節に関与し，末梢では，血管の収縮や拡張に関与する。神経ペプチドYの受容体は単一ではない。現在知られているサブタイプはY_1，Y_2およびY_3の3種で，少なくともこれらのいくつかはGタンパク質共役型である。中枢神経系や末梢には，その他にも，存在，構造および生理学的役割がまだ解明されていないペプチド系神経伝達物質がいくつも存在すると考えられる。

9.2.11 神経伝達物質の生理学的な相互関係

これまでの議論から明らかなように，神経伝達物質の生理活性と生化学は，緊密かつ広範に連携し依存し合っている。グルタミン酸NMDA受容体とグリシン受容体の関係については，既に説明した通りである。ノルアドレナリン作動性神経終末とセロトニン作動性神経終末には，シナプス前アセチルコリン受容体が存在する。またノルアドレナリン作動性神経終末のいくつかには，シナプス前ドパミン受容体も分布することが知られている。神経伝達物質は，このように互いの活性をしばしば相互に調節し合っている。たとえば，コリン作動性，セロトニン作動性，ドパミン作動性といった具合に経路を明確に区別することは確かに都合がよい。しかし，神経系とそこに作用する多様な神経伝達物質は，実際には凝集された一つの統合体である。厳密に言えば，神経系をコリ

表9.1 神経ペプチド類

下垂体ホルモン
　副腎皮質刺激ホルモン（ACTH）
　成長ホルモン（GH）
　β-リポトロピン
　α-メラニン細胞刺激ホルモン（α-MSH）
　オキシトシン（OT）
　甲状腺刺激ホルモン（TSH）
　バソプレッシン（VP）
循環ホルモン
　アンギオテンシン
　グルカゴン
　胃抑制ポリペプチド
　インスリン
消化管ホルモン
　トリ膵臓ポリペプチド
　ボンベシン
　カルシトニン遺伝子関連ペプチド（CGRP）
　コレシストキニン
　ガストリン
　フィザラミン
　エレドイシン
　セルレイン
　モチリン
　ニューロテンシン
　神経ペプチドY
　ニューロキニンAおよびB
　膵臓ポリペプチド
　セクレチン
　サブスタンスP
　血管作用性小腸ペプチド（VIP）

オピオイドペプチド
　ダイノルフィン
　β-エンドルフィン
　メチオニンエンケファリン
　ロイシンエンケファリン
　キョートルフィン
視床下部ホルモン
　副腎皮質刺激ホルモン放出ホルモン（CRH）
　性腺刺激ホルモン放出ホルモン（GnRH）
　成長ホルモン放出ホルモン（GHRH）
　黄体形成ホルモン放出ホルモン（LHRH）
その他
　ブラジキニン
　カモシン
　神経ペプチドγ
　プロクトリン

ン作動性，ノルアドレナリン作動性，GABA作動性といったふうに区別して呼ぶことは適切ではなく，誤解の元でもある。人体には，それ以上分割できない一つの神経系しか存在しないと考えるべきであろう。

9.3 脳の各領野の機能

大脳辺縁系——海馬，扁桃体，中隔核，嗅球——は，気分，情動，本能的行動などを統御する脳内部位の総称である（図9.3）。実験動物の大脳辺縁系を人為的に刺激すると，怒りや逃避などの情動的反応が誘発される。

運動神経シグナルは，大脳皮質の運動野から脊髄へ伝達されるとき，主要経路の一つとして錐体路（pyramidal tract）を利用する（図9.4）。この錐体路という名称は，細胞が円錐形であることに由来する。大脳皮質から脊髄へ運動神経シグナルを伝達する他の経路は，一まとめにして錐体外路（extrapyramidal tract）と呼ばれる。この錐体外路系は，小さな物体を拾い上げるときのような，筋肉の繊細な運動の協調や統合に関与しており，身体の運動や姿勢保持の総合的調節とも関係がある。錐体外路野の損傷は，随意運動を起こす能力を低下させる。パーキンソン病における筋肉の振戦と痙直や，ハンチントン舞踏病の制御不能な四肢の運動は，錐体外路野の機能不全が原因で起こると考えられる。

図9.5を見てみよう。脳内の矢印に沿った地点を刺激すると，発生したインパルスは上方へ向かい，最終的に大脳皮質の大部分を興奮させる。この上行系は，前脳，中脳および小脳へ広く投射しており，網様体賦活系（reticular activating system，RAS）と呼ばれる。RASは，睡眠，覚醒および覚醒レベルの調節や，眼球運動の協調に不可欠である。RASの刺激は覚醒状態を誘起し，RASの抑制は鎮静をもたらす。

9.4 向精神薬候補の動物スクリーニング

ヒトの活動の純粋に認知的な側面に影響を及ぼす薬物を，動物実験から選別することはきわめて難しい。しかし現代の精神薬理学は，薬物による動物の行

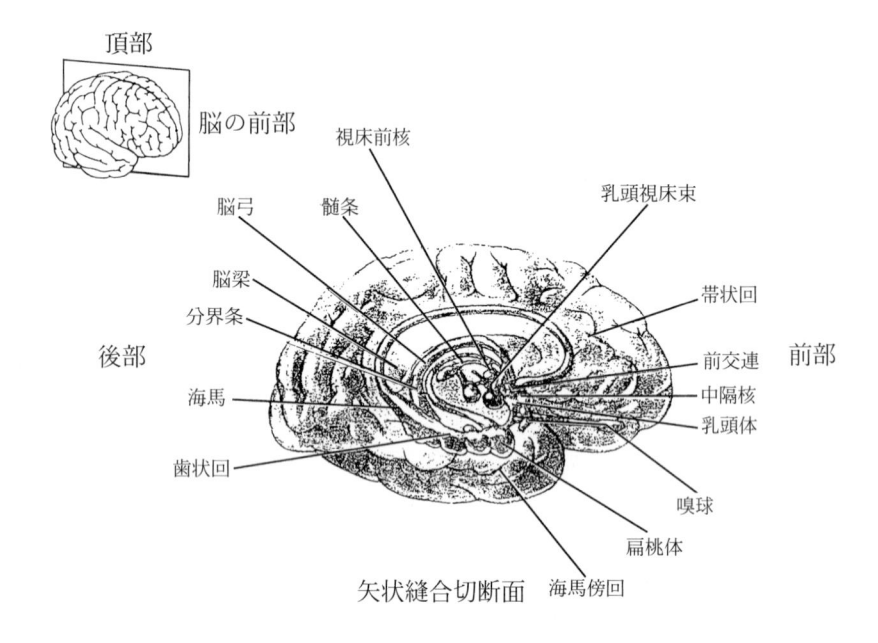

図9.3 大脳辺縁系の構成要素
（引用文献2より，許可を得て転載）

動変化が予測できるところまで発展している。より認知的なヒトの行動は，動物での定量的な関連尺度で置き換えられる。動物の応答はヒトのそれと似ていないことも多いが，このような試験は予測に役立ち，十分な価値をもつ。しかし試験はあくまでも経験的であり，その適用範囲は，多くの場合，特定のカテゴリーに属する化学物質や精神疾患に限定される。精神薬理学者により使用される全動物スクリーニングの代表的戦略には，次のようなものがある。

1. *回避*：動物は電撃のような有害な刺激があると，逃避や回避の反応を起こし，それらを制御しようとする。いま，レバーを押すと電撃を制御できる状態にラットを置いてみよう。ラットは，次の二つの選択肢をもつことになる。(1)電撃を受けたときレバーを押す。電撃はその時点で食い止められる。これは逃避行動である。(2)電撃を受ける前にレバーを押す。電撃は予防される。これは回避行動である。合図回避では，ベルを鳴らすなどして合図を送り，電撃が差し迫っていることを知らせる。Sidman回避では，警鐘を鳴らすことなく，一定の間隔で電撃を

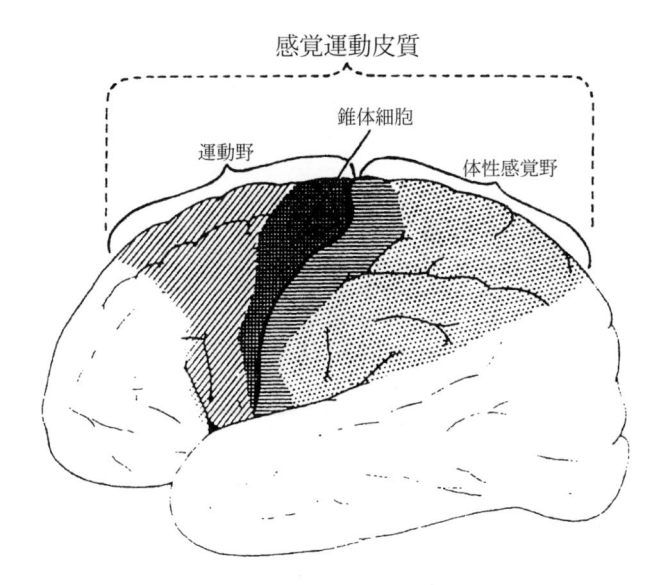

図9.4 錐体路と錐体外路
（引用文献3より，許可を得て転載）

発生させる．もし電撃の合間にレバーを押せば，次の電撃の発生は引き延ばされる．動物が定期的に反応すれば，電撃をいつまでも避けることができる．この種の試験は，ヒトの記憶や学習に対する薬物の効果をスクリーニングしたい場合に利用される．

2. *回転棒*：ゆっくり回転する棒の上にげっ歯動物を乗せ，棒から落ちるまでの時間を測定する．投薬前と投薬後の得点差は，筋肉の力や協調を測る目安となる．抗精神病薬のもついくつかの側面は，この試験から検出可能である．

3. *カタレプシー効果*：カタレプシーは与えられた姿勢を長時間維持し，自分から元に戻そうとしない症状で，しばしばろう屈症と呼ばれる．カタレプシーに罹った動物は，実験者がとらせた異様な姿勢をそのまま保ち続ける．正常な姿勢を回復するまでの時間は，カタレプシーの程度を知る目安となる．ラットにカタレプシーを誘発する薬物の相対効力は，精神分裂病などの精神障害の臨床的治療における相対効力と相関することが知られている．

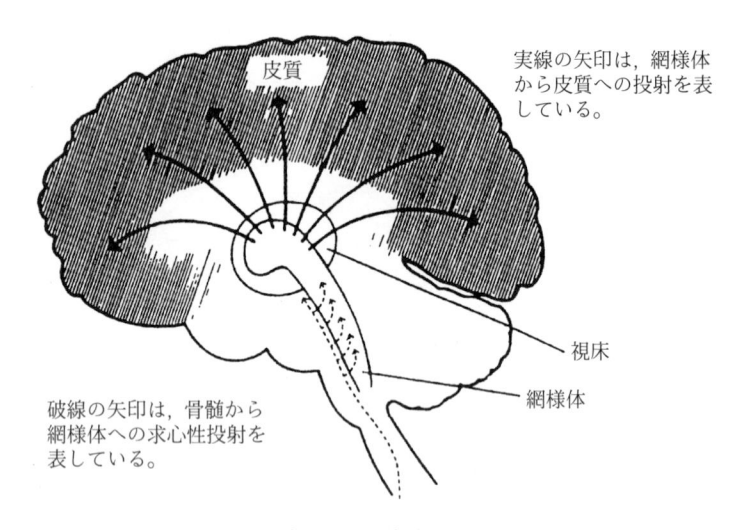

図9.5 上行性網様体賦活系
（引用文献4より，許可を得て転載）

4. *遊泳迷路*：水を満たした迷路にげっ歯動物を入れ，迷路を泳いで通り抜ける能力を調べたとき，投薬前と投薬後の能力差は，ヒトの精神的反応への薬物の効果と相関する。
5. *ラットやマウスでの攻撃行動の制御*：動物集団の攻撃傾向は，たとえば，足への弱い電撃の繰返し，脳の創傷，集団からの隔離，レボドパのような薬物の投与など，様々な実験的方法により著しく強められる。ヒトにおける抗不安薬の効果は，これらの動物の攻撃傾向を弱める能力を調べることで推し量ることができる。

9.5 抗うつ薬

いわゆる三環系抗うつ薬に属する代表的薬物を図9.6に示した。長年にわたり一般に広く支持されてきた理論によれば，うつ病は，脳内の生体アミン，特にノルエピネフリンとドパミンの不足による中枢興奮効果の低下が原因で起こる。三環系抗うつ薬は，シナプス後受容体での生体アミンの濃度を高めることにより，抑うつ症状を改善すると言われる。これらの薬物は，実際，神経終末

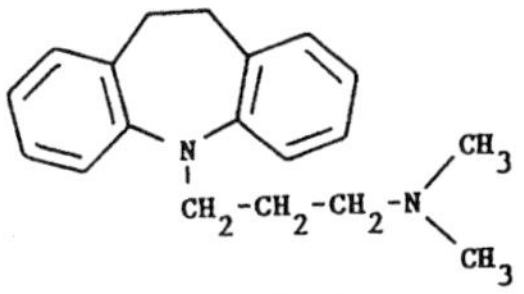

第9章 中枢神経系Ⅰ：向精神薬

9.6 イミプラミン

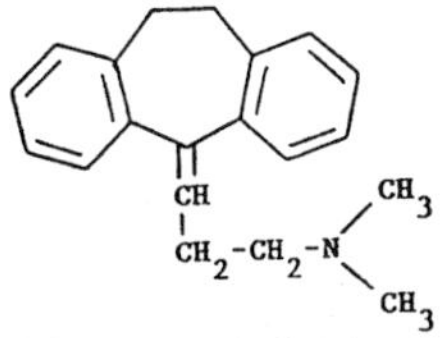

9.7 アミトリプチリン

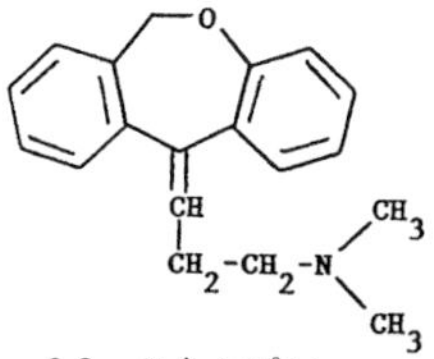

9.8 ドキセピン

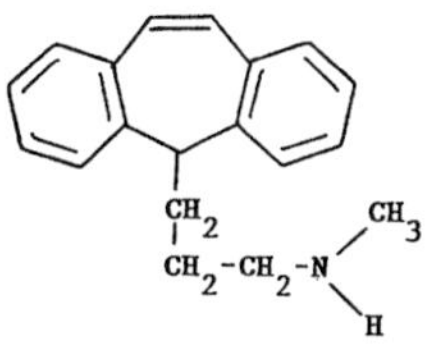

9.9 プロトリプチリン

図9.6 代表的な三環系抗うつ薬

へのノルエピネフリン，ドパミンおよびセロトニンの再取込みを阻害する。これらの薬物によるノルエピネフリンの摂取-1過程の阻害が，抗うつ作用と相関することを示唆する実験データも多い。セロトニンの再取込みの阻害もまた抗うつ効果に関与する。しかし脳の領野によっては，シナプス間隙へのセロトニンの蓄積は鎮静効果を引き起こす。

　米国で最も広く使用されている抗うつ薬はフルオキセチン（fluoxetine）**9.10**である。この薬物は，実際，あらゆる薬物の中で最も広く使用されているものの一つでもある。

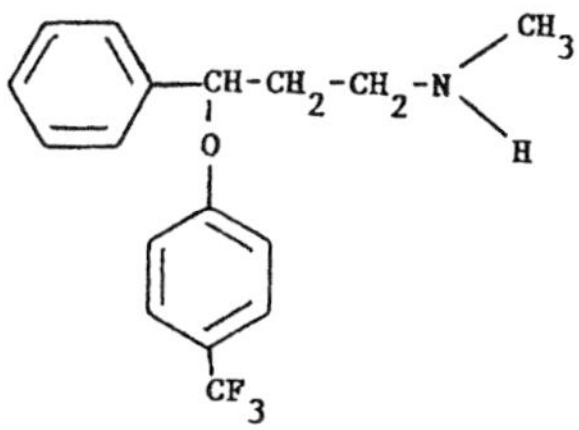

9.10 フルオキセチン

フルオキセチンは，シナプス前神経終末でのセロトニンの再取込みを阻害する。その結果，中枢神経系のシナプス間隙におけるセロトニンの濃度が高まり，セロトニン作動性神経伝達が促進される。フルオキセチンは，セロトニン以外の中枢神経伝達物質の再取込みに対しては，ほとんど効果がない。

215

ドパミンの再取込みの阻害は，抗うつ効果よりもむしろ中枢興奮効果を引き起こす。三環系薬物の抗うつ効果が，ノルエピネフリンやセロトニンの再取込みの阻害により十分説明されるとする仮説に対しては，疑問視する声が高まりつつある。たとえば，イプリンドール（iprindole）9.11は，他の三環系薬物（図9.6）とほぼ同じ抗うつ作用を示すが，セロトニン，ノルエピネフリンおよびドパミンの再取込みを阻害する能力はほとんどない。

9.11 イプリンドール

また，生体アミンの再取込みを阻害する三環系抗うつ薬は，投与開始後，きわめて速やかにこの阻害効果を発現するが，抗うつ作用は，薬物の投与を数週間続けなければ現れてこない。したがって，ノルアドレナリンまたはセロトニン作動性神経伝達の亢進は，抗うつ作用へ至る複雑なカスケードにおけるきわめて初期の事象にすぎないのかもしれない。

うつ病は，アデニル酸シクラーゼにより調節される中枢性ノルエピネフリン受容体の過度な感受性にその原因があるとする考え方もある。うつ病患者では，この受容体の調節がうまく行われていないというわけである。この仮説に従えば，うつ病は神経伝達物質の欠乏ではなく，ノルエピネフリン受容体の過剰な興奮によって引き起こされる。この受容体は，三環系抗うつ薬により長期間処置されると，脱感作（ダウンレギュレーション）される。薬物による治療を開始してから臨床効果が現れるまでの長い誘導期間は，この機構により説明される。うつ病の発生には，またシナプス前受容体が恐らく関与する。すなわち，薬物によるシナプス前受容体の刺激は，シナプス間隙へのノルエピネフリンの遊離を抑制し，その結果，神経インパルスに呼応した応答を発生させるのに必要なシナプス後受容体との相互作用が弱められる。この機構は脱感作の仮説と矛盾しない。

ただし，うつ病は，いくつかの因子が絡み合った生化学的に複雑な症候群である。臨床的に観察されるうつ病のすべてが厳密に同じ因子の組合せで起こる

わけではない。

　有効な抗うつ薬は，健常人に対しても刺激作用や気分高揚効果をもたらすことが期待されるが，三環系薬物の場合，実際にはそうではない。たとえば，イミプラミンの100mg用量は，健常人に鎮静効果とめまいを引き起こす。三環系薬物のほとんどは，多かれ少なかれ，アトロピンと同様の顕著な抗ムスカリン様副作用──口渇，視力障害──を生じる。これらの症状は，健常人とうつ病患者の両者に現れる。また，過量の三環系薬物は生命を脅かし，心臓におけるインパルスの伝導に潜在的に危険な変化を引き起こす。三環系薬物は，さらにエタノールや鎮静薬の中枢抑制効果を増強する。三環系薬物の鎮静作用がセロトニンの再取込みの阻害により説明されることは，既に述べた通りである。

　古いタイプの抗うつ薬としてモノアミン酸化酵素阻害薬があるが，デプレニル（deprenyl）9.12はこのタイプに属する最新世代の抗うつ薬である。

9.12 デプレニル

　この種の薬物が抗うつ薬として使用されるようになった元々の根拠は，うつ病が脳内のノルアドレナリン作動性経路の活動低下により誘発されるというものである。モノアミン酸化酵素（MAO）の触媒活性を抑制すれば，ノルエピネフリンの代謝的不活性化が妨げられ，神経伝達物質の脳内濃度が増加するというわけである。この古いタイプのMAO阻害薬は，MAOに対する阻害効果が非特異的であるという重大な欠陥があった。既に述べたように，MAOには二つの型──MAO-A，MAO-B──が存在するが，第一世代のMAO阻害薬は，これらを両方とも不活性化した。それに対し，デプレニルはMAO-Bを選択的に不活性化する。大脳皮質のドパミンは，このMAO-Bにより不活性化されるので，デプレニルはうつ病に関与する脳部位のドパミン濃度を高めると考えられる。現時点では，薬物はまだ研究の途上にある。デプレニルは，MAOによる代謝的不活性化から脳内ドパミンを保護する能力を買われて，パーキンソン病の治療でレボドパと一緒に使用される。この薬物は，脳内のMAO-Bに対して選択性があるので，従来の非選択的なMAO阻害薬による前述の副作用，チー

ズ症候群を誘発することはない（3.7.5項参照）。

9.6 コカイン

アルカロイドのコカイン（cocaine）は、中枢神経系の神経終末部へのドパミン、ノルエピネフリンおよびセロトニンの再取込み（摂取-1）を阻害し、中枢のノルアドレナリン、ドパミンおよびセロトニン作動性経路を活動亢進状態にする。コカインによりもたらされる中枢神経系の興奮と多幸感は、ドパミン作動性経路の活動亢進により説明される。アンフェタミンもまた摂取-1機構を阻害する。定性的には、コカインの中枢効果は、アンフェタミンのそれときわめてよく似ている。コカインとアンフェタミンの効果を主観的に識別することは、経験者でもできないと言われる。コカインの受容体は、（シナプス間隙から神経終末への）ドパミンの能動輸送に関与する膜タンパク質領域に分布する。この受容体へコカインが結合すると、ドパミンは能動輸送機構を利用できなくなり、その結果、シナプス間隙のドパミン濃度が上昇する。気分や情動を調節する脳部位でドパミンが果す役割については、既に述べた通りである。常用者に現れるいわゆるコカイン症候群と呼ばれる徴候や症状は、$5\text{-}HT_{1A}$受容体でのセロトニンの再取込みに対する阻害効果と関連があると考えられる。コカインの定性的効果は、三環系抗うつ薬のそれとは異なっている。コカインは、うつ病の治療には役立たない。この事実は、三環系薬物の抗うつ作用がシナプス間隙での神経伝達物質の濃度上昇だけでは説明できないことと関連し興味深い。

9.7 気分安定薬

このカテゴリーに属する唯一の薬物は、炭酸リチウムLi_2CO_3である。炭酸リチウムは、躁病—誇大的情動状態、意気高揚、過剰興奮性、多弁および運動性増加を特徴とする精神障害—の治療に使用される。炭酸リチウムは、健常人ではほとんど向精神作用が現れない濃度で、顕著な治療効果を発揮する。それは、鎮静薬でも抑制薬でも陶酔薬でもない。このことは、炭酸リチウムを他のあらゆる既知向精神薬と区別する重要な特徴である。また炭酸リチウムは、躁

病だけではなく，うつ病に対しても有効である．この薬物は，躁うつ病患者にとっては，鎮静薬であり覚醒薬でもあるが，健常人には何ら効果がない．炭酸リチウムが持つこのような作用プロフィルは，どのように説明したらよいのであろうか．リチウムカチオンの細胞作用に関する研究は多数報告されている．しかし，気分を安定化させるその機序は，まだ解明されていない．また動物の組織には，微量のリチウムカチオンが存在するが，その生理学的役割も不明のままである．リチウムカチオンの作用部位は，恐らく神経の細胞膜である．リチウムカチオンはNa^+やK^+と異なり，生体膜を横切る分布勾配が比較的小さい．リチウムカチオンは神経細胞における活動電位の発生に際し，Na^+と同等の役割を演ずる．しかし，ナトリウムポンプの適切な基質ではなく，膜電位の維持に貢献することはない．これらの観察結果がリチウムカチオンの作用機序と関係があるかどうかは，まだ定かではない．炭酸リチウムは，躁うつ病の長期治療には有効であるが，躁状態を応急的に治す目的には役立たない．この薬物の鎮静効果は，投与開始後，数日を経ないと現れてこないからである．この長い遅滞期（lag period）の原因はまだ分かっていない．一つの理論によれば，リチウムカチオンはイノシトールリン酸代謝経路のある段階を阻害するという．この代謝経路では，Gタンパク質と共役した興奮性受容体は，まず酵素ホスホリパーゼCを活性化する．活性化したホスホリパーゼCは，次に膜リン脂質，ホスファチジルイノシトール 4,5-二リン酸（PIP）を加水分解し，2種の新しい第二メッセンジャー，ジアシルグリセロールとイノシトール 1,4,5-三リン酸を産生する．リチウムカチオンは，この生化学的経路を妨害するというわけである．しかし，脳内のイノシトールリン酸経路の不調が躁うつ病とどのような関係にあるのかについては，まだよく分かっていない．リチウムカチオンは，血液脳関門をゆっくり通過する．定常状態では，脳脊髄液のリチウムカチオン濃度は，血中のそれの約半分である．急性リチウム中毒は，激しい下痢，振戦，昏睡および痙攣を伴う．リチウムカチオンの治療係数は2〜3であり，その値はきわめて小さい．

9.8 抗不安薬

不安は多くの精神障害に見られる主要な症状である。それは，また多くの内科的および外科的疾患においても，ほとんど避けることのできない構成要素であり，万人に共通の情動である。現在では廃れたが以前は，不安の治療には，バルビツレートや抗ヒスタミン薬（H_1拮抗薬）などの鎮静薬が主に使用された。現在，抗不安薬として最も広く使用される化合物は，構造9.13～9.15で代表されるベンゾジアゼピン類である。

9.13 クロルジアゼポキシド   9.14 ジアゼパム   9.15 オキサゼパム

ベンゾジアゼピン系抗不安薬は，どれもよく似た薬理作用を示す。しかし，それらの薬物動態プロフィルは様々である。ベンゾジアゼピン類は，γ-アミノ酪酸（GABA）により仲介される中枢抑制効果を増強する。その作用機序は次の通りである。すなわち，神経膜上にあるGABA受容体が活性化されると，塩素イオンチャンネルが開く。図9.7の上図は，塩素イオンチャンネルが閉じた状態にある膜の断面図である。また下図は，GABAがその受容体へ結合すると，イオンチャンネルのタンパク質複合体配座が変化し，チャンネルが開いて，塩素イオンが通過できるようになることを示している。GABA受容体に近接したタンパク質複合体上には，別のサブサイト，いわゆるベンゾジアゼピン（BZD）受容体が存在する。この受容体へベンゾジアゼピン系薬物が結合すると，GABA受容体を構成するタンパク質複合体の配座が変化し，GABA受容体ドメインとGABA分子との間の相補性がさらに高まる。その結果，GABAと受容体との結合は，より強固になると考えられる。GABA受容体とベンゾジアゼピン受容体は，結合を相互に増強し合う関係にある。ベンゾジアゼピン類は，アロステリックに作用し，GABA受容体に対するGABAの親和

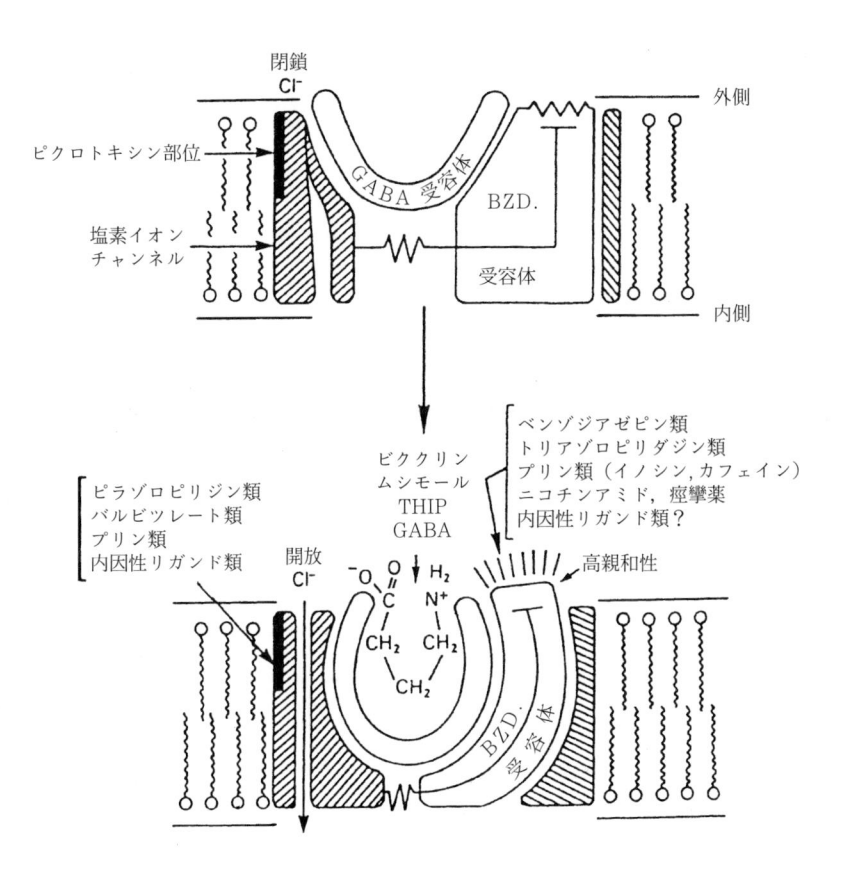

図9.7 ベンゾジアゼピン-GABA受容体-塩素イオンチャンネル複合体の模型図
(引用文献5より，許可を得て転載)

性を高めるが，それ自体に塩素イオンチャンネルを開く力はない。したがってベンゾジアゼピン類は，正しくはGABAの補助作動薬（coagonisit）とでも呼ぶべきであろう。ベンゾジアゼピン類は，化学実験室で作られた化合物であり，その同族体を含め，天然には存在しない。では，なぜベンゾジアゼピン類に特異的な受容体が生体内に存在するのであろうか。いわゆるベンゾジアゼピン受容体は，真正の生理学的実体であると考えられる。しかし，この受容体に対する内因性リガンドを同定する試みは，まだ成功していない。

ベンゾジアゼピン受容体は，GABA-A受容体と特異的に連携している。ベンゾジアゼピン受容体は恐らく単一ではない。また，ベンゾジアゼピン類の結合部位（受容体？）は末梢にも存在する。しかし，その生理学的意義は分かっていない。

次章でさらに詳しく説明するが，鎮静-催眠薬のバルビツレート類もまたGABA-A受容体でのGABAの作用を増強する。バルビツレート類の鎮静-催眠効果は，この機序により説明される。ベンゾジアゼピン類は顕著な鎮静作用も併せて示すが，これは意外なことではない。ベンゾジアゼピン類の中には，抗不安薬ではなく鎮静薬として専ら使用されるものもある。しかし抗不安薬としてのベンゾジアゼピン類は，単に嗜眠状態を作り出すことにより不安を軽減するのではない。その抗不安作用は，嗜眠状態を生じない用量レベルでも発揮されることに注目されたい。

ブスピロン（buspirone）**9.16**は，アザスピロデカンジオン系の新しい構造をもつ抗不安薬である。

9.16 ブスピロン

この系列に属する薬物は，ベンゾジアゼピン受容体と相互作用しないし，GABAの効果を増強することもない。ブスピロンは，セロトニン5-HT_{1A}受容体の不完全作動薬である。この薬物は，シナプス前部のドパミン受容体やノルアドレナリン受容体と相互作用する。また，錐体外路性副作用（次節参照）がなく鎮静作用も示さないが，その抗不安効果は発現までに数日から数週間を必要とする。

9.9 抗精神病薬

このカテゴリーの属する薬物は，市場にかなりの種類出回っている。（構造

9.17〜9.21)。しかも，それらの薬理作用と臨床効果は，いずれもきわめて良く似ている。

9.17 クロルプロマジン

9.18 トリフルプロマジン

9.19 ハロペリドール

9.20 チオチキセン

9.21 モリンドン

抗精神病薬の薬理学的詳細とその作用機序は，まだ一部分しか分かっていない。しかし，このカテゴリーの薬物は，一般に次のような共通の特徴を備えている。(1)鎮静効果を起こす能力はほとんどない。この鎮静効果は，他のカテゴリーの向精神薬に共通して見られる顕著な副作用である。(2)過量の薬物を短時間に投与しても，昏睡や呼吸抑制により死亡する確率はきわめて低い。(3)多幸感をもたらす作用はない。薬物の使用を急に止めると，倦怠感や不眠の症状を訴えるが，乱用や真性の耽溺に陥る可能性は低い。(4)薬物の使用により，患者は低血圧，抗ムスカリン効果およびジストニー——随意筋の緊張の障害——のような副作用に対して耐性を獲得する。主作用に対する明確な常習耐性や初期耐性は観察されない。ただし少数ではあるが，患者によっては，抗精神病作用に対して数年後に耐性が現れることもある。

精神病の病態生理学的原因の一部は，大脳辺縁系——気分，情動および記憶

の調節に関与する脳の領野——にあることが以前から指摘されている。多少単純化しすぎかもしれないが、大まかに言って、フェノチアジン誘導体（**9.17**, **9.18**）など、このカテゴリーに属する薬物は、鎮静や睡眠の原因となる大脳皮質の抑制を引き起こすことなく、網様体賦活系（RAS）ニューロンの活性を間接的に低下させ、抗精神病作用を発現する。薬物の全体の効果は、辺縁系の抑制によりさらに強化される。これらの部位はドパミン作動性経路を含んでいる。ある種の精神病は、このドパミン作動性経路の一部あるいは全部が活動亢進状態に陥ることにより引き起こされると考える学派もある。実際、フェノチアジンの誘導体や同族体は、シナプス前部やシナプス後部にあるドパミンD_2受容体を遮断する。この生化学的作用は確かに重要である。しかしこれらの薬物は、ドパミンと関連した作用だけではなく、セロトニン5-HT_2受容体の遮断のような作用も示し、その薬理学的プロフィルは複雑である。観察される抗精神病作用には、恐らくこれらの薬理学的効果がすべて関与している。クロザピン（clozapine）**9.22**は、D_1受容体とD_4受容体に対して親和性を示すが、D_2受容体に対してはほとんど作用を示さない点でユニークな薬物である。Gタンパク質共役型D_4受容体を精神分裂病の病因や治療と結び付けて考える研究者もいる。クロザピンは、セロトニン5-HT_6および5-HT_7受容体に対して高い親和性を示す。しかし、クロザピンの抗精神病作用がこの機序に由来するかどうかは不明である。

抗精神病薬のほとんどは、延髄の化学受容引き金帯にあるドパミンD_2受容体を遮断し、鎮吐作用を示す。これらの薬物、特にフェノチアジン類は、この目的に間々使用される。クロルプロマジン（chlorpromazine）**9.17**など抗精

9.22 クロザピン

神病薬のいくつかは，吸入麻酔薬，エタノールおよびバルビツレートの効果を増強する。そのため，アルコール飲料と一緒にこの種の薬物を無節制に過剰摂取すると，死に至る危険がある。またクロルプロマジンは，中枢のノルエピネフリン受容体とドパミン受容体を遮断する。したがってこの薬物は，アンフェタミンの過量投与による中枢興奮性の急性中毒症状を緩和する効果がある。

　ほとんどの抗精神病薬は，その化学的性質と関係なく，望ましい効果の他に副作用として，パーキンソン症候群（筋固縮，振戦，運動減少）や不断運動（静座不能，手足の震え，不随意運動，特に顔面や舌の運動の協調障害）といった，いわゆる錐体外路性運動障害を引き起こす。これらの筋症候群は遅発性ジスキネジア——老年者に起こる筋肉の運動障害——とも呼ばれる。錐体外路性効果は用量に依存するので，投与量を調整したり，他の薬物に切り替えることで，その効果を最小限に抑えることができる。しかし，新しい抗精神病薬を設計する化学者や薬理学者にとっては，この副作用は常に念頭に置かなければならない問題である。

　フェノチアジン系抗精神病薬のいくつかは，顕著な鎮静作用を来すことなく，狂暴な動物を鎮める効果がある。著者は，御し難い行動をとる霊長動物がクロルプロマジンで手なずけられることを示した，製薬会社製作の注目すべき宣伝映画を思い出す。

引 用 文 献

1. Krogsgaard-Larsen, P.; Bundgaard, H. *A Textbook of Drug Design and Development*; Harwood: Chur, Switzerland, 1991; p. 415.
2. Tortora, G. J. *Principles of Human Anatomy*, 6th ed.; HarperCollins: New York, 1992; p. 518.
3. Guyton, A. C. *Textbook of Medical Physiology*, 6th ed.; Saunders: Philadelphia, Pa., 1981; p. 653.
4. *Principles of Medicinal Chemistry*, 4th ed.; Foye, W. O.; Lemke, T. L.; Williams, D. A., Eds.; Williams & Wilkins: Philadelphia, Pa., 1995; p. 167.
5. Skolnick, P.; Paul, S. M. *Annu. Rep. Med. Chem.* **1981**, *16*, 21.

推 薦 文 献

1. Dubocovich, M. L. Structure-Activity Relationships. Pharmacology and Function of Melatonin Receptors. In *Trends in Drug Research*; Claassen, V., Ed.; Elsevier: Amsterdam, 1990; Vol. 13, pp. 23-35.
2. Krogsgaard-Larsen, P. Synaptic Mechanisms as Pharmacological Targets. In *A Textbook of Drug Design and Development*; Krogsgaard-Larsen, P.; Bundgaard, H. Eds.; Harwood: Chur, Switzerland, 1991; pp. 387-433. 興奮性アミノ酸に関する話題を主に扱っている。
3. *CNS Neurotransmitters and Neuromodulators Glutamate*; Stone, T. W., Ed.; CRC Press: Boca Raton, Fla., 1995.
4. Hagan, R. M.; Oakley, N. R. Melatonin Comes of Age? *Trends in Pharmacol. Sci.* **1995**, *16*, 81-83.
5. Feldman, P. L.; Griffith, O. W.; Stuehr, D. J. The Surprising Life of Nitric Oxide. *Chem. Eng. News* **1993**, *71*, (51), 26-38.
6. Bloom, F. E. Chapter 12. Neurotransmission and the Central Nervous System. In *Goodman and Gilman's The Pharmacological Basis of Therapeutics*, 9th ed.; Hardman, J. G., *et al.*, Eds.; McGraw-Hill: New York, 1996; pp. 267-293.
7. Baldessarini, R. J. Chapters 18 and 19. Drugs and the Treatment of Psychiatric Disorders. In *Goodman and Gilman's The Pharmacological Basis of Therapeutics*, 9th ed.; Hardman, J. G., *et al.*, Eds.; McGraw-Hill: New York, 1996; pp. 399-459.
8. Zhang, J.; Snyder, S. H. Nitric Oxide in the Nervous System, *Annu. Rev. Pharmacol. Toxicol.* **1995**, *35*, 213-233.
9. Olah, M. E.; Stiles, G. L. Adenosine Receptor Subtypes: Characterization and Therapeutic Regulation. *Annu. Rev. Pharmacol. Toxicol.* **1995**, *35*, 581-606.
10. Buschauer, A.; Schunack, W.; Arrang, J. -M.; Gabarg, M.; Schwartz, J. -C. Histamine Receptors. In *Receptor Pharmacology and Function*; Williams, M.; Glennon, R. A.; Timmermans, P. B. M. W. M., Eds.; Marcel Dekker: New York, 1989; pp.

293-348.
11. Reppert, S. M.; Weaver, D. R.; Godson, C. Melatonin Receptors Step into the Light: Cloning and Classification of Subtypes. *Trends in Pharmacol. Sci.* **1996**, *17*, 100-102.
12. Koroshetz, W. J.; Moskowitz, M. A. Emerging Treatments for Stroke in Humans. *Trends Pharmacol. Sci.* **1996**, *17*, 227-234. 卒中とグルタミン酸NMDA受容体およびカルシウムチャンネルとの関係に関する解説がある。
13. Bowery, N. G. GABA-B Receptor Pharmacology. *Annu. Rev. Pharmacol. Toxicol.* **1993**, *33*, 109-147.
14. Vida, J. A. Central Nervous System Depressants: Sedative-Hypnotics. In *Principles of Medicinal Chemistry*, 4th ed.; Foye, W. O.; Lemke, T. L.; Williams, D. A., Eds.; Williams and Wilkins: Baltimore, Md., 1995; pp. 154-181.
15. *Serotonin Receptors and Their Ligands*; Olivier, B.; van Wijngaarden, I.; Soudijn, W., Eds.; Elsevier: Amsterdam, 1997.

第10章 中枢神経系Ⅱ：鎮静薬と催眠薬

10.1 定義

　鎮静薬（sedative）は中枢神経系の活性を低下させて興奮を和らげ，服用者を落ち着かせる。その効果は可逆的で，服用者はすぐに目を覚ます。それに対し，催眠薬（hypnotic）は眠気を惹起し，自然の眠りに近い睡眠状態に入るのを助ける。服用者は目を覚ましても，すぐにまた眠りに落ちてしまう。抑制をもたらす実際の機序は異なるかもしれない。しかし，中枢の抑制レベルは，鎮静，催眠および全身麻酔の順に深くなる。全身麻酔では，患者は痛みを感じる能力を失い，薬物の効果が消え去るまで目を覚ますことはない。
　古いタイプの薬物の中には，用量に応じて鎮静，催眠および全身麻酔のすべての作用を示すものもある。

10.2 急速眼球運動睡眠

　催眠薬によりもたらされる眠りが真に自然なものであるか否かは，大いに論争の余地がある。生体が営むあらゆる過程の中で，睡眠は最も理解されていないものの一つであろう。実際，自然睡眠の定義は，研究者によりまちまちである。睡眠はきわめて複雑な生理学的過程である。睡眠中のヒトの状態を調べてみると，眼球のきわめて速い運動——急速眼球運動（REM，レム）——を含めて，周期的な変化が起こっている。睡眠の急速眼球運動相は，脳波のパターンにそのことを示す変化が現れることから確認できる。全睡眠時間のうち，20〜25％はレム睡眠である。この睡眠は1晩に4〜5回起こり，1回あたり5〜

30分間持続する。レム睡眠は夢と関係があると考えられ，睡眠の過程において重要な位置を占める。大脳の血流量は，目を覚ましているときよりもレム睡眠のときの方が多い。レム睡眠は，脳内ノルアドレナリン作動性機構の維持，回復および代謝にとって重要な意味をもつ。関与する受容体はアドレナリンα受容体である。レム睡眠中の脳波は，被験者が深い眠りに就いているときでさえ，覚醒時とよく似たパターンを示す。そのため，レム睡眠は逆説睡眠（paradoxical sleep）と呼ばれることもある。一方，ノンレム睡眠（non-REM sleep）は，セロトニン作動性機構の支配下にある。レム睡眠の相対量は，外因性セロトニンの投与により減少する。

催眠薬やほとんどの習慣性薬物は，レム睡眠の割合を減らす作用がある。レム睡眠の不足は有害な結果をもたらす。長期間レム睡眠を妨げられた被験者は，正常な睡眠が許されると，レム睡眠の相対量が増える反跳現象をその後幾晩も経験する。しかし，ほとんどの催眠薬は繰り返し使用されると，耐性が現れる。そのため，通常2～3週間後には，レム睡眠時間は正常なレベルに戻る。鎮静薬や催眠薬の効果は，被験者が薬物による睡眠から目覚めたとき，爽やかさを感じるという意味で，安眠（restful sleep）とでも呼ぶのが適当であろう。

10.3 エタノール

エタノールは，世間では興奮薬と見なされている。しかし，薬理学的にはむしろ中枢神経系抑制薬である。すなわち，エタノールの摂取によりもたらされる見掛けの興奮は，脳の抑制性調節機構の機能低下によるものである。重篤な中毒では，患者は全身麻酔の状態を呈する。エタノールの外科麻酔用量は，呼吸の致死的な抑制を来す用量とほとんど変わらない。エタノールの中枢抑制作用機序は，多年にわたり論争の種であった。第4章で既に述べたように，一般には，エタノールは中枢神経系の膜脂質相に溶解し，膜に埋め込まれたイオンチャンネルやその他のタンパク質の正常な機能を妨害すると考えられている。しかし，膜タンパク質自体の疎水領域と直接相互作用することにより，膜イオンチャンネルの機能を妨げると考える学派もある。エタノールの作用部位が脂質なのかタンパク質なのかというこの論議は，まだ決着がついていない。最新

の知見によれば，中枢神経系におけるエタノールの標的は，神経伝達物質作動性イオンチャンネル——ニコチン様アセチルコリン受容体，GABA-A受容体，グリシン受容体，グルタミン酸NMDA受容体など——である可能性が高い。エタノール飲料は素人療法で病気の治療と称して広く賞用されている。しかし，正統的な医療で使用されることはほとんどない。

10.4 非バルビツレート，非ベンゾジアゼピン系の鎮静薬と催眠薬

このカテゴリーに属し，多年にわたり使用されてきた代表的な鎮静-催眠薬を構造10.1～10.3に挙げた。これらの薬物は，痛覚を消失させることなく強い催眠作用を示す。これらはいずれも非特異的薬物であり，その構造はきわめて多様である。

10.1 抱水クロラール   10.2 エトクロルビノール   10.3 パラアルデヒド

抱水クロラール（chloral hydrate）10.1は，構造非特異的薬物の特徴として高用量（1～2g）を必要とする。常習的に使用すると，真性の中毒に陥る危険性がある。クロラール常用者は，1日あたり10～12 gといった多大な用量を必要とし，急に使用を止めると，譫妄や発作の症状が現れ，死に至ることもある。治療量の抱水クロラールは，レム睡眠時間に影響を与えない。またこの薬物は，他の鎮静-催眠薬に比べ，二日酔い（hangover）を起こしにくいと言われる。抱水クロラールが外科レベルの全身麻酔を引き起こすのは，致死量に近い用量を投与した場合に限られる。第3章で述べたように，抱水クロラールは肝臓で速やかに代謝され，トリクロロエタノールへ還元される。抱水クロラールが示す鎮静-催眠作用の大部分は，このトリクロロエタノールによるものである。抱水クロラールとトリクロロエタノールの一部は，トリクロロ酢酸へ酸化された後，尿中へ排泄される。また，トリクロロエタノールの大半は，グルクロン酸と結合し，抱合体として尿中へ排泄される。トリクロロエタノール

は網様体賦活系に働き，GABA-A受容体に連動した塩素イオンチャンネルでバルビツレート様の作用を示す結果，大脳皮質へ向かう上行性インパルスを抑制すると考えられる。トリクロロエタノールは，またセロトニン5-HT$_3$受容体の機能にも影響を及ぼす。しかし，このことの意義と作用機序の詳細はまだ解明されていない。

エトクロルビノール（ethchlorvynol）**10.2**は，鎮静-催眠作用を示す第三級直鎖および環状脂肪族アルコール類を代表する薬物である。この系列の薬物は習慣性，耐性および身体依存性を来す。

パラアルデヒド（paraldehyde）**10.3**は，アセトアルデヒドの三量体である。しかしその化学的性質は，化学的に不活性な環状エーテルのそれである。パラアルデヒドは，刺激性の不快な匂いと味をもつ液体で，経口投与されるか，もしくは（固定油に溶解し）停留浣腸剤（retention enema）として投与される。この薬物は粘膜からよく吸収される。投与されたパラアルデヒドの大部分は肝臓で解重合し，アセトアルデヒドを再生する。アセトアルデヒドは速やかに酢酸へ酸化され，酢酸はさらに二酸化炭素と水へ酸化される。未変化のまま肺から呼気中へ排泄されるパラアルデヒドも一部存在する。パラアルデヒドは，治療薬としては時代遅れの薬物である。しかし，急性の振戦譫妄症状を呈するアルコール中毒者の治療に，現在でもある程度使用されることがある。パラアルデヒドは，連用により耽溺を生じる。そのため，アルコール中毒者の中には，治療中に本薬に慣れ，エタノールよりもこちらを好むようになる者もいる。パラアルデヒドへの耽溺はアルコール中毒に似ており，急に使用を止めると，振戦譫妄や幻覚の症状を来すことがある。

10.5 ベンゾジアゼピン類

フルラゼパム（flurazepam）**10.4**とエスタゾラム（estazolam）**10.5**は，不安の軽減よりも主に鎮静-催眠効果を期待して使用される代表的なベンゾジアゼピン誘導体である。

第10章 中枢神経系Ⅱ：鎮静薬と催眠薬

10.4 フルラゼパム

10.5 エスタゾラム

このカテゴリーに属する薬物の薬理学的評価は，抗不安薬としての使用を議論した第9章で既に述べた通りである。ベンゾジアゼピン類は，いずれも同じような鎮静効果を発現する。しかし，薬物動態学的性質は異なっている。ベンゾジアゼピン系の鎮静-催眠薬のほとんどは，相互に取り替えて使用できると主張する研究者もいる。これらの薬物は，低用量ではレム睡眠時間に影響を与えない。しかし，一般によく使用される高用量では，レム睡眠時間を短縮する作用が現れる。ベンゾジアゼピン類は，多くの場合，鎮静-催眠薬として，バルビツレート類よりも好んで使用される。これは，(1)治療係数が大きい，(2)薬物相互作用が少ない，(3)呼吸の抑制をほとんど起こさない，(4)乱用される傾向が少ない，といった理由による。

10.6 バルビツレート類

10.6.1 二日酔い

バルビツレート類により誘発される睡眠は，表面的には夢のない自然の眠りに似ている。しかし，レム睡眠の量は少ない。この点で，バルビツレート類による睡眠は自然睡眠でも生理的睡眠でもない。多くの場合，バルビツレート類は二日酔い（hangover）を来す。二日酔いの症状はきわめて主観的であり，定義することも定量することも困難である。かつて，二日酔いの程度と意味は，薬物による睡眠から目覚めたときの患者本人の個人的な感覚や印象をもとに判断された。しかし，ほとんどの患者にとって，二日酔いという概念は，不明確で主観的な意味合いしかない。そこで，このような現状を打開するため，心理

233

学の立場から，二日酔いを定性的かつ定量的に定義する企てが試みられた。

志願者を対象とした典型的な研究を例にとり，その内容を具体的に説明しよう。被験者はまず三つのグループへ分けられた。そして，第一のグループには催眠量のバルビツレート系薬物，第二のグループには同じく催眠量のベンゾジアゼピン系薬物がそれぞれ投与された。また，第三のグループは自己診断による不眠症患者からなり，いかなる薬物も投与されなかった。薬物を服用した後，三つのグループの被験者は，全員同じ時刻に就床し，次の朝，全員同じ時刻に起こされた。すべての被験者は，次に心理学的な一連の作業検査──(1)キー打ち検査（運動の敏捷さの検査。合図と共に，電鍵をできる限り速く打つ），(2)聴覚反応時間検査（ブザーを聴いたとき，キーを一度打ち，ベルを聴いたとき，キーを二度打つ。合図に対して反応するまでに時間がどれ位かかるか，またその反応は正確か），(3)連想能力検査（たとえば，数字と記号を置き換える能力の検査。もし緑色が5で，褐色が3ならば，緑色から褐色を引くと，幾つになるか）──を受けた。これらの検査における成績を比べたとき，前の晩に催眠薬を服用した被験者は，自己診断による不眠症患者に比べ出来が悪く，その差は統計的に有意であった。また作業能力は，（コーヒー2杯分に相当する）常用量のカフェインを投与しても有意に改善されなかった。これらの検査結果によれば，催眠薬は不眠症患者の悩みを和らげるのに役立ちこそすれ，心理的障害，運動技能の低下，明快かつ迅速な思考能力の低下といった症状が翌朝観察され，これらの障害は，目を覚ましてから数時間も持続する。この点に関しては，バルビツレート類もベンゾジアゼピン類も同様の結果を与える。翌朝目覚めたとき，薬理学的効果が全く残存していない理想的な催眠薬を期待することは非現実的である。二日酔いが意味するものは，精神機能や運動機能に現れるまさにこのような障害のことである。

10.6.2 バルビツレート類の薬理学的分類

代表的なバルビツレート類を図10.1に示す。市場には様々な化学的変種が出回っているが，バルビツレート類は，一般に作用時間の長短に基づいて，次の四つのグループに分類される。

1. 長時間型：作用持続が6時間以上（バルビタール10.6，フェノバルビター

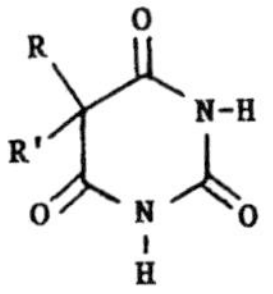

第10章 中枢神経系Ⅱ：鎮静薬と催眠薬

10.6 バルビタール　R = R' = C_2H_5
10.7 フェノバルビタール　R = C_2H_5；R' = C_6H_5
10.8 アモバルビタール　R = C_2H_5；R' = イソアミル
10.9 ペントバルビタール　R = C_2H_5；R' = 1-メチルブチル
10.10 セコバルビタール　R = アリル；R' = 1-メチルブチル

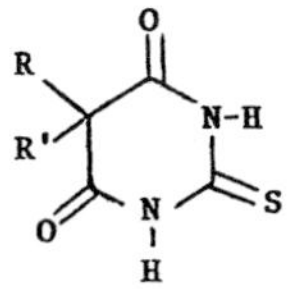

10.11 チオペンタール　R = C_2H_5；R' = 1-メチルブチル

図10.1 代表的なバルビツレート類

ル10.7）
2. 中時間型：作用持続が3～6時間（アモバルビタール10.8）
3. 短時間型：作用持続が3時間以下（ペントバルビタール10.9，セコバルビタール10.10）
4. 超短時間型：（チオペンタール10.11）

作用の持続時間の違いは，薬物の生体内動態の速度差を反映している。バルビツレート類は，いずれも同じような構造をもつ。しかし，共通する代謝様式は存在せず，個々の薬物は，それぞれ独自の生化学的経路に従って代謝される。一例を示そう。たとえば，バルビタール（barbital）10.6は，すべて未変化のまま尿中へ排泄されるが，フェノバルビタール（phenobarbital）10.7では，ベンゼン環をヒドロキシル化され，薬理学的に不活性な代謝物へ変換されるものも一部存在する。しかし大半は，バルビタールと同様，未変化のまま尿中へ排泄される。また，ペントバルビタール（pentobarbital）10.9の場合には，1-メチルブチル側鎖がヒドロキシル化された代謝物や，側鎖末端のC-メチル基がカルボキシ基へ酸化された代謝物も生成する。したがって，単にその化学構造を吟味するだけでは，バルビツレートの作用の長さを予測することは難しい。

酸素バルビツレートの硫黄同族体は，超短時間型の作用を示す（図10.1のチ

オペンタール10.11を参照)。このチオバルビツレートの薬理作用は,酸素バルビツレートのそれとはかなり異なる。この薬物は,速効性で作用持続の短い全身麻酔薬として使用される。静脈内注射により投与されたとき,全身麻酔はほぼ即時(10～20秒後)に発現し,効果は5～6分しか続かない。チオバルビツレートのこの短い作用持続は,速やかな代謝的不活性化によるものではなく,(酸素同族体に比べて)脂溶性が高いことに原因がある。チオバルビツレートは,血液脳関門をきわめて迅速かつ効率的に透過し,脳内で速やかに最高濃度を達成する。しかしその後は,脳から末梢の体液コンパートメントへと逆方向の移動が起こり,薬物は骨格筋へ速やかに取り込まれ貯蔵される。チオバルビツレートは,さらに脂肪組織へゆっくりと再分配され,しばらくそこに留まるが,数日後には,この貯蔵部位から外へ放出され,(硫黄原子を酸素原子で置き換えるなど,脂溶性の低い化合物へ)代謝された後,尿中へ排泄される。

酸素バルビツレートは,治療係数が小さいため,潜在的に危険な薬物である。この薬物は,投与量を危険なまでに多くしたときのみ,鎮痛効果を発現する。用量が少ないと,痛みの刺激に対する感受性を逆に高めてしまうので,痛みがあるときには,鎮静や睡眠の目的に使用しない方がよい。バルビツレート類は中枢神経系全体に作用を及ぼす。前に述べたように,中枢神経系にはGABA-A受容体と連動したバルビツレート結合部位が存在する(9.8節参照)。この部位の活性化は,イオンチャンネルを通る塩素イオンの移動を促進する。バルビツレート類は,塩素イオンチャンネルに対するGABAの作用も確かに増強する。しかしベンゾジアゼピン類と異なり,バルビツレート類による塩素イオンチャンネルの活性化は,GABAの同時的な結合を必ずしも必要としない。バルビツレート類は,またベンゾジアゼピン類の結合を促進し,各種グルタミン酸受容体にも影響を及ぼす。バルビツレート類の薬理学的性質は,詳細に見てみると,それぞれ異なっている(推薦文献3を参照)。これは,バルビツレート類の鎮静-催眠機構が,前に述べたGABA-A関連機構よりも複雑であることを暗に示すものと考えてよい。古い文献を読むと,チオバルビツレート系麻酔薬の作用機序は,鎮静-催眠作用を示す酸素同族体のそれとは異なると書かれている。しかし現在,この見解に賛同する研究者はほとんどいない。

10.6.3 バルビツレート中毒

　バルビツレート類の過量投与はしばしば見られ，意図的に行われることも多い。エタノールとバルビツレートを併用すると，致死的な中枢抑制作用が現れる。重篤なバルビツレート中毒は，重大な脅威として循環虚脱を来す。この状態に陥ると，延髄の血圧調節中枢が強く抑制され，血圧が大幅に低下するため，患者はショック症状を呈する。バルビツレート類は，また（血中の二酸化炭素濃度が高くなったとき通常刺激される）延髄の呼吸中枢を抑制する。その結果，中枢神経系により制御される自動呼吸は維持できなくなる。バルビツレート類の鎮静-催眠効果への耐性は速やかに形成される。しかし，その呼吸中枢効果に対しては，耐性は発現しない。そのため，耐性が増すにつれ，治療係数は低下していく。言い換えれば，必要な催眠効果を得ようとして，摂取するバルビツレートの量を増やしていくと，その量は呼吸中枢に対して致死的な効果をもたらすレベルに次第に近づいていく。この耐性は，第3章で薬物代謝を議論した際に述べた薬物動態耐性ではなく，薬力学的耐性（pharmacodynamic tolerance）——組織耐性（tissue tolerance）——の一例である。薬力学的耐性とは，長期にわたって同じ薬用量を摂取したとき，薬物の血中濃度は一定に維持されるが，効果を誘発する薬物の能力は，次第に低下する現象である。バルビツレート類に対する薬力学的耐性の原因は，まだ分かっていないが，可能性としては，次の二つが考えられる。(1)バルビツレートを連日摂取していると，薬物の睡眠誘発効果を打ち消す代償機構が働き始め，覚醒状態や警戒態勢をもたらす神経伝達物質が遊離されるようになる。(2)バルビツレート分子による衝撃に間断なく晒されると，受容体は次第に疲労していく。その結果，バルビツレートが作用した脳領野は，薬物への感受性が低くなる。

推　薦　文　献

1. Vida, J. A. Sedatives-Hypnotics: The Physiology of Sleep. In *Principles of Medicinal Chemistry*, 4th ed.; Foye, W. O.; Lemke, T. L.; Williams, D. A., Eds.; Williams and Wilkins: Media, Pa., 1995; pp. 163-167.

2. Vida, J. A. Chapter 54. Sedative-Hypnotics. In *Burger's Medicinal Chemistry*, Part III, 4th ed.; Wolff, M. E., Ed.; Wiley-Interscience: New York, 1981; pp. 787-793.
3. Hobbs, W. R.; Rall, T. W.; Verdoorn, T. A. Chapter 17. Hypnotics and Sedatives. In *Goodman and Gilman's The Pharmacological Basis of Therapeutics*, 9th ed.; Hardman, J. G., *et al.*, Eds.; McGraw-Hill: New York, 1996; pp. 361-396.
4. Peoples, R. W.; Li, C.; Weight, F. F. Lipid *vs*. Protein Theories of Alcohol Action in the Nervous System. *Annu. Rev. Pharmacol. Toxicol.* **1996**, *36*, 185-201.

第11章 鎮痛薬Ⅰ：生理学的および生化学的側面

11.1 痛みと鎮痛

　意識の消失を伴わない痛みの軽減を鎮痛（analgesia）という。我々人間にとって，痛みという言葉は主観的な意味合いをもっており，それを正確に定義し，言葉で説明することはきわめて難しい。ある概念によれば，痛みは二つの成分——(1)実際の不快感の知覚，(2)それに対する心理的および情動的応答——からなる現象である。鎮痛を研究する薬理学者は，二つのきわめて特徴的な用語——侵害受容（nociception）と痛み（pain）——を区別して使用する。侵害受容と痛みの違いを端的に述べれば，次のようになろう。すなわち，侵害受容は，末梢から中枢神経系へ伝達される不快な刺激を知覚することである。それに対し，痛みは不快な刺激に由来する総合的かつ主観的な経験であり，強い情動成分を含んでいる。反応を生じる刺激の強度，いわゆる痛みの閾値（pain threshold）は，被験者のパーソナリティーに依存し大きく変動する。痛みを描写するため，我々は様々な形容詞——たとえば，ずきずきする，食い入るような，割れるような，刺すような，絞め付けられるような，押しつぶされるような，鈍く焼けるような，等々——を使用する。しかしこれらの形容詞は，あらゆる人にとって正確に同じ意味をもつわけではない。ある体系によれば，痛みは急性のもの（頭痛や外傷のように突発的に発生する一時的な痛み）と慢性のもの（関節炎や癌などによる継続的な痛み）に分類される。また，発生部位に基づいて，痛みを内臓痛（visceral pain）と体性痛（somatic pain）へ分類する体系もある。この分類によれば，内臓痛は身体の非骨格部分が関係する痛みであり，胃痛，仙痛，腸痙攣などがこれに該当する。いわゆる非麻薬

性鎮痛薬は，この型の痛みに対しては通常効き目がない。一方，体性痛は筋肉や骨に由来する痛みで，歯痛，頭痛，筋違い，関節炎痛などが該当する。

11.2 動物とヒトにおける鎮痛薬の効力評価

新しい鎮痛薬を開発する際，それらの効力はどのような方法で評価するのであろうか。これは，動物実験とヒトを対象とした臨床試験の両段階に立ちはだかる難題である。痛みの評価や定量には不確定さが付きまとう。痛みを定性的に正しく定義することは事実上不可能である。しからば，それを定量的に表現することはさらに困難であろう。

動物を使用した代表的な鎮痛試験には，次のようなものがある。

1. *ホットプレート法（hot plate method）*：この方法では，実験装置として，あらかじめ一定温度に設定された熱板を利用する。そして，実験動物——マウスを使用することが多い——を熱板上に置き，動物が不快な素振りを示すまでの時間を記録する。この操作は，被験物質の投与量を少しずつ増やしながら繰り返し行われ，動物が熱板上で不快な素振りを示すまでの時間がどのように変化するかが観察される。用量-反応曲線が作成され，データは統計処理にかけられる。

2. *テールフリック法（tail flick method）*：この方法では，実験動物としてマウスやラットを使用する。最初に動物の尾を剃り，熱を吸収しやすい黒い塗料をそこに塗る。次に，赤外線熱ランプのビーム中に動物を置き，尾にビームが最もよく当たるようにする。そして，動物が赤外線を避けようとして，尾を打ち振るまでの時間を記録する。この操作は，被験物質の投与量を少しずつ増やしながら繰り返し行われ，熱ビーム中に尾が留まる時間の変化が観察される。

3. *もだえ試験（writhing test）*：この試験では，酢酸やホルマリンのような刺激物質をマウスの腹腔内へ注射し，マウスのもだえ反応が被験物質によりどの程度抑えられるかを観察する。

通常，被験物質の効力は，これらのスクリーニングテストを2種類以上行って評価される。これらの試験は，単独では信頼性に乏しく，必ずしも鎮痛効果

の確証を得られるものではないからである。偽陽性や偽陰性な結果はごく一般的である。通常，さらなる研究に値すると見なされるのは，2種以上のスクリーニングテストで陽性と判定された化合物だけである。

　ヒトを対象とした鎮痛試験では，別のジレンマがさらに付け加わる。人為的に痛みを発生させた健常者から得られた結果を，実際に痛みを訴える患者からの結果と同じように扱ってもよいのか，というジレンマである。鎮痛薬の試験は，痛みをもつ患者で行う必要がある。これが現在の考え方である。人為的に誘発された痛みは，自然痛の症候群に含まれる情動成分が欠けているからである。しかし，ジレンマはこれだけに止まらない。臨床試験には，さらに次のような様々な難題が立ちはだかっている。(1)どのようにしたら，痛みの程度を定量的に測定し表すことができるのか。(2)どのようにしたら，痛みの緩和の度合を定量的に表すことができるのか。(3)何をもって，鎮痛の生物学的終点とするのか。そして，それはどのような方法で測定できるのか。利用し得る唯一の尺度は，言葉により伝えられる患者の主観的な感情だけである。これらは再現性のある実験尺度ではない。患者の口頭報告や医師の所見，印象よりも明確で信頼できる尺度が必要なことは勿論である。しかし，そのようなものは存在しない。

　鎮痛薬の臨床評価に使用される試験法のうち，最も広く受け入れられているのは二重盲交差試験法である。この二重盲検法では，薬物とプラセボ（placebo）――乳糖のような薬理学的に不活性な物質で，剤形からは実際の薬物と見分けがつかないように作られた偽薬――のどちらが投与されたか，患者にも医師にも知らせない。手続きは交差法を適用してさらに無作為化され，被験者は薬物とプラセボの両方を入れ替わり投与される。その結果，被験者は自身が対照としての役目も果すことになる。試験はいくつかの用量水準で行われ，うまく計画された試験では，（アスピリンやモルヒネといった）適当な基準鎮痛薬も比較に組み込まれる。

　痛みの認知とそれに対する反応は，一部，被験者の情動状態に依存する。戦場の兵士は，戦闘の最中には傷の痛みに気付かない。また痛みの知覚は，性的な覚醒によってもブロックされる。鎮痛薬の臨床試験では，プラセボ効果は無視できない。幾度となく繰り返し確認された研究の結果によると，事前にきわ

めて強力で有効な鎮痛薬を投与されると告げられた患者の場合，実際にはプラセボを投与しても，100名のうち35名（35%!!!）までは，痛みが一部または完全に消失したと主張するとのことである。このようなプラセボ効果は，他の薬理作用カテゴリーの薬物においても同様に観察される。

11.3 痛みの発生と認知の生理学的および生化学的側面

このきわめて複雑な話題に関する知識の現状を完全に解説することは，本書の範囲を越えている。したがって，ここでは，特に関係の深いいくつかの側面のみを簡単に取り上げることにしよう。皮膚などの組織にある痛覚受容器の実体は，神経線維の遊離終末である。痛覚受容器を興奮させる刺激には，機械的，熱的および化学的刺激の3種類がある。しかし，それらが侵害受容性知覚神経終末を刺激する機構は，まだよく分かっていない。痛みのこの初期症候群に関与する化学物質としては，(1)神経伝達物質のセロトニン，アセチルコリンおよびヒスタミン，(2)キニンペプチドのブラジキニン（bradykinin）とカリジン（kallidin），(3)アデノシン三リン酸（ATP）とアデノシン二リン酸（ADP），(4)乳酸――pHを下げ，痛み刺激を発生させる，(5)プロスタグランジン――それ自体に痛み刺激を発生させる作用はないが，他の物質の発痛効果を強力に増強する――などがある。

脊髄後角における痛みインパルスの伝達には，グルタミン酸AMPA受容体が関係しており，その他，グルタミン酸NMDA受容体やサブスタンスPの関与も指摘されている。サブスタンスPは，神経伝達物質として機能するウンデカペプチドで，その受容体は脊髄などに存在する。

11.4 非麻薬性鎮痛薬と非ステロイド系抗炎症薬

11.4.1 サリチレート系抗炎症鎮痛薬

このカテゴリーに属する薬物の多くは，発熱時に体温を下げる目的にも有効である。抗炎症-解熱鎮痛薬として使用される代表的なサリチレート類を構造11.1～11.4に示した。

11.1 サリチル酸

11.2 アセチルサリチル酸（アスピリン）

11.3 サリチルアミド

11.4 サリチル酸メチル

11.4.1.1 代謝と排泄

アスピリン（aspirin）で代表されるサリチレート系薬物は，肝細胞の小胞体にある酵素によって主に代謝され，図11.1に示した3種の代謝物を生成する。また投与された薬物の中には，少量ではあるが，2,5-ジヒドロキシ安息香酸（ゲンチジン酸）や2,3,5-トリヒドロキシ安息香酸へ変換されるものもある。これらの代謝物は，主要なものもそうでないものもすべて，代謝されなかった少量の遊離サリチル酸（≒10％）と共に尿中へ排泄される。ただし未代謝サリチル酸の尿排泄は，尿細管液のpHに一部依存し，きわめて変動が大きい。すなわちアルカリ環境では，投与量の30％は，未代謝のままサリチル酸アニオンとして排泄される。しかし酸性環境では，より脂溶性の中性型サリチル酸が増え，尿細管で再吸収されるため，尿排泄される未代謝の遊離サリチル酸は，投与量の2％ほどにすぎない。

　サリチレート類の活性は，p-アミノ安息香酸を同時に投与することにより増強される。p-アミノ安息香酸と様々なサリチレートを組み合わせた配合剤は，臨床的に広く利用されている。p-安息香酸のこの効果は，サリチレートの代謝を阻害する結果と考えられる。恐らくこの分子は，代謝酵素の触媒表面をサリチレート分子と取り合うのであろう。

11.4.1.2 その他のサリチレート系薬物

　サリチル酸メチル（methyl salicylate）11.4は，冬緑油としてよく知られ

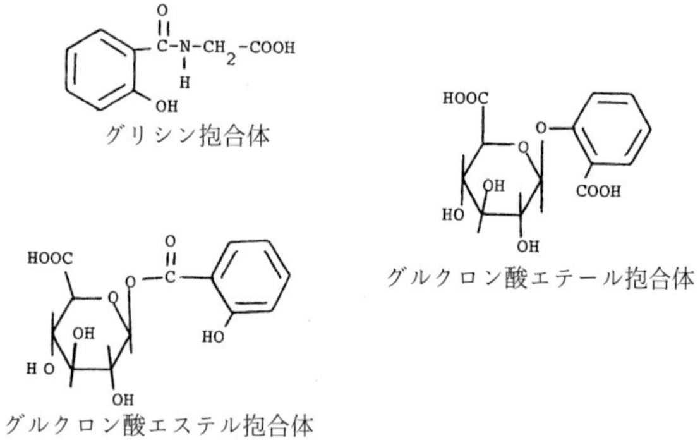

第Ⅱ部　末梢および中枢神経系

図11.1 サリチレート類の主要代謝物

る香りのよい油状の液体である。この薬物は，現在ではほとんど使用されなくなった。しかし，筋肉や節ぶしの痛みを取ることを目的としたリニメント剤やローション剤では，いまも成分の一つとして使われている。サリチル酸メチルは，局所的な反対刺激作用を示す。この薬物は脂溶性であり，無傷の皮膚から吸収される。いったん血流に入ると，エステラーゼが作用して，遊離のサリチル酸が放出される。サリチル酸メチルの薬理作用は，このサリチル酸に由来する。サリチル酸メチルは，薬理学的な利点を特にもたない。実際，消化管からのその吸収は遅く，むらがあり，しかも胃の内壁を局所的に刺激する。

サリチルアミド（salicylamide）**11.3**は，医師の処方箋を必要としない一般用鎮痛製剤の有効成分として使われる。この薬物は，鎮痛薬としてアスピリンに匹敵する効果をもち，胃に対する刺激作用もアスピリンに比べ弱いと言われる。しかしアスピリンと異なり，サリチルアミドは抗炎症作用を示さない。

11.4.2　炎症症候群

ここでは，慢性関節リウマチ（rheumatoid arthritis）による炎症症候群を考える。慢性関節リウマチは，関節，特に手指，足指および膝の関節が侵される病気である。この疾患に罹ると，関節は炎症を起こして腫れ上がり，非常に痛む。

11.4.2.1 プロスタグランジン

慢性関節リウマチの原因はまだ分かっていない。しかし，患者は自己免疫状態にあると考えられる。プロスタグランジン（prostaglandin）は，この病態の発生に関与する化学因子の一つである（図11.2）。プロスタグランジンは，プロスタン酸の誘導体群の総称であり，この名称は，ステロイドと同様，化学的なカテゴリーを意味する。プロスタグランジンは，生体内の様々な部位に見出され，遊離地点近傍の生化学的過程に影響を及ぼすことから，局所ホルモンとも呼ばれる。しかし，ホルモンや神経伝達物質と異なり，貯蔵のための機構をもたず，刺激に応じてその都度合成される。プロスタグランジンはきわめて作用が強い。そのため，もしホルモンのように血中に入って全身へ運ばれたりすれば，有害な効果が現れることになろう。刺激に反応して合成されたプロスタグランジンは，組織から放出され，刺激を細胞応答へ変換する際の仲立ちとして働く。一般に，プロスタグランジンは速やかに不活性化され，その作用は短命である。ただし若干の例外もあり，少なくとも成員の一つは，循環ホルモンとして作用する。プロスタグランジンは多彩な生理作用を示すが，特に重要なものは次の通りである。

1. *炎症作用*：プロスタグランジンは，毛細血管の透過性を高め，浮腫――細胞間組織への体液の異常な蓄積――や痛みを伴った発赤部位を発生させる。これは，炎症の生理的過程そのものである。では，炎症を引き起こすこのような物質を生成する機構を，生体はなぜ備えているのであろうか。たとえば，関節が損傷を受けると，関節から微量のプロスタグラ

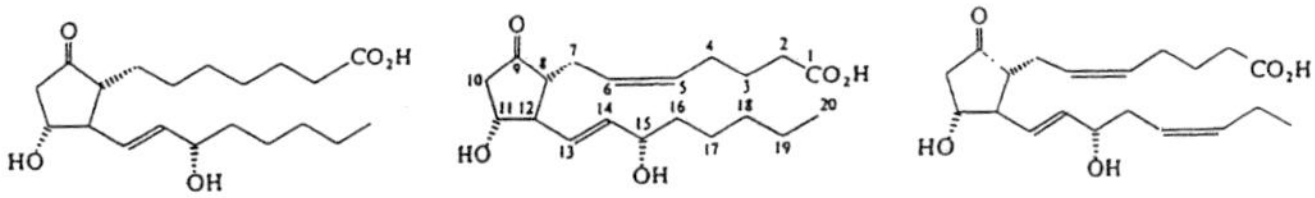

側鎖部分の代表的構造

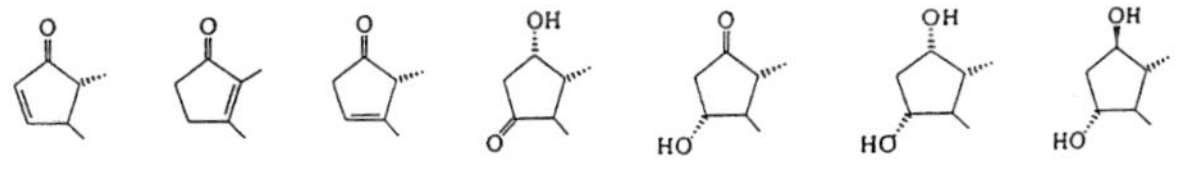

環部分の代表的構造

図11.2 プロスタグランジンの構造

ンジンが放出され，腫脹や痛みを発生させる。これは，恐らく，関節が損傷を受けたことを身体に伝えるための生体の防御機構であろう。慢性関節リウマチのような炎症性疾患は，正常で望ましい生理的防御機構が働かなくなった結果である。これらの炎症過程は，ヒスタミンにより仲介されたものではない。したがって，アレルギー反応とは生理学的にもまた生化学的にも異なることに注意されたい。

プロスタグランジン系が炎症と関係があることは，はっきりしている。しかし，プロスタグランジンの分泌過多が慢性関節リウマチ症候群の唯一の原因であるとする説明は，単純化されすぎており不十分である。他の因子もまた寄与していると考えなければならない。

2. *神経系に対する効果*：プロスタグランジンは，中枢神経系による体温の生理的調節にきわめて重要な役割を演ずる。解熱薬は，プロスタグランジンの生合成，利用および代謝に影響を及ぼし，その効能を現すと考えられる。したがって，環境温度の上昇や運動が原因で上昇した体温に対しては，解熱薬は効き目がない。

3. *痛みに対する効果*：11.3節で既に述べたように，プロスタグランジンは侵害受容機構にも関与している。

プロスタグランジンおよびそれと密接な関係にあるトロンボキサン（thromboxane）（エイコサノイド，炭素数20）は，アラキドン酸カスケード（図11.3）と呼ばれる複雑な一連の反応を経て，正常な生体成分であるアラキドン酸から生合成される。アラキドン酸は，膜リン脂質のグリセリン2位炭素へエステル結合した形で，生体内に広く分布している。アラキドン酸カスケードでは，膜結合酵素ホスホリパーゼA_2の作用により，アラキドン酸がまず遊離され，しかるのち，図11.3に示される一連の反応が起こる。エタノールはアラキドン酸の遊離を促進する。その結果もたらされるプロスタグランジンの産生増加は，二日酔いによる頭痛の原因であると考えられる。アナフィラキシーの遅反応性物質として知られる脂肪酸誘導体，ロイコトリエン（leukotriene）もまたアラキドン酸から生合成される。ロイコトリエンは，炭素環やヘテロ環を含まない点で，プロスタグランジンとは構造的に異質である。この物質もまた炎症反応に関係がある。

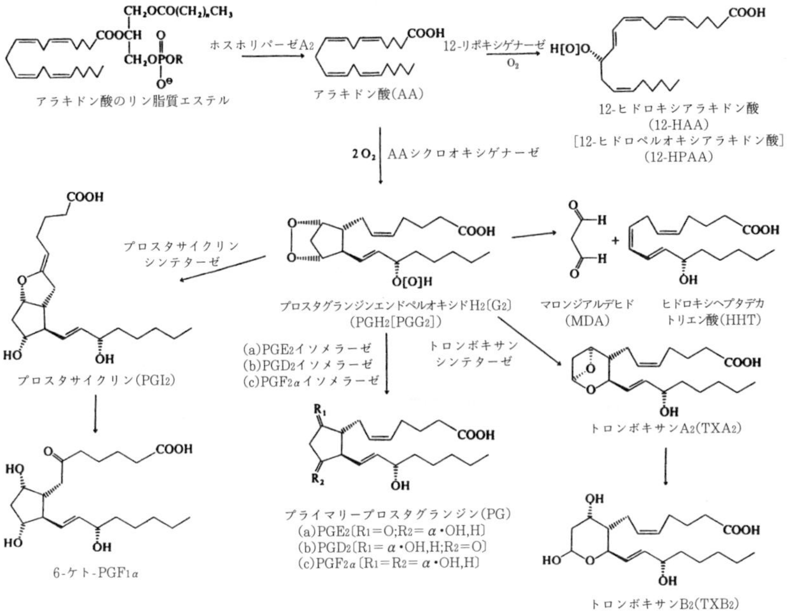

第11章 鎮痛薬Ⅰ：生理学的および生化学的側面

図11.3 アラキドン酸カスケード

11.4.2.2 抗炎症鎮痛薬の作用機序

　サリチレート類や図11.4に示した抗炎症-解熱鎮痛薬は，アラキドン酸カスケードに介入し，プロスタグランジン生合成を阻害することにより，その作用を現す。しかしこれらの薬物は，カスケードに介入する際，すべて同じ箇所を同じ機序で妨害するわけではない。たとえば，アスピリンは，酵素シクロオキシゲナーゼへアセチル基を与え，活性触媒部位のセリンヒドロキシ基をアセチル化する。その結果，酵素は触媒活性を失い不活性化される。この機序は，アセチル基をもたない抗炎症薬にはもちろん当てはまらない。しかし他の抗炎症薬もまた，そのほとんどがシクロオキシゲナーゼを阻害する。例外はサリチル酸である。この薬物は，アラキドン酸カスケードへ強力に介入するが，シクロオキシゲナーゼを阻害する能力はほとんどない。サリチル酸とアスピリンの作用機序に関するこれらの発見は，100年間信奉されてきたサリチレートの薬物設計概念を見事に打ち砕いた。サリチル酸は，臨床的に使用された最初のサリ

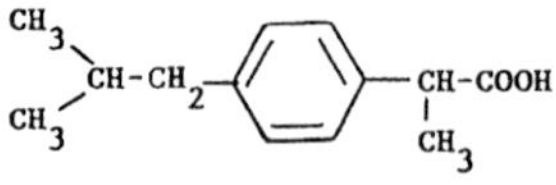

11.5 イブプロフェン

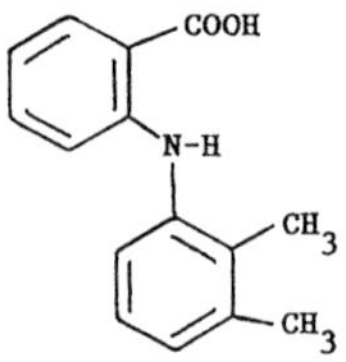

11.6 メフェナム酸

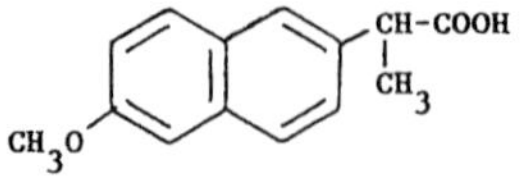

11.7 ナプロキセン

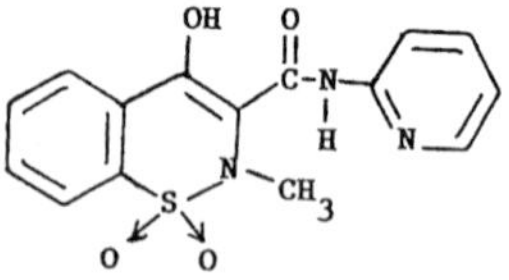

11.8 ピロキシカム

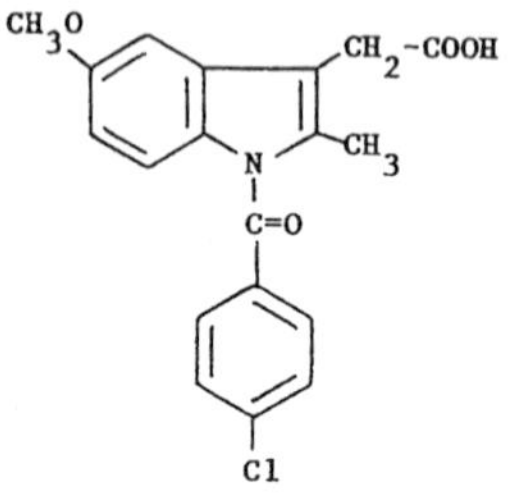

11.9 インドメタシン

図11.4 代表的な非サリチレート系抗炎症薬

チレートであるが，経口投与したとき，胃障害を来す確率が高いと言われる。フェノールには，物を腐食する性質があることから，サリチル酸の刺激作用は，そのフェノール性ヒドロキシ基に由来すると当初仮定された。この仮説によると，ヒドロキシ基をマスクし，酢酸エステルにすれば，胃障害を生ずる確率は，はるかに低下するはずである。そのような構造をもつアスピリン（アセチルサリチル酸）は，実際，サリチル酸に比べ，胃障害を生ずる傾向がはるかに小さい。また，いったん吸収され，血中に入れば，その酢酸エステル基は，血漿エステラーゼにより速やかに加水分解され，サリチル酸を遊離する。このようなわけで，長年にわたり，アスピリンはサリチル酸の単にプロドラッグであり，活性種はサリチル酸であると考えられてきた。しかし，事実はそうではなかった。アスピリンは，サリチル酸のそれとは明確に異なる機序で，その作用を発現する，というのが実は正しい。

アラキドン酸カスケードにおける律速段階は，シクロオキシゲナーゼが介入

する反応である。この酵素は，COX-1とCOX-2の2種類あることが知られている。COX-1はいわゆる構成酵素で，血小板中に見出され，胃粘液の産生にも関係がある。低または中用量のアスピリンは，このCOX-1を選択的に阻害する。一方，COX-2は誘導酵素であり，その誘導は炎症反応と連動している。インドメタシン，イブプロフェンおよび高用量のアスピリンは，COX-1とCOX-2の両者を阻害する。

　サリチレートなどの非ステロイド系抗炎症薬による抗炎症作用は，単にプロスタグランジン生合成の阻害だけで説明することはできない，というのが最近の定説である。膜と連関した過程などもまた，全体の効果に寄与していると考えられる。

11.4.2.3　胃に対する抗炎症鎮痛薬の副作用

　非ステロイド系抗炎症鎮痛薬の多く，特にアスピリンなどのサリチレート類は，一般に副作用として胃潰瘍を引き起こす。胃粘膜の細胞で産生されるプロスタグランジンは，胃粘膜の保護に重要な役割を果たしている。プロスタグランジンは，胃酸分泌を抑制し，胃粘液の分泌を促進する。この胃粘液は，胃壁を被覆し，正常な消化過程の一部として胃内へ入った胃酸などの分泌液から胃壁を保護する働きがある。アラキドン酸カスケードが阻害されると，胃壁を保護するこの機構が破綻し，分泌液による局所的な損傷や刺激が引き起こされる。胃壁に対するサリチレートの局所刺激作用は，アスピリンの最初の設計理論を支えた基本事実であるが，実際には恐らくそれほど重要な因子ではない。

11.4.2.4　ライ症候群

　サリチレートの摂取と，比較的珍しいが，死亡率の高い小児病，ライ症候群 (Reye's syndrome) の間には，疫学的な相関が存在する。この疾患は，インフルエンザやその類縁ウイルスにより引き起こされる。したがって，水痘やインフルエンザに罹った小児や青年に対して，サリチレートを投与することは避けなければならない。サリチレートとライ症候群の関係に対する生化学的および生理学的解明はまだ進んでいない。

11.4.2.5 非サリチレート系抗炎症鎮痛薬

　非サリチレート系の非ステロイド系抗炎症薬を代表する薬物を図11.4に示した。非サリチレート系抗炎症薬は，一般に酸性基をもつ芳香族化合物で，きわめて脂溶性である。これらの薬物は，抗炎症作用の他に鎮痛作用も示す。しかし二つの作用の間に，相関はほとんど存在しない。非サリチレート系抗炎症薬は，血中では，一般に大部分（＞90％）が血漿タンパク質と結合した形で存在し，その血清半減期と作用持続は比較的短い。これらの薬物は，肝臓でグルクロン酸抱合を受けた後，尿中へ排泄される。グルクロン酸と反応するのは，通常カルボキシ基であるが，芳香環がヒドロキシル化され，生成した代謝物がグルクロン酸抱合を受ける例も知られている。

　メフェナム酸（mefenamic acid）**11.6**は，サリチレートとよく似た構造をもつ*N*-フェニルアントラニル酸誘導体（フェナメート）系列を代表する薬物である。フェナメート系薬物は，アスピリンと同様，酵素シクロオキシゲナーゼを阻害することにより，その抗炎症鎮痛作用を発現する。これらの薬物のいくつかは，プロスタグランジンの拮抗薬でもある。フェナメート系列の薬物は，高い確率で胃腸障害を引き起こし，サリチレートに比べて何も利点をもたない。

　インドメタシン（indomethacin）**11.9**は，最も強力なシクロオキシゲナーゼ阻害薬の一つであり，優れた抗炎症作用と解熱鎮痛作用を示す。しかしその毒性により，総合的な臨床的価値はあまり高くない。治療量のインドメタシンを摂取した患者の35～50％は，腹痛，悪心・嘔吐，消化管の広範かつ重篤な潰瘍，めまい，皮疹，急性喘息発作といった症状を来し，20％はその使用を止めざるをえない。また，アスピリンに過敏な患者は，インドメタシンに対して交差反応性を示す。

　ピロキシカム（piroxicam）**11.8**は，より新しい世代に属するオキシカム系抗炎症-解熱鎮痛薬を代表する薬物である。ピロキシカムは，プロスタグランジン生合成を阻害するが，その他にも，相補的ないくつかの作用機序に恐らく関与している。この薬物は，胃に糜爛を発生させ，出血時間を引き延ばす作用がある。

　イブプロフェン（ibuprofen）**11.5**とナプロキセン（naproxen）**11.7**は，やはり比較的新しい世代に属するプロフェン系抗炎症-解熱鎮痛薬──プロフェ

ンは α-フェニルプロピオン酸誘導体の総称——を代表する薬物である。プロフェン系薬物は，シクロオキシゲナーゼを阻害し，抗炎症作用を示す。しかしアスピリンと同様，胃腸に糜爛などの障害を引き起こすことがある。これらの薬物は，慢性関節リウマチの治療や単なる鎮痛薬として使用される。また含量を抑えた錠剤は，処方箋の要らない一般用医薬品として様々な製品名で売られている。プロフェン系薬物は，血中では，かなりの割合がアルブミンと結合した状態で存在する。しかしアスピリンと異なり，抗凝血薬ワルファリンを押し退けてアルブミンに結合することはない（1.6.6 項参照）。

11.4.3 コールタール鎮痛薬

　コールタール鎮痛薬（図11.5）は，コールタールの分解蒸留により当初作られていたアニリンの誘導体であることから，このように呼ばれる。アセトアニリド（acetanilide）11.10とフェナセチン（phenacetin）11.12は，いずれも生体内で鎮痛活性代謝物，アセトアミノフェン（acetaminophen）11.11へ変換される。しかしアセトアニリドとフェナセチンは，恐らくそれ自体鎮痛作用があり，以前はこの目的に広く使用されていた。アセトアミノフェンが医療で最初に使用されたのは，1900年よりも前のことである。しかし，広く家庭薬として普及したのは，二十世紀の後半に入ってからである。本項で取り上げた3種の薬物の中で，最も毒性が低いのは，恐らくアセトアミノフェンである。コールタール鎮痛薬の作用機序については，まだほとんど何も分かっていない。これらの薬物の解熱鎮痛作用は，表面的にはアスピリンのそれと似ている。しかしその作用機序は，サリチレート系薬物のそれと同じではない。コールタール鎮痛薬は，末梢部位でのプロスタグランジン生合成をほとんど阻害せず，サリ

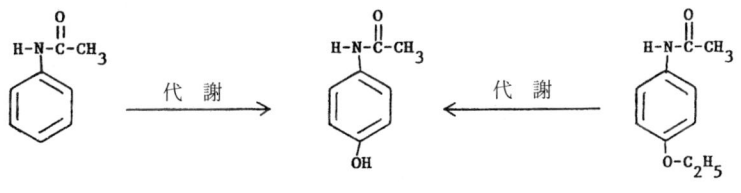

11.10 アセトアニリド　　**11.11** アセトアミノフェン　　**11.12** フェナセチン

図11.5 コールタール鎮痛薬

チレートに比べ，その抗炎症作用は弱い。これらの薬物は，炎症症候群の痛みを和らげるが，病状自体を改善することはない。

11.4.3.1 コールタール鎮痛薬の慢性毒性

コールタール鎮痛薬は，続けて長期間使用すると，肝臓や腎臓の重篤な損傷やメトヘモグロビン血症を引き起こす。メトヘモグロビン血症は，ヘモグロビンの正常な二価鉄が酸化され，酸素と結合する能力のない三価鉄となったメトヘモグロビンが異常に増える血液疾患である。この疾患に罹ると，血液の酸素運搬能力は低下し，潜在的に危険な状態に陥る。アセトアミノフェンは，アルコール中毒者の肝不全を促進する。エタノールは，アセトアミノフェンを毒性物質へ変換する肝代謝酵素の活性を高めるからである。これもまた酵素誘導の一例である。（恐らくチトクロムオキシダーゼにより）肝臓でアセトアミノフェンから作られる有毒な反応性代謝物は，キノンイミド **11.13** である。この代謝物は，タンパク質やグルタチオン—肝臓など，様々な生体組織に広く分布するトリペプチド（3.8.2.4項参照）—のSH基と反応し，ミカエル型付加（Michael-type addition）を行う（図11.6）。

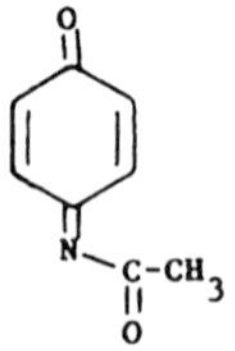

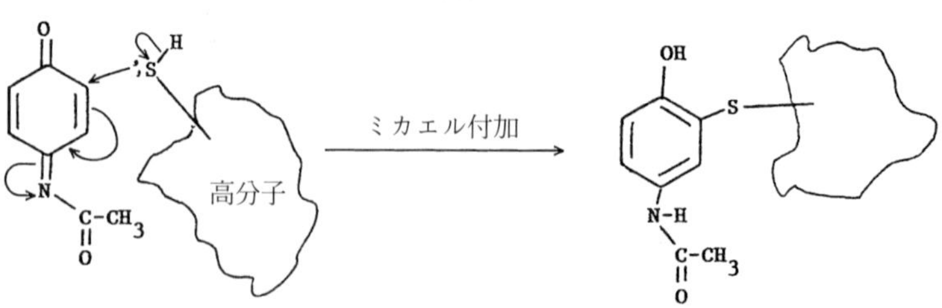

図11.6 アセトアミノフェンの毒性代謝物11.13の作用様式

キノンイミド代謝物とのこの反応により，肝臓に貯えられたグルタチオンが枯渇すると，肝臓のSHタンパク質との反応が促進され，肝臓の壊死が進行する。

このキノンイミド代謝物は，ヘモグロビンの二価鉄を三価鉄へ変換する酸化還元反応にも恐らく関与している。

11.4.3.2 コールタール鎮痛薬の解熱作用

体温の下降は，脳（視床下部）の体温調節中枢が刺激され，皮膚の表面血管が拡張することにより引き起こされる。皮膚血管が拡張すると，これらの血管を通る血流が増加し，対流により熱が放散する。体温調節中枢のこの機能は，プロスタグランジン濃度の低下と関係があると考えられる。コールタール鎮痛薬は，末梢部位でのプロスタグランジン生合成をほとんど阻害しないので，その解熱効果の原因は謎に包まれている。一つの手掛かりは，アラキドン酸カスケードの初期段階で作用する主要酵素，シクロオキシゲナーゼにイソ型（COX-1, COX-2）が存在するという事実である。視床下部（やその他，プロスタグランジンが介在する痛みや鎮痛現象と関わりをもつ脳部位）に存在するシクロオキシゲナーゼは，末梢で見出されるものとは型が異なっており，コールタール鎮痛薬は，中枢型の酵素を選択的に不活性化するのかもしれない。また別の説明によれば，コールタール鎮痛薬のシクロオキシゲナーゼ阻害作用は，共存する過酸化物の濃度に依存するという。炎症性の病変部位には，通常高濃度の過酸化物が存在するが，コールタール鎮痛薬は，このような部位では，酵素に対して弱い阻害作用しか示さない。したがって，体温調節中枢や痛覚中枢がある脳部位には，高濃度の過酸化物は存在しないと考えれば，説明がつくというのである。

11.4.4 痛みの分類

ある種の痛覚は，プロスタグランジンを必要とする生化学的過程によって仲介される。モルヒネはプロスタグランジンの生合成を阻害しないので，痛みのこのような機構には直接介入しない。モルヒネによる鎮痛は，サリチレートなどの抗炎症鎮痛薬やコールタール鎮痛薬によるものとは，生化学的にもまた生理学的にも性格を異にする。プロスタグランジンが関与する体性痛と関与しない内臓痛は，生理学的に明確に区別される。歯痛はアスピリンによって和らげられる。しかしこの薬物は，胆嚢の発作から来る痛みに対しては効き目がない。

11.4.5 カプサイシン

カプサイシン（capsaicin）**11.14**は，トウガラシの辛味成分である。

$$\text{CH}_2\text{-N}(\text{H})\text{-C}(=\text{O})\text{-(CH}_2)_4\text{-CH=CH-CH(CH}_3)_2$$

11.14 カプサイシン

カプサイシンは発痛物質で，特定の膜受容器に作用し，侵害受容感覚や熱感覚を引き起こす。しかし，この物質を組織へ繰り返し投与すると，発痛効果は消失し，他の痛み刺激への侵害受容応答も消失する。カプサイシンの作用様式はいくつか提案されているが，中でも注目されるのは，脊髄の求心性ニューロンや末梢からの発痛性神経ペプチド，サブスタンスPの遊離を，カプサイシンが促進するという仮説である。この説に従えば，カプサイシンが作用すると，これらのニューロンは，時間が経つにつれ，サブスタンスPを次第に失っていく。このことは，カプサイシンの投与を止めたとき，サブスタンスPのレベルが元に戻るまでに，しばらく時間がかかることを意味する。神経痛や慢性関節リウマチの痛みを軽減するために，カプサイシンの軟膏剤やクリーム剤が局所適用されるが，この仮説は，このような処置の薬理学的根拠を提供するものである。ただし研究者の間では，痛みを緩和するカプサイシンの効果について疑問視する声もある。

推 薦 文 献

1. Campbell, W. B.; Halushka, P. V. Chapter 26. Lipid-Derived Autacoids. In *Goodman and Gilman's The Pharmacological Basis of Therapeutics*, 9th ed.; Hardman, J. G., *et al.*, Eds.; McGraw-Hill: New York, 1996; pp. 601-616.
2. Insel, P. A. Chapter 27. Analgesic-Antipyretic and Antiinflammatory Agents and Drugs Employed in the Treatment of Gout. 推薦文献1, pp. 617-657.
3. Guyton, A. C.; Hall, J. E. Chapter 48. Somatic Sensations II: Pain, Headache, and Thermal Sensations. In *Textbook of Human Physiology*, 9th ed.; W. B. Saunders

Co.: Philadelphia, Pa., 1996; pp. 609-620.
4. Rang, H. P.; Dale, M. M.; Ritter, J. M.; Gardner, P. Chapter 31. Analgesic Drugs: Neural Mechanisms of Pain Sensation. In *Pharmacology*; Churchill Livingstone: New York, 1995; pp. 609-617.
5. Rouhi, A. M. Vanilloids: Hot Relief for Pain. *Chem. Eng. News* **1998**, *76*, (4), 31-34.
6. Brennan, M. B. The Molecular Roots of Pain. *Chem. Eng. News* **1997**, *75*, (41), 48-51.

第12章 鎮痛薬 II：オピオイド鎮痛薬

12.1 用語について

　本章で頻繁に使用される用語の意味を最初に定義しておこう。これらの定義は，*Goodman and Gilman's The Pharmacological Basis of Therapeutics*（推薦文献 7 の521ページ）の記述に従っている。(1) <u>オピエート</u>（*opiate*）：アヘンに由来する薬物のことで，その中には，アヘンアルカロイドの多彩な半合成同族体も含まれる。(2) <u>オピオイド</u>（*opioid*）：オピエートよりもさらに広い意味に使用され，モルヒネ様の薬理活性を示すすべての天然薬物と合成薬物へ適用される。(3) <u>麻薬</u>（*narcotic*）：強力なオピエート鎮痛薬を指すのに昔よく使用された。しかし現在では，法律の条文中で，乱用される物質全般を指すのに使用される程度である。(4) <u>エンドルフィン</u>（*endorphin*）：内因性オピオイドペプチド類の総称名であり，エンドルフィンはもとより，エンケファリンやダイノルフィンも含まれる。

12.2 モルヒネ様鎮痛薬

　オピオイド鎮痛薬の原型は，ケシ（*Papaver somniferum*）のさや乳液の主要アルカロイド成分，モルヒネ（morphine）**12.1**である。モルヒネは，経口的な投与形態では，最大限の効果が発揮されない。この分子は，腸壁からよく吸収されるが，初回通過の際に，肝臓でかなりの割合が代謝的に不活性化されるからである。モルヒネの経口製剤の生物学的利用能は約25％にすぎない。主要な肝代謝物は，薬理学的に不活性なモルヒネ 3-グルクロニド**12.4**である。

このグルクロン酸抱合体は，主に腎臓の糸球体で濾過され，尿中へ排泄されるが，腸肝循環を経て，糞便中へ排泄されるものも一部ある。

モルヒネは，内臓痛と体性痛のあらゆる痛みに対して有効である。これは，前章で議論した鎮痛薬にはない特長である。モルヒネは，延髄の咳嗽中枢を抑制し，優れた鎮咳作用を示す。

12.1 モルヒネ　　R = R' = H
12.2 コデイン　　R = CH$_3$; R' = H
12.3 ヘロイン　　R = R' = C-CH$_3$
　　　　　　　　　　　　　‖
　　　　　　　　　　　　　O
12.4 モルヒネ 3-グルクロニド

R' = H; R = （HOOC基を持つグルクロン酸）ここで結合

また通常，中枢抑制に先立ち，多幸感をもたらす。過量では，延髄の呼吸中枢を強力に抑制し，死をもたらすこともある。血中の二酸化炭素濃度が増加すると，呼吸中枢は生理的に刺激されるが，モルヒネにより，この呼吸中枢の反応性が抑制されてしまうのである。モルヒネは，また便秘を引き起こす。この症状は，腸壁にあるアドレナリンβ_1受容体が間接的に刺激された結果である，と以前は考えられていた。しかし実際には，モルヒネとその受容体（μまたはδ型）の相互作用により，結腸の駆出性運動が抑制された結果である，というのが正しい。鎮痛量のモルヒネは，延髄の催吐機構を刺激し，悪心や嘔吐を引き起こす。治療量のモルヒネを長期にわたり連用すると，その鎮痛効果に対する著しい耐性が形成され，同じ水準の鎮痛を達成するのに，きわめて高用量のモルヒネが必要になる。モルヒネのもつ最大の欠点は，身体的および精神的な依存性，すなわち耽溺（addiction）を生じやすいことである。

鎮痛薬としてのモルヒネは，このように様々な問題を抱えている。そこで，鎮痛効果を保持し，しかも副作用の少ない誘導体の開発が多数試みられた。化学的および薬理学的な努力目標は，鎮痛効果を耽溺性から切り離すことであった。鎮痛と耽溺という二つの効果は，実際に分離できるのか，あるいは，両者は生化学的に連動しており，分離不能であるのか。モルヒネの分子修飾研究における初期の成果は，そのジ酢酸エステル，ヘロイン（heroin）**12.3**である。この分子は，モルヒネに比べ，多少強力な鎮痛作用を示し，しかも便秘や悪心といった副作用がないと言われる。しかし，静脈内へ投与されたヘロインは，腹部全体にわたる気持ちのよい特有の温もりと共に，オルガスムの感覚に似た多幸感を速やかに引き起こす。ヘロインを注射したとき常用者が最初に経験する陶酔感とは，このような感覚である。モルヒネは，親水的性質をいくらか帯びており，血液脳関門の透過に時間がかかる。2個の親水性ヒドロキシ基をアセチル化によりマスクしたヘロイン分子は，モルヒネに比べはるかに脂溶性であるため，受動拡散により迅速かつ効率的に血液脳関門を透過する。いったん脳へ入ると，エステラーゼが酢酸エステル結合に作用し，ヘロインは6-アセチルモルヒネとモルヒネの混合物へ代謝される。ヘロインの薬理効果は，これらの代謝物に由来すると考えられ，その中枢作用は，静注後1分以内に現れる。ヘロインは，プロドラッグの古典的な一例であり，血液脳関門をはるかに透過しやすいことを除けば，モルヒネに比べ，薬理学的に特にユニークな点はない。

　モルヒネの3-メチルエーテル，コデイン（codeine）**12.2**は，耽溺を生じる傾向が小さい。しかし，鎮痛薬としての効果も明らかに弱い。コデインは，モルヒネと同様，優れた鎮咳作用を示す。そのため，臨床的にはこの目的で広く使用される。コデインは経口的に有効である。この分子の3-ヒドロキシ基は，メチルエーテルとしてマスクされているので，モルヒネと異なり，初回通過代謝（3-グルクロン酸抱合）を受けないからである。コデインは様々な不活性化合物へ代謝される。しかし，用量の約10%はO-脱メチル化され，モルヒネを生成する。コデインは，鎮痛受容体に対してきわめて弱い結合親和性しか示さない。そのため，コデインの鎮痛作用は，代謝産物である少量のモルヒネに由来すると考える薬理学者も多い。しかしその鎮咳効果は，代謝物のモルヒネではなく，コデイン自身によるものと思われる。

構造12.5〜12.7は，その他の代表的なモルヒネ誘導体である。

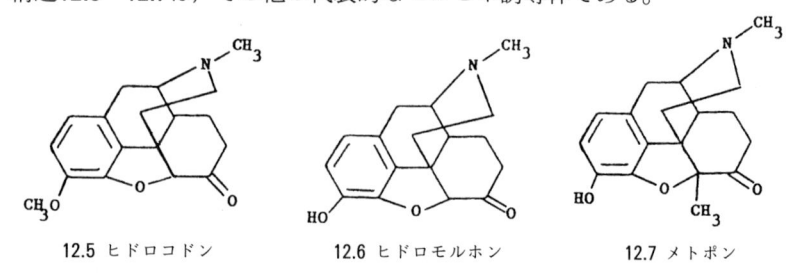

12.5 ヒドロコドン　　12.6 ヒドロモルホン　　12.7 メトポン

これらは，臨床的に有用な鎮痛薬である。しかし，強力な鎮痛効果を耽溺性から分離するという最も重要な目標は，残念ながらどの化合物においても達成されていない。

鎮痛効果は，モルヒネに比べて簡単な構造をもつ分子でも観察される。このような立場から，モルヒネの分子断片を合成する研究も多数試みられた。レボルファノール（levorphanol）12.8はその一例である。

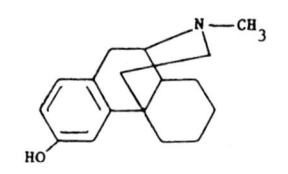

12.8 レボルファノール

この分子は，モルヒネからフラン環とアルコール性ヒドロキシ基を取り去ったモルフィナン誘導体で，強力なモルヒネ様鎮痛作用を示す。いま，レボルファノールをそのメチルエーテルへ変換すると，鎮痛作用のないデキストロメトルファン（dextromethorphan）が得られる。この化合物は耽溺性がなく，ヘロイン嗜癖を助長することもない。デキストロメトルファンは，モルヒネやコデインと同様，強力な鎮咳作用を示す。しかしその作用機序は，モルヒネやコデインのそれとは異なっている。モルヒネやコデインの鎮咳作用は，ナロキソン（naloxone）のようなオピオイド拮抗薬により遮断されるが，デキストロメトルファンのそれは，オピオイド拮抗薬による影響を受けないのである。この薬物は，ほとんど副作用がなく，その毒性も低い。そのため，処方箋を必要としない一般用咳止め薬の主要成分として広く使用される。

モルヒネとよく似た真性のオピオイド鎮痛作用を示す化合物には，その他，

構造12.9〜12.11のようなものがある。

12.9 メペリジン　　12.10 アルファプロジン　　12.11 メサドン

　モルヒネ様合成鎮痛薬の化学構造は，きわめて多様である。それらは，モルヒネ自身の簡単な分子断片（12.8）のこともあり，4-フェニルピペリジン誘導体（12.9, 12.10）や非環式系（12.11）のこともある。しかしこれらの化合物は，構造的に類似性がないにもかかわらず，すべてモルヒネと定性的に同じ強力な鎮痛作用を示す。また耽溺性があり，かつヘロイン嗜癖を助長する。

　メサドン（methadone）12.11は，その強力な鎮痛効果，経口投与時の高い生物学的利用能，身体的依存患者の禁断症状に対する長時間の抑制効果に加え，耐性が形成されにくく，繰り返し投与しても効果の低下が起こらないなど，注目すべき特長を備えている。この薬物は，ヘロイン常習者に対するメサドン療法の主薬として使用される。メサドンを投与された患者は禁断症状が緩和され，ヘロインを必要としなくなる。また，ヘロインを投与されても，ヘロイン単独のときのような悦楽を感じない。患者はヘロイン嗜癖から脱し，メサドン嗜癖へ移行する。しかしメサドンは，ヘロインのような多幸感を引き起こさないし，常用しても，ヘロインに比べ禁断症状が軽い。メサドン療法を受けている患者は，学校へ通うことも，また仕事に就くことも可能である。

　MPTP 12.12は，ヘロイン代用薬として不法に製造された合成麻薬——メペリジンやアルファプロジンに類似した構造をもつ4-フェニルピペリジン系のデザイナードラッグ（designer drug）——に含まれる不純物として，最初発見された化合物である。MPTPは，恐らく合成麻薬の製造過程で起こった脱離副反応の生成物であろう。製品中にこのような物質が混在するのは，中間体や最終生成物の精製が不十分である証拠である。

　静注されたMPTPは，永久的なパーキンソン症候群を誘発する。MPTP症候群に罹った患者を対象に行われた数年間の追跡調査によると，パーキンソン症

候群はいつまでも存続し，症状の改善は見られなかったという。このような症状は，生化学的には，MPTPの代謝にその原因を求めることができる。MPTPは，モノアミン酸化酵素（MAO-B）により代謝され，2種の化合物12.13と12.14を生成する。これらの代謝物は，ミトコンドリアの酸化過程を阻害し，黒質線条体路のドパミン作動性ニューロンを変性させる。この状態は，特発性パーキンソン病でも同様に報告されている。MPTP症候群に罹った患者は，通常のパーキンソン病患者に対する標準的な薬物療法に反応する。MAO-B阻害薬デプレニル（deprenyl）は，MPTP中毒に対して有効である。

12.12 MPTP　　　　12.13　　　　12.14

12.3 オピオイド薬物の拮抗薬

ナロルフィン（nalorphine）12.15は，モルヒネのN-メチル基をアリル基で置換した半合成化合物で，モルヒネ様鎮痛作用を示す。

12.15 ナロルフィン

この化合物は，またモルヒネなどの天然および合成オピオイド鎮痛薬に対して直接的な拮抗作用を示す。モルヒネを投与した後，ナロルフィンを投与すると，モルヒネの鎮痛効果は消失し，モルヒネにより引き起こされた多幸感や呼吸抑制もすべて打ち消される。ナロルフィンの作用は，きわめて特異的である。したがって，オピオイド鎮痛薬を過量投与されたと思われる患者にナロルフィンを投与してみても，患者の容体が速やかに改善されないならば，その症状は，

オピオイドによって引き起こされたものではないと結論してもよい。ナロルフィンは，麻薬中毒者に禁断症状を誘発する。また上述のように，ナロルフィン自体は弱い鎮痛薬でもあり，不完全作動薬／不完全拮抗薬としての性質を示す。しかし，鎮痛薬として臨床的に使用されることはない。悪心や嘔吐を起こしやすく，また幻覚を誘発するからである。これらの副作用は，治療量のモルヒネでも見られるが，ナロルフィンでは，その作用はより強力である。

　レバロルファン（levallorphan）**12.16**は，レボルファノールの*N*-アリル同族体である。この合成化合物は，ナロルフィンときわめてよく似た薬理作用プロフィルをもつ。それに対し，ナロキソン（naloxone）**12.17**とナルトレキソン（naltrexone）**12.18**は純粋なオピオイド拮抗薬である。これらの薬物は，ほとんど鎮痛作用がなく，あったとしても，きわめて高用量を必要とする。また，多幸感や耽溺を来すこともない。ナロキソンとナルトレキソンは，オピオイド依存症に対する総合治療戦略の一環として使用される。ナルトレキソンは，またアルコール中毒の治療で佐剤としても使われるが，これはこの薬物に，エタノールの強化能力のいくつかを遮断し，アルコールに対する患者の渇きを和らげる働きがあるからである。

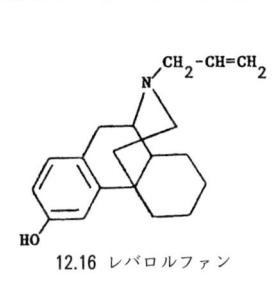

12.16 レバロルファン

12.17 ナロキソン R ＝ -CH$_2$-CH=CH$_2$
12.18 ナルトレキソン R ＝ -CH$_2$-△

12.4 鎮痛受容体

　これまでに取り上げたモルヒネなどの天然および合成鎮痛薬は，中枢神経系にある特異的な受容体——オピオイド受容体または鎮痛受容体と呼ばれる——に作用し，その鎮痛効果を発現する。これらの受容体は単一ではなく，様々なサブタイプが存在する。古典薬理学的な研究とクローニング研究から最初に確

認されたのは，μ受容体とκ受容体である。鎮痛には，μ受容体とκ受容体の両者が関係するが，臨床的に有用なオピオイド鎮痛薬のほとんどは，μ受容体に対して選択性を示す。ただし高用量では，オピオイド鎮痛薬はこの選択性を失い，μとκの両受容体を刺激するようになる。μ受容体は，さらに2種のサブタイプ（μ_1, μ_2）へ細分される。μ_2受容体は脊髄に分布し，呼吸抑制や便秘といったモルヒネの副作用を仲介する。一方，μ_1受容体は脳に分布し，モルヒネの鎮痛効果を主に伝達する。また，多幸感はμ受容体，不快気分——倦怠，抑うつ——はκ受容体により，それぞれ仲介されると考えられる。オピオイド薬物は，μ受容体とκ受容体に対する効果の相対的大きさに依存し，様々な度合で多幸感を引き起こす。これまでに確認されているκ受容体のサブタイプは，κ_1, κ_2およびκ_3の3種類である。

ナロルフィンやレバロルファンのような混合作用型作動-拮抗薬は，μ受容体ではモルヒネの競合的拮抗薬であり，その鎮痛作用はκ受容体を介して発現される。また，純粋な拮抗薬ナロキソンとナルトレキソンは，μとκの両受容体に対して親和性を示し，いずれの受容体でも作動性効果を現すことはない。

12.4.1 κ作動薬，ペンタゾシン

ペンタゾシン（pentazocine）**12.19**は，適度に強力かつ活性なモルヒネ様鎮痛薬である。この薬物は当初，依存症を起こす傾向がほとんどないと思われたため，特別の規制を加えることなく市場へ導入された。

しかしその後，ペンタゾシンは，身体的および精神的依存を引き起こすことが確認された。現在，この薬物は，米国麻薬取締局（DEA）の別表4に記載されている。これは，フェノバルビタールと同じ扱いである。

12.19 ペンタゾシン

ペンタゾシンはκ_1作動薬であり，その鎮痛効果はこの性質に由来する。μ受

容体でのペンタゾシンは弱い拮抗薬か，不完全作動薬である．そのため，この薬物はモルヒネの禁断症状に対して予防効果も改善効果も示さない．モルヒネなどの μ 作動薬を常用する患者へペンタゾシンを投与すると，禁断症状が誘発される．また，長期にわたるペンタゾシンの使用は依存症を生じ，ナロキソンの投与は禁断症状を惹起する．簡単に入手できる錠剤からペンタゾシンを抽出し，自分で静脈内投与する常用者も多い．通常，ペンタゾシンは抗アレルギー作用をもつヒスタミン H_1 受容体遮断薬，トリペレナミン（tripelennamine）17.8と組み合わせて使用される．静脈内投与されたトリペレナミンは多幸感を引き起こし，ペンタゾシンによるそれを相加的に増強するという．トリペレナミンは，顕著な副作用として，中枢でのノルエピネフリンの再取込み（摂取-1）を阻害する．多幸感は，この機構により説明されよう．ペンタゾシンの錠剤を注射剤として不法に使用することを止めさせるため，経口用錠剤には，ナロキソン塩基0.5 mgに相当する塩酸ナロキソンが添加されている．経口投与されたナロキソンは，肝臓での初回通過代謝により分解されるので薬理効果を示さない．しかし錠剤の抽出物を静脈内へ投与した場合には，その中に含まれるナロキソンは速やかに分解せず，ペンタゾシンの効果に拮抗する．そのため，患者は多幸感を得ることができない．

12.5 鎮痛受容体の内因性作動薬

　モルヒネ様鎮痛薬は，脳や脊髄にある特異的な受容体と反応して生理的応答の引き金を引き，痛覚脱失（鎮痛）の効果を発現する．100年以上の昔から，化学者や薬理学者は，「ケシの乳汁に含まれる微量の化学成分により，構造的にもまた立体化学的にも，かくも絶妙な選択性で活性化され，劇的な応答を誘発する受容体が，なぜ我々の体内に存在するのか？」という深遠な哲学的問題に悩み続けてきた．哺乳動物は，正常な生理的成分として，体内でモルヒネを産生すると考えた研究者もいた．これは，確かに興味をそそる仮説であったが，それを裏付ける証拠が揃わなかった．そのため，この仮説はこれまでほとんど忘れ去られていた．しかし最近になって，モルヒネとコデインがある種の動物やヒトの内因性成分として存在することを示す，説得力のある研究が報告され，

食物成分と内因性物質を原料とする合理的な生合成経路も併せて提案された。この新しい主張と仮説は，まだ一般には受け入れられていないが，注目に値するものである。

　動物やヒトの中枢神経系に分布する鎮痛受容体は，いくつかの内因性ペプチド類（エンドルフィン）に対する生理的な作用部位でもある。エンドルフィンは恐らく神経伝達物質である。脳組織からこれまでに単離されたエンドルフィンのうち代表的なものは，メチオニンエンケファリン**12.20**，ロイシンエンケファリン**12.21**，ダイノルフィンA（dynorphin A）**12.22**，β-エンドルフィン（β-endorphin）**12.23**などである。

H-Tyr-Gly-Gly-Phe-Met-OH
12.20　メチオニンエンケファリン

H-Tyr-Gly-Gly-Phe-Leu-OH
12.21　ロイシンエンケファリン

H-Tyr-Gly-Gly-Phe-Leu-Arg-Arg-Ile-Arg-Pro-Lys-
Leu-Lys-Trp-Asp-Asn-Gln-OH
12.22　ダイノルフィンA

H-Tyr-Gly-Gly-Phe-Met-Thr-Ser-Glu-Lys-Ser-Gln-Thr-Pro-Leu-Val-Thr-
Leu-Phe-Lys-Asn-Ala-Ile-Ile-Lys-Asn-Ala-Thr-Lys-Lys-Gly-Glu-OH
12.23　β-エンドルフィン

　これらのエンドルフィンには，5個のアミノ酸からなる配列Tyr-Gly-Gly-Phe-Leu（またはMet）が共通に存在する。エンドルフィンは鎮痛受容体と相互作用し，オピオイド鎮痛薬と同様の鎮痛効果を現す。β-エンドルフィンは，これまでに発見されたエンドルフィンの中で最も活性が高い。生体は，体外から投与されたエンドルフィンに対して，耐性と身体依存性を発現する。エンドルフィンとモルヒネとの間には，交差耐性と交差身体依存性が観測され，両者は嗜癖を肩代わりし合う。また，エンドルフィンの少なくとも幾つかは，モルヒネと同様，ナロキソンによりその作用を妨げられる。

　エンドルフィンの研究は，内因性ペプチドをリガンドとする新しいオピオイ

ド δ 受容体の発見へと我々を導いた。モルヒネや非ペプチド系の合成および半合成オピオイド類は，一般に δ 受容体ではほとんど作用しない。それに対し，メチオニンエンケファリン，ロイシンエンケファリンおよび β-エンドルフィンは，δ 受容体と μ 受容体で強力なリガンド作用を現す。しかし κ_1 および κ_2 受容体では，ほとんど不活性である。また，ダイノルフィンのいくつかは，κ_1 受容体で最大のリガンド作用を現し，μ 受容体と δ 受容体には比較的低い親和性しか示さない。最近，新しい内因性ペプチド，エンドモルフィン（endomorphin）がウシ脳から単離された。このエンドモルフィンは，μ 受容体に対して高い親和性と特異性を示す。また動物試験によると，モルヒネのそれに匹敵する鎮痛作用を発現するという。

純粋な μ および κ 拮抗薬，ナロキソンとナルトレキソンもまた，δ 受容体で拮抗作用を現す。この方面の薬理学的研究は，特異的な非ペプチド系 δ 作動薬の開発が遅れたため，長い間停滞した状態が続いた。しかし現在では，δ 受容体に対して高い選択性（δ/μ 比 ≒ 2000）を示す δ 作動薬が知られており，また δ 受容体へ選択的に作用する非ペプチド系拮抗薬も利用することができる。δ 受容体は，μ 受容体や κ 受容体と同様，単一ではなくサブタイプが存在すると考えられる。

12.6 エンドルフィンとオピオイドの鎮痛作用機序

エンドルフィンの多岐にわたる生理作用は，まだ完全には解明されていない。この内因性ペプチドは，恐らく神経伝達物質である。その主な役割は，中枢神経系に作用し，痛みの知覚を緩和することにある。しかしエンドルフィンは，その他にも生理機能をもつように思われる。オピオイドやエンドルフィンによる鎮痛の生化学的機構は複雑である。δ，μ および κ 受容体は G タンパク質共役型で，負の共役によりアデニル酸シクラーゼ活性を抑制する。これらの受容体はまた，膜を通るカリウムイオンとカルシウムイオンの移動にも関与する。エンドルフィンとオピオイドは，大脳皮質や大脳辺縁系——気分や情動を支配——にあるドパミン作動性経路とコリン作動性経路を調節すると考えられる。ニコチン様作動薬のいくつかは抗侵害受容作用を示す。この作用は，ナロキソ

ンではなく，ニコチン受容体拮抗薬により遮断される。最近の報告によると，ある種のGABA-A作動薬やGABA-B作動薬もまた，齧歯動物で抗侵害受容作用を示すという。求心性（知覚）神経の終末にあるオピオイド受容体は，サブスタンスPの遊離抑制の仲立ちをする。痛覚の神経伝達物質としてのサブスタンスPの役割については，第11章で既に述べた通りである。モルヒネは，その他，脊髄の介在ニューロンに対してもシナプス後抑制作用を示し，サブスタンスPの効果を遮断する。アドレナリンα_2受容体作動薬のいくつかも，抗侵害受容作用を示す。実際，クロニジン7.10はこの目的に使用されている。

動物やヒトの静脈内へエンドルフィンを投与すると，鎮痛効果が現れる。これは，恐らく中枢神経系へのエンドルフィンの直接的な作用による。エンドルフィンは，血液脳関門をある程度透過することができるのである。

エンケファリンは，コリン作動系の場合と同様，酵素的な不活性化によりその鎮痛活性を失う。ペプチダーゼのエンケファリナーゼ（enkephalinase）は，エンケファリンの鎖を切断し，薬理学的に不活性な断片へ変換する。エンケファリナーゼやその関連酵素を不活性化する阻害薬も知られている。このような阻害薬を使用すれば，エンケファリンの薬理効果は長く持続するはずである。実際，この種の化合物の幾つかは，マウス実験で鎮痛作用を示し，その効果はナロキソンにより可逆的に阻害されるという。エンケファリナーゼの不活性化剤は，痛みを強力に緩和する新しい型の鎮痛薬として注目に値する。

12.7 オピオイドと鎮痛ペプチドの耐性ならびに依存性

耐性（tolerance）は，所定の水準の薬理効果を発現するのに必要な薬用量が増加する現象である。オピオイド鎮痛薬の場合，耐性の形成は速やかである。依存性（dependence）は，耐性とは別の現象であり，明確な禁断症状を伴う身体依存性と，薬物を渇望する精神依存性から成り立つ。精神依存性は，身体依存性に比べより重要である。耐性は，薬物の代謝的不活性化の促進，受容体に対する薬物の親和性の低下，エンドルフィンの分泌量の減少，受容体のダウンレギュレーションといった因子により引き起こされる。交差耐性は，異なる受容体に作用する薬物間ではなく，同じ受容体に作用する薬物間で見られ，そ

の形成には，Gタンパク質やアデニル酸シクラーゼを発現する遺伝子の変化が恐らく関与する．また一酸化窒素の産生は，モルヒネに対する耐性に影響を及ぼす．脳内のノルアドレナリン作動性経路は禁断症状，ドパミン作動性経路とコリン作動性経路は依存症候群にそれぞれ関係があると考えられる．

耽溺の生理学に果すエンドルフィンの役割は，夥しい数の研究がなされているにもかかわらず，まだほとんど解明されていない．外因性エンドルフィンにより生ずる耽溺は，「なぜヒトは，自身の内因性エンドルフィンに対して耽溺を生じないのか？」という興味ある疑問を提示する．これは，恐らく依存性に対する生体の防御機構として，迅速かつ効率的な酵素的不活性化が，内因性エンドルフィンに対して選択的に起こるためであろう．

12.8 内因性鎮痛物質の生理学的意味

ヒトや動物は，体内で鎮痛物質を合成し，それを利用している．このことには深い意味がある．生体は，痛覚を止めるための生理機構を備えている．末梢自律神経系による臓器や腺の二重神経支配を含め，これまで様々な生体調節機構を取り上げてきたが，痛みに対しても同様に，抑制と均衡を保つ一連の機構が存在する．生体は痛覚を生じる化学物質を合成して，それを利用し，またこのような発痛物質の効果は，内因性鎮痛物質によって中和される．痛みを生じる刺激を受けても反応しない人がいるが，これは恐らく純粋な生理的現象を反映したものであり，勇気の目安とはならない．このような人は，痛み刺激に対して鎮痛ペプチドを放出するような条件反射が形成されており，本当に痛みを感じないのである．鎮痛薬の臨床試験におけるプラセボ効果や，鍼術による麻酔-鎮痛効果も，条件反射の立場から同様に説明される．長時間のランニングなどの有酸素運動で経験される陶酔状態，「ランナーズハイ（runners' high）」症候群も，やはり鎮痛ペプチドなどの神経伝達物質の分泌増加によるものであろう．

推 薦 文 献

1. Fournie-Zaluski, M. C. Design and Evaluation of Inhibitors of Enkephalin-Degrading Enzymes. *Neurochem. Int.* **1988**, *12*, 375-382.
2. Opioid Peptides: An Update, NIDA Monograph #87; Rapaka, R. S.; Dhawan, B. N., Eds.; U. S. Dept. of Health and Human Services: Rockville, Md., 1988.
3. Lynch, D. R.; Snyder, S. H. Neuropeptides: Multiple Molecular Forms, Metabolic Pathways, and Receptors. *Ann. Rev. Biochem.* **1986**, *55*, 773-799.
4. Ollat, H.; Parvez, S.; Parvez, H. Endogenous Morphins and Nociceptors, *Biogenic Amines* **1989**, *6*, 381-410.
5. Frederickson, R. C. A.; Chipkin, R. E. Endogenous Opioids and Pain: Status of Human Studies and New Treatment Concepts. *Prog. Brain Res.* **1988**, *77*, 407-417.
6. *The Tachykinin Receptors*; Buck, S. H., Ed.; Humana Press: Totowa, N.J., 1994.
7. Reisine, T.; Pasternak, G. Chapter 23. Opioid Analgesics and Antagonists. In *Goodman and Gilman's The Pharmacological Basis of Therapeutics*, 9th ed.; Hardman, J. G. *et al.*, Eds.; McGraw-Hill: New York, 1996; pp. 521-555.
8. O'Brien, C. P. Chapter 24. Drug Addiction and Drug Abuse. 推薦文献7, pp. 557-577.
9. *The Pharmacology of Opioid Peptides*; Tseng, L. F., Ed.; Harwood: Chur, Switzerland, 1995.

第13章 全身および局所麻酔薬

　全身麻酔薬（general anesthetic）は，患者の意識を消失させ，痛み刺激に対する全身の知覚を鈍麻-消失させる薬物である。この薬物は全身投与され，その効果は主に中枢神経系に現れる。局所麻酔薬（local anesthetic）は，神経インパルスの伝導を可逆的に遮断する薬物で，身体のほとんどの部位がその作用の対象となる。神経幹と接触した局所麻酔薬は，知覚神経インパルスと運動神経インパルスの両者を遮断する。局所麻酔薬に分類される薬物のほとんどは，非経口的に使用され，皮下または直接組織や器官へ投与されることが多い。局所麻酔薬のいくつかは毒性が強すぎ，注射による投与には適さない。コカイン（cocaine）**13.15**やジブカイン（dibucaine）**13.11**などがその例である。これらの薬物は表面麻酔薬（topical anesthetic）として使用され，鼻，口腔，咽喉，食道，気管，気管支，尿生殖路など，麻酔したい部位の粘膜表面へ直接適用される。

13.1 全身麻酔薬

13.1.1 吸入麻酔薬

　蒸気の吸入により全身麻酔作用を示す化合物のいくつかを図13.1に示した。これらは，気体若しくは低沸点の液体である。吸入麻酔薬（inhalation anesthetic）は，構造非特異的な薬物に属する。したがって，それらの化学組成，分子形状，電子配置および立体化学はあまり重要ではない。問題となるのは，物理化学的な性質である。これらの分子は，いずれもきわめて脂溶性かつ疎水性であり，血液脳関門を自由に透過する。吸入麻酔薬を正しく使用するためには，呼吸生理学に関するかなりの知識と，吸気，血液および組織間のガス交換

N_2O 亜酸化窒素　　$CHCl_3$ クロロホルム　　△ シクロプロパン

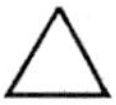

$C_2H_5-O-C_2H_5$ ジエチルエーテル　　Xe キセノン

図13.1 全身吸入麻酔薬としてこれまでに使用されたことのある薬物

に関与する物理化学的パラメータの理解が不可欠である。吸入麻酔薬の効力は，最小肺胞内濃度（MAC）により評価される。MACは，有害な刺激にさらされた患者や動物の50％が不動性状態を来すのに必要な，1気圧の肺胞内での麻酔薬の最小濃度のことである。効力のこの定義は，「麻酔薬は肺胞，血液および脳の間で速やかに平衡に達し，その時の薬物の分圧は肺と脳でほぼ等しい」という前提に立っている。

これらの薬物の全身麻酔効果を完全に説明できる理論は，残念ながらまだ存在しない。諸説のうち，代表的なものは次の通りである。

1. *脂質溶解度-粘性仮説*：脂溶性の吸入麻酔薬は，神経膜の脂質マトリックスへ溶解し，その粘性を低下させる。この膜粘性の低下は，神経インパルスの正常な伝達を妨げ，その結果として，麻酔作用が現れる。この仮説は，膜が粘性流体の性質を持つことを仮定した流動モザイクモデルと矛盾しない。しかし現在，この仮説の妥当性をそのまま認める薬理学者は少ない。

2. *膜タンパク質結合仮説*：吸入麻酔薬は，膜タンパク質の疎水領域へ結合し，その作用を発現すると考える学説である。この結合に関与するタンパク質はまだ特定されていない。しかし，イソフルラン（isoflurane）**13.3**の麻酔効力は，二つの鏡像体間できわめて異なる。この事実は，イソフルランの主な作用部位が脂質ではなく，タンパク質であることを強く示唆する。また吸入麻酔薬は，軸索伝導ではなく，シナプス伝達に影響を及ぼし，その麻酔作用は，抑制性シナプスでの神経伝達物質の遊離促進や，興奮性シナプスの抑制により引き起こされると考える。

3. *受容体結合仮説*：最近の研究によれば，ある種の吸入麻酔薬——ハロタ

ン13.1, イソフルラン13.3など——は,セロトニン受容体の5-HT$_3$サブタイプの機能に影響を及ぼす。しかし,その意義はまだ解明されていない。また別の研究によれば,吸入麻酔薬は,ニューロンのGABA-A受容体とグリシン受容体を活性化するという。これらの研究は,吸入麻酔薬が構造非特異的であるとする従来の考え方に変更を迫るものである。

ジエチルエーテルのような比較的作用の遅い吸入麻酔薬の場合,麻酔は,薬物の血中濃度の増加と共に,次の4段階を経て進行する。

1. *第Ⅰ期（痛覚脱失期）*：大脳皮質の高位中枢が軽く抑制され,患者の意識は混濁する。また,痛み刺激に対する反応も低下する。
2. *第Ⅱ期（興奮期）*：大脳皮質の運動中枢が抑制される。患者は意識を消失し,痛みのない刺激（無痛刺激）には反応しない。しかし,痛みのある刺激（疼痛刺激）には反応し,身体を動かす。また,うわごとを言い,呼吸が粗くなり,嘔吐を来す。第Ⅱ期は潜在的に危険をはらんでいる。この時期を短縮し取り除くことは,近代麻酔法の課題である。
3. *第Ⅲ期（外科麻酔期）*：これは外科手術に適した時期である。自発運動は消失し,呼吸も正常に戻る。この時期は,麻酔の深度に応じて,さらに四つの相に細分される。
4. *第Ⅳ期（呼吸麻痺期）*：中枢神経系の抑制は,延髄にある呼吸調節中枢に及ぶ。呼吸筋（横隔膜,肋間筋）への遠心性インパルスが止まるため,呼吸は停止し,患者は速やかに死に至る。

現在使用されている吸入麻酔薬のうち,代表的なものを図13.2に示した。昔広く使用されたジエチルエーテルやシクロプロパンなどの麻酔薬は,これらの薬物により取って代わられた。その主な理由は,ジエチルエーテルやシクロプロパンが空気と爆発性の混合物を形成することにある。電気器具や電子装置が装備された手術室では,その使用はかなり危険を伴う。現在,最も広く使用されている吸入麻酔薬は,恐らくハロタン（halothane）13.1である。ハロタンは可燃性ではない。また,比較的速やかに第Ⅲ期の麻酔状態を誘発し,投薬を止めた後の覚醒も速やかである。吸収されたハロタンの80％は,未変化のまま呼気中へ排泄される。また,呼気中へ排泄されなかったハロタンのうち約50％は,肝細胞の小胞体にある酸化酵素により代謝される。最も重要な代謝物

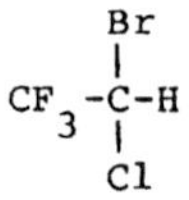

$$CF_3-\underset{\underset{Cl}{|}}{\overset{\overset{Br}{|}}{C}}-H$$

13.1 ハロタン

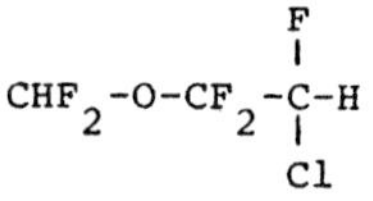

$$CHF_2-O-CF_2-\underset{\underset{Cl}{|}}{\overset{\overset{F}{|}}{C}}-H$$

13.2 エンフルラン

$$N_2O$$

13.3 亜酸化窒素

$$CHF_2-O-CHCl-CF_3$$

13.4 イソフルラン

$$CHF_2-O-CHF-CF_3$$

13.5 デスフルラン

図13.2 現在使用されている代表的な吸入麻酔薬

はトリフルオロ酢酸である。この化合物は尿中へ排泄される。ハロタンを繰り返し投与すると，増加したトリフルオロ酢酸は肝臓のタンパク質と反応し，免疫応答の引き金となるトリフルオロアセチル化タンパク質を生成する。この反応は，ハロタンを反復投与された患者で見られる肝障害の原因と考えられる。ハロタンの反復投与は，またミクロソーム代謝酵素を誘導し，トリフルオロ酢酸の産生を促進する。

ポリフッ素化エーテルのエンフルラン（enflurane）**13.2**，イソフルラン（isoflurane）**13.4**およびデスフルラン（desflurane）**13.5**は，ハロタンに比べ代謝されにくい。そのため，投与された薬物のほとんどは，呼気中へそのまま排泄される。これは，特にイソフルランとデスフルランに当てはまる。これらの薬物では，代謝的に分解される量は，投与量の1％以下である。

亜酸化窒素（nitrous oxide）**13.3**は，現在もなお使用されている最も古い吸入麻酔薬の一つである。亜酸化窒素は，においも味もなく可燃性でもないが，酸素と同様，燃焼を助ける働きがある。代謝物は報告されていない。恐らく，100％未変化のまま体外へ排泄されるのであろう。作用の発現は速やかである。しかし，その効力は低い。亜酸化窒素80％と酸素20％の混合物——酸素の摂取量を減らさないで達成できる最大濃度——を使用した場合でさえ，外科手術に必要な第Ⅲ期の麻酔状態は得られない。鎮痛効果が現れるだけである。亜酸化窒素は，中枢神経系を速やかに抑制することから，作用発現の遅いより強力な吸入麻酔薬を投与する前の前処置に使用されることが多い。

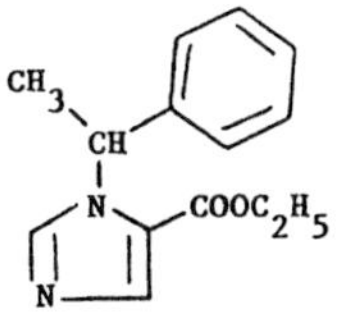

13.6 エトミデート

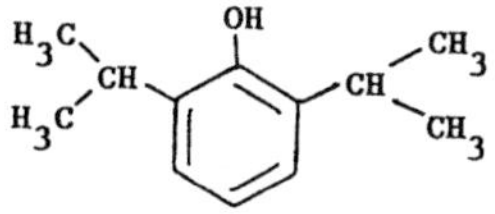

13.7 プロポフォル

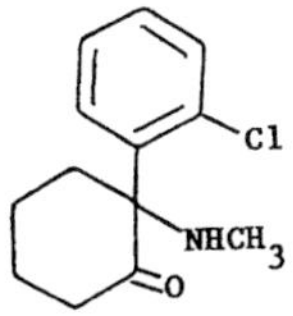

13.8 ケタミン

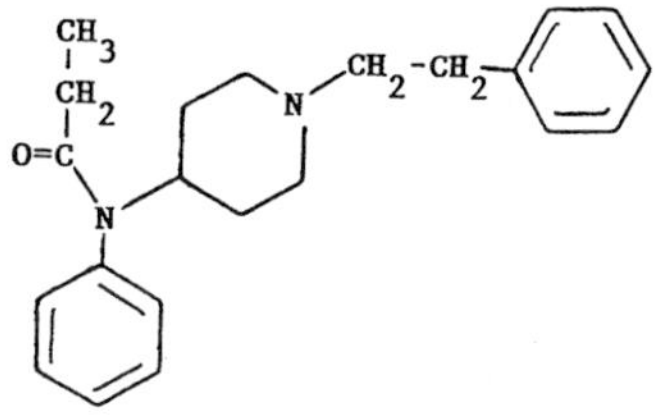

13.9 フェンタニール

図13.3 代表的な静脈麻酔薬

13.1.2 静脈麻酔薬

吸入麻酔薬は，亜酸化窒素のように速効性のものでも，作用が現れるまでに数分を必要とする。患者は，それまでの間，第II期の麻酔状態（興奮）をある程度経験せざるを得ない。静脈麻酔薬（intravenous anesthetic）は，患者の意識を約20秒で消失させることができる。この静脈麻酔薬は，亜酸化窒素と同様，麻酔を導入する目的で，より強力な吸入麻酔薬と共に使用される。

チオペンタール**10.11**のようなチオバルビツレートが静脈麻酔薬として使用されることは，既に第10章で述べた（10.6.2項参照)。図13.3に示した薬物は，それ以外の代表的な静脈麻酔薬である。ケタミン（ketamine）**13.8**は，ストリートドラッグ（street drug）のフェンシクリジン**9.5**と構造的に関連がある。この薬物は，フェンシクリジンと同様，グルタミン酸NMDA受容体を遮断してCa^{2+}の流入を抑制し，興奮性シナプス伝達を妨げる。ケタミンは，また向精神作用においてもフェンシクリジンとよく似た性質を示す。すなわちケタミンによる麻酔では，回復過程でフェンシクリジンの場合と同様，幻覚，不条理行動，譫妄といった症状が一般に現れる。フェンタニール（fentanyl）**13.9**は，吸入麻酔薬と一緒に使用される代表的なオピオイドである。モルヒネもこの目

的に使用されるが，フェンタニールはモルヒネよりも50〜100倍強力である。またフェンタニールは，モルヒネに比べ，心血管系の副作用が少なく，呼吸が抑制される時間も短い。これらの理由から，フェンタニールとその関連薬物は，モルヒネに代わる麻酔補助薬として現在広く使用されている。ジアゼパム（diazepam）9.14は，ベンゾジアゼピン系の静脈麻酔薬を代表する薬物である。この系列の薬物も，やはり他の麻酔薬と一緒に使用される。ベンゾジアゼピン系薬物による麻酔作用は，GABA-A受容体に隣接するベンゾジアゼピン受容体との相互作用に由来すると考えられる。エトミデート（etomidate）13.6は，チオバルビツレートに比べ，呼吸や心血管を抑制する用量と麻酔量との差が大きい。この理由から，エトミデートはチオバルビツレートに取って代わりつつある。エトミデートを静脈内へ投与すると，約5分持続する睡眠が誘発される。

　プロポフォル（propofol）13.7は，他の静脈麻酔薬と比べ，ユニークな構造をもつ。この薬物は水に難溶な液体で，適当な可溶化基をもたない。そのため，水性乳剤として静脈内投与される。プロポフォルの薬理作用は，脳内GABAの効果を増強するその能力に由来すると考えられる。プロポフォルは，ベンゾジアゼピン受容体とは恐らく結合しない。しかしその効果は，ベンゾジアゼピン系薬物のそれとよく似ている。

13.2 局所麻酔薬

　局所麻酔薬（local anesthetic）は主に神経の細胞膜に作用し，求心性(知覚)神経インパルスの発生と伝導を抑制する。この薬物は，電圧作動性Na^+チャンネルの内部にある結合部位と相互作用して通門を妨げ，膜の興奮性を低下させると考えられる。局所麻酔薬の中には，前述の吸入麻酔薬と同様，膜タンパク質と相互作用し，二次的な非特異的作用を示すものもある。局所麻酔薬のほとんどは，高度に疎水性の構造部分と塩基性アミノ基を分子内に併せもつ，エステルまたはアミド化合物である。そのアミノ基は，側鎖の末端に位置することが多いが，飽和ヘテロ環の一部をなしていることもある（図13.4）。

　プロカイン（procaine）13.10，テトラカイン（tetracaine）13.12，リドカイン（lidocaine）13.13のような局所麻酔薬は，水に易溶な塩の形で非経口的

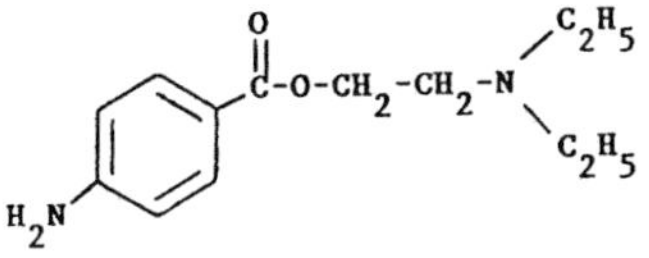

第13章 全身および局所麻酔薬

13.10 プロカイン

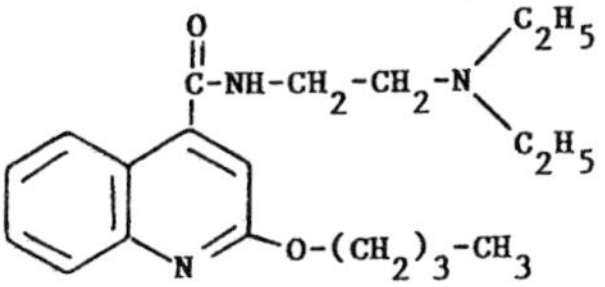

13.11 ジブカイン

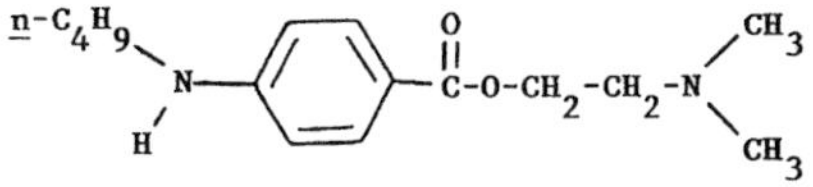

13.12 テトラカイン

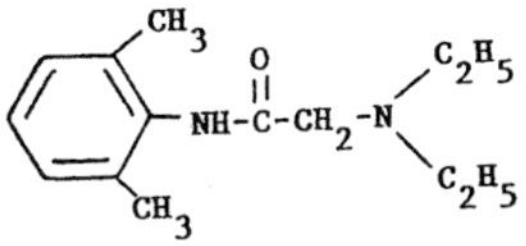

13.13 リドカイン

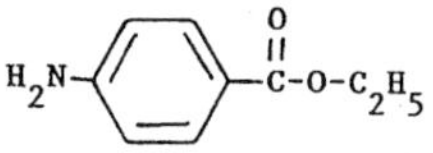

13.14 ベンゾカイン

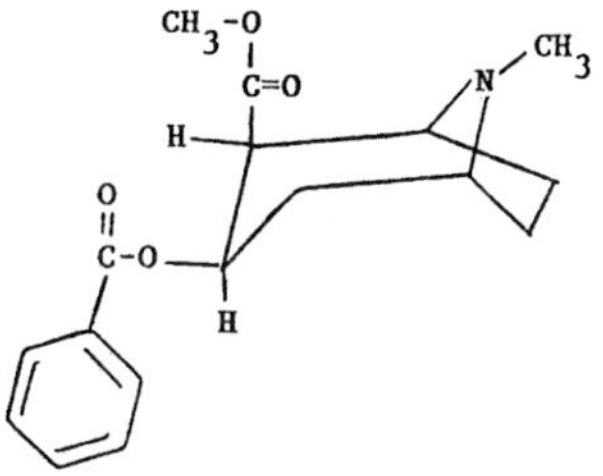

13.15 コカイン

図13.4 代表的な局所および表面麻酔薬

に投与される。これらの薬物の活性はpHに依存し，アミノ基が非荷電型で存在しやすいアルカリ性の環境では増強される。軸索膜を透過し，（結合部位が存在する）Na^+チャンネル内側の末端へ到達するためには，局所麻酔薬分子は非荷電型で存在し，できる限り脂溶性の高い状態を保たなければならない。しかしその受容体へ結合するのは，一般にカチオン型である。すなわち局所麻酔薬は，チャンネルの開いたゲートを通って移動する際，周囲からプロトンをもらい，結合部位へ達した時点では，カチオン型になっていると考えられる。例外はベンゾカイン（benzocaine）**13.14**である。この薬物は水に難溶で，そのアミノ基は塩基性がきわめて弱い。そのため生理的条件下では，プロトン化されることはない。ベンゾカインは，様々な一般用医薬品で表面麻酔成分として使われている。また，創傷や潰瘍を生じた皮膚表面へ直接適用され，医療用と

しても使用される。ベンゾカインは溶解度が低いため、適用部位からの拡散が遅い。したがって、その麻酔効果は長時間持続し、しかも毒性が低い。

局所麻酔薬の作用持続時間は、患部の神経と接触している時間に比例する。コカイン（cocaine）**13.15**は、ノルエピネフリンの再取込み（摂取-1）過程を阻害することにより、適用部位の血管を収縮させる。この血管収縮は、適用部位から循環系への薬物の拡散を妨げる効果がある。他の局所麻酔薬は、コカインと異なり、血管を収縮させる作用がない。そのため、これらの薬物では、非経口的に使用する場合、その効果をより長く持続させる目的で、注射液中に血管収縮薬（エピネフリン）を少量加えるのが通例である。

吸収された局所麻酔薬は中枢神経系を興奮させ、不眠や振戦をもたらし、さらには痙攣を引き起こす。この興奮に続き、深い中枢抑制が現れ、最悪の場合、患者は呼吸不全により死に至る。図13.4に挙げた代表的な局所麻酔薬の構造を眺めてみよう。これらの薬物は、いずれもかなり脂溶性である。このことは、局所麻酔薬が受動拡散により血液脳関門を透過する可能性を示唆する。局所麻酔薬は、（興奮に続く抑制という）二相的な中枢作用を示すが、これらの作用は、いずれもニューロン活性の抑制に起因すると考えられる。最初の中枢興奮も、実は抑制性ニューロンが選択的に抑制された結果である。ちなみに、コカインは、その他にも、中枢神経系のシナプス間隙に存在するドパミン、ノルエピネフリンおよびセロトニンの濃度を高める働きがあり、気分や行動に強力な効果を及ぼすことが知られている。

推 薦 文 献

1. Kennedy, S. K.; Longnecker, D. E. Chapter 13. History and Principles of Anesthesiology. In *Goodman and Gilman's The Pharmacological Basis of Therapeutics*. 9th ed.; Hardman, J. G., *et al.*, Eds.; McGraw-Hill: NewYork, 1996; pp. 295-306.
2. Marshall, B. E.; Longnecker, D. E. Chapter 14. General Anesthetics. 推薦文献1, pp. 307-330.
3. Catterall, W.; Mackie, K. Chapter 15. Local Anesthetics. 推薦文献1, pp. 331-347.

第Ⅲ部 末梢器官系の薬理学

第14章 心血管系Ⅰ：解剖学的構造と生理機能，高血圧症，高脂血症／アテローム性動脈硬化症および心筋梗塞

14.1 心臓の解剖学的構造と生理機能

　ヒトの心臓は，右心房，左心房，右心室および左心室の2房2室からなる器官である（図14.1）。全身からの血液は，静脈系（上大静脈）を経て右心房へ流れ込む。右心房にこのような血液が満ちると，心房筋が収縮し，三尖弁と呼ばれる一方通行弁を通って血液を下方の右心室へ送り込む。右心房から血液を受け取った右心室は収縮し，別の一方通行弁（肺動脈弁）を通って血液を肺動脈へ，そしてさらに左右の肺へと送り込む。血液は，肺脈管系を流れる間にガス交換を行う。その結果，酸素が血液中に取り込まれる一方，二酸化炭素は取り除かれ，呼気中へと吐き出される。新たに酸素を供給された血液は，心臓へ戻り，左心房へ流れ込む。左心房は血液で満たされると収縮し，僧帽弁と呼ばれる一方通行弁を通って内容物を左心室へ送り込む。左心房から血液を受け取った左心室は収縮し，その内容物を大動脈へと送り出す。酸素に富む血液は，身体の隅々まで運ばれる。左心室は，右心室に比べ壁が厚くなっている。より大きな抵抗に逆らって，体循環へ血液を送り出すためには，左心室は右心室のそれよりも4倍高い圧力を作り出す必要があるからである。左心室からの血液の拍出量は平均4.2～5.6リットル／分であるが，激しく活動しているときには，12リットル／分ほどまで増加する。動脈は酸素に富む血液を運び，静脈は酸素を失った血液を運搬する。ただし，心臓と肺を結ぶ肺脈管系は例外で，肺静脈は酸素に富む血液を肺から心臓へ運び，肺動脈は酸素を失った血液を心臓から肺へ運搬する。心筋自体は，冠動脈から血液を受け取る。

　心筋の解剖学的構造と生理機能は，骨格筋や平滑筋のそれとは明らかに異なっ

第Ⅲ部 末梢器官系の薬理学

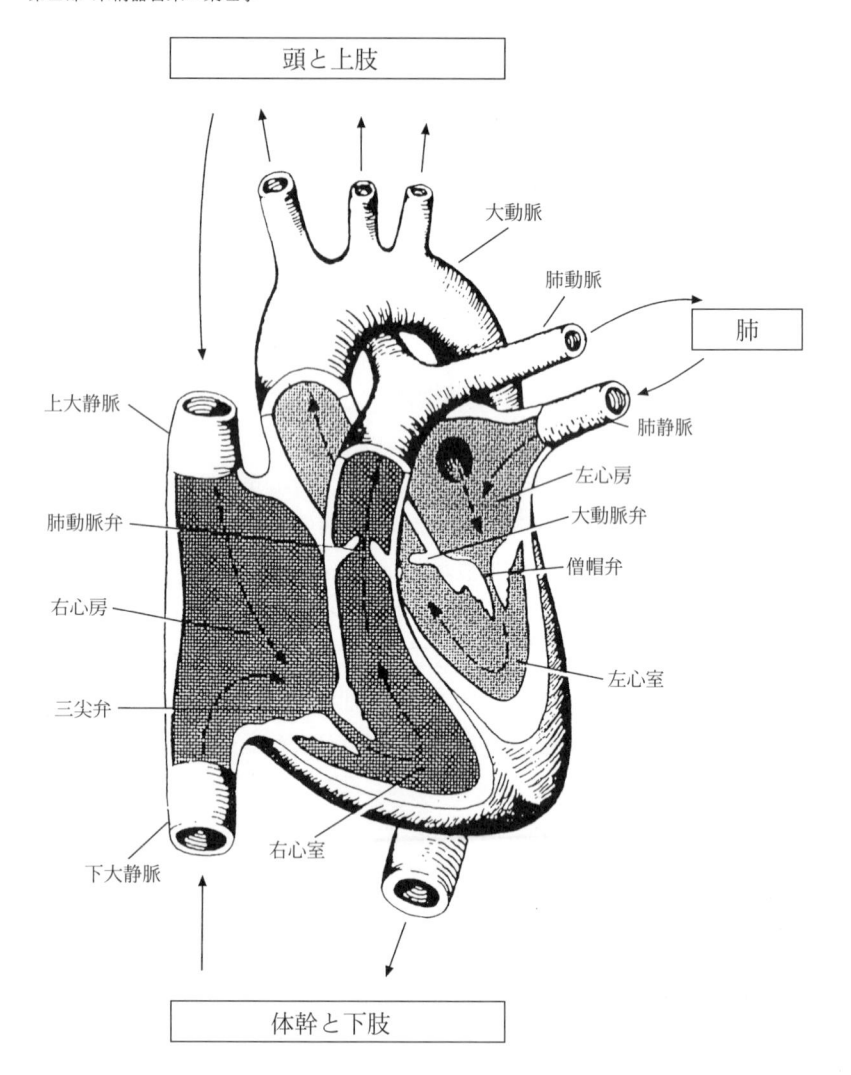

図14.1 心臓の肉眼的構造と血液の流れ
（許可を得て，引用文献1より転載）

ている。この不随意筋組織は心臓のみに見出される。心筋の役割は，収縮により血液を循環させることであり，その生化学的機序は骨格筋や平滑筋のそれと同じである。

右心房の壁には，特殊心筋組織の小さな塊，洞房結節（S-A結節）が存在する。この洞房結節はインパルス（拍動性興奮）を発生する。このインパルスは筋細胞膜を移動して，細胞から細胞へと伝えられ，心筋の収縮を惹起する。ヒトの心筋細胞はきわめて密に詰まっており，インパルスは細胞間を容易に伝播する。その結果，心筋のほんの一部，洞房結節で最初発生した興奮は，心筋全体に速やかに広がる。洞房結節は心臓のペースメーカーである。心拍数の調節には，（中枢神経系からの神経インパルスを含め）様々な生理系が関与している。しかし心臓に拍動を引き起こすのは，心臓自体の力である。心臓は自働性であり，身体から完全に切り離しても，自発的にしばらく拍動を続ける。

　右心房と右心室の間の心臓壁には，別の小さな特殊心筋組織の塊，房室結節（A-V結節）が存在する。心房を刺激したインパルスは，この結節を通り，少し遅れて心室へ伝わる。そのため，心房と心室の間で収縮に時間的なずれが生じる。心臓による血液の効率的な送り出しは，このようにして達成される。もし心房と心室が同時に収縮するならば，心臓はポンプとしての機能を全く果さない。

14.2 高血圧症

14.2.1 血圧の生理的調節

　前節で述べたように，酸素に富む血液は，心臓から能動的に駆出され，動脈を経て全身の組織へ送られる。また，酸素を失った血液は，末梢から静脈を経て心臓へ受動的に戻る。動脈圧は，正常か異常かにかかわりなく，基本的に次の二つのパラメータにより決定される。

1. *心拍出量*：単位時間当りに心臓から動脈へ送り出される血液の量。心拍出量は，心拍数と心臓の収縮力に依存する。
2. *末梢抵抗*：血管の流れに対する血管の抵抗。末梢抵抗は，循環血液量，血管壁の弾性および血液の粘度に依存する。粘性の大きい血液は，そうでない血液に比べ，循環により高い圧力を必要とする。大動脈の弾性は，（心臓が収縮したときの）収縮期圧の上昇や（心臓が弛緩したときの）拡張期圧の下降と一部関係がある。硬化した動脈は，収縮期圧を上昇させ，

拡張期圧を降下させる。

ヒトの血圧は，一般に非常に安定している。心拍数や拍出量が絶えず大きく変動することを考えると，これは注目に値する事実である。この血圧の恒常性は，圧受容器反射（baroreceptor reflex）を主な構成要素とする負のフィードバック機構により一部維持されている。圧受容器は，頸動脈や大動脈弓などの動脈壁に埋め込まれた伸展受容器である。この受容器は，動脈壁の機械的な変形を敏感に察知する特殊な神経終末を介して静水圧を監視している。たとえば，心臓から動脈へ駆出された血液量が多く，動脈壁を伸展させるような場合には，圧受容器は，求心性神経インパルスを発生し，そのことを脳へ伝える。脳へ入ったインパルスは，一連の遠心性インパルスへ変換され，適当な神経線維を下行して，脊髄から動脈壁へ至り，そこにある筋線維にシグナルを伝達する。血管運動の緊張は緩和され，動脈壁の平滑筋は弛緩して血管は拡張する。その結果，末梢抵抗は減少し，血圧は降下する。遠心性インパルスは，心臓自体にも送り込まれ，拍動の速度を抑制する。これがもたらす結果は，心拍出量の減少と血圧のさらなる下降である。心臓から駆出された血液量が少なく，動脈壁の伸展が見られない場合も同様である。圧受容器はそのことを感知し，インパルスを脳へ伝える。その結果，前とは反対の応答が惹起され，末梢抵抗と心拍出量は増加し，動脈圧は上昇する。

心臓は，血管と共に，自律神経系の支配を受けている。心臓には，迷走神経のコリン作動性線維が分布しており，これらの神経の刺激は心拍数を減少させる。また，動脈平滑筋には，アドレナリンα_1受容体とアドレナリンβ受容体が分布する。前者の刺激は血管を収縮させ，後者の刺激は血管を拡張させる。心筋のα受容体は，あまり重要ではない。しかし，β（特にβ_1）受容体の刺激は，変時作用（心拍数）と変力作用（収縮力）の両者を亢進させる。この血液を駆出する力と速度の増加は，（α受容体の刺激により誘発される）動脈の伸展性の低下と相俟って，相加的な効果を及ぼし，収縮期圧と拡張期圧の双方を上昇させる。

しかし，身体による血圧の総合的な調節は，これよりもはるかに複雑である。圧受容器反射やノルアドレナリンおよびコリン作動系の他にも，レニン-アンギオテンシン系，アルドステロン，（ノルアドレナリン作動性経路とは別の）

中枢神経系エピネフリン介在経路,細胞外液のナトリウムイオン濃度といった,様々な血圧調節機構が関与しているからである。ナトリウムイオン濃度の増加は,(特に境界域高血圧症患者の)心筋や血管壁に及ぼすノルエピネフリンの効果を増強する。ノルエピネフリンによるアドレナリン β 受容体の活性化は,第二メッセンジャー,サイクリックAMPの産生を促し,筋細胞の膜を通るナトリウムの移動に影響を及ぼすことを思い起こしていただきたい(7.1.6項参照)。高血圧症の患者に処方される低塩食の治療的意味は,このようなところにある。

21個のアミノ酸残基からなるペプチドファミリー,エンドセリン(endothelin)は,その名前の由来である内皮細胞(endothelium)を始め,体内の様々な細胞で産生される。これらは,現在知られている最も強力な血管収縮物質である。エンドセリンの生理学と薬理学は,まだ完全には解明されていない。しかし生理的な血圧調節に,これらのペプチドとその二つの受容体(ET_A, ET_B)が関与していることはまず間違いない。エンドセリンは,また心筋虚血の生理的な防御でも,その一翼を担っていると思われる。エンドセリン受容体の拮抗薬は,天然物と合成化合物を併せ,これまでに幾つか報告されている。それらは,本態性高血圧などの心血管疾患の治療に役立つと考えられる。

14.2.2 高血圧症の臨床的カテゴリー

推定によれば,ほとんどの国で成年人口の15～25％は高血圧である。高血圧症は,大きく次の二つのタイプに分類される。

1. *原発性(本態性)高血圧症*:原因不明の高血圧症で,全症例の約90％はこれである。大脳血流,心拍出量,腎機能および生体ホルモン系の機能は正常であり,末梢抵抗のみが大きい。本態性高血圧症は不治の病である。しかし,適当な薬物療法を運動,減量,食習慣の改善といった努力と組み合わせることにより,症状を制御することが通常可能である。
2. *二次性高血圧症*:病因が少なくともある程度分かっている高血圧症である。二次性高血圧症は,ホルモンの不均衡,心理的原因,代謝疾患,脳腫瘍などが原因で誘発される。二次性高血圧症の最も一般的な形態は,腎性高血圧症である。この高血圧症は,腎臓から血中へ放出されるタン

```
アンギオテンシノーゲン  ──レニン──→  アンギオテンシンI  ──変換酵素──────→
                                    (デカペプチド)    血管壁の
                                                    ペプチジルジペプチダーゼ

アンギオテンシンII  ──アミノペプチダーゼ──→  アンギオテンシンIII
(オクタペプチド)                           (ヘプタペプチド)
```

図14.2 レニン-アンギオテンシン系

パク質分解酵素，レニン（renin）の作用と関係がある（図14.2）。

血中へ放出されたレニンは，特定の基質，すなわち血液の正常成分であるグロブリンタンパク質，アンギオテンシノーゲン（angiotensinogen）に作用し，血圧に何ら影響を及ぼさないデカペプチド断片，アンギオテンシンI（angiotensin I）を産生する。このアンギオテンシンIは，血中の別のタンパク質分解酵素，いわゆるアンギオテンシン変換酵素によりアミノ酸を2個失い，薬理活性をもつオクタペプチド，アンギオテンシンIIへ変換される。このアンギオテンシンIIは，心臓の収縮力を高め（陽性変力効果），細動脈を収縮させて，血圧を上昇させる。アンギオテンシンIIは，特定細胞表面のGタンパク質共役型受容体と相互作用し，その効果を発現する。これらの受容体は単一ではない。これまでに確認されている主なサブタイプは，AT_1とAT_2の2種類で，AT_1はさらに細分類される。その他，まだ十分解明されていないが，さらに二つのサブタイプ，AT_3とAT_4の存在も指摘されている。報告によれば，アンギオテンシンIIの薬理作用は，AT_1受容体との相互作用に由来するという。AT_2受容体の生理学的および薬理学的役割は，まだよく分かっていない。アンギオテンシンIIの昇圧効果は速やかに発現し，腎臓からレニンが放出された後，10秒とかからない。アンギオテンシンIIは，数分以内に酵素分解されるので，昇圧効果もまた速やかに消失する。アンギオテンシンIIは，途方もなく強力な昇圧物質である。ある試験によると，それはモル基準でエピネフリンの約200倍の活性を示すという。アンギオテンシンIIは，血中のアミノペプチダーゼによりアミノ酸を1個失い，ヘプタペプチドのアンギオテンシンIIIへ変換される。アンギオテンシンIIIもまた薬理学的に活性であるが，その昇圧効果はアンギオテンシンIIのそれに比べかなり弱い。アンギオテンシンIIIは，血中でさらに酵素分解を受け，薬理学的に不活性な断片へ代謝される。レニン-アンギオテンシン

系は，副腎皮質からのステロイドホルモン，アルドステロンの放出を刺激する。アルドステロンは，腎臓によるナトリウムイオンと水の排泄を抑制するが，この効果は循環血量の減少を妨げ，血圧をさらに上昇させる。アルドステロンの放出に及ぼすアンギオテンシンⅡとアンギオテンシンⅢの効果は，ほぼ同程度である。

　生理活性アンギオテンシン類は，また神経終末へのノルエピネフリンの能動輸送（摂取-1）を阻害し，末梢でのそのノルアドレナリン作動性効果を増強する。アンギオテンシンⅡは，中枢神経系にも作用し血圧を上昇させる。これらの二次的な作用部位もまた，アンギオテンシン類の昇圧効果に寄与している。

14.2.3 高血圧症の治療への挑戦と戦略

　血圧を下げるには，心拍出量か末梢抵抗のいずれかを減少させればよいが，より有効なのは後者の戦略である。心拍出量の抑制は，組織へ送られる酸素に富む血液の量を減らすことになり，あまり良い戦略ではない。最も望ましいのは，動脈を拡張させて末梢抵抗を減らし，しかも組織へ酸素が十分供給されるよう，心拍出量を比較的高い水準に維持できる薬物を利用することである。

　本態性高血圧症には，様々な生化学的および生理学的原因が絡んでいる。生体の複雑かつ多様な血圧調節機構——たとえば，末梢と中枢のノルアドレナリン作動性神経系，中枢神経系のエピネフリン介在経路，圧受容器反射，レニン-アンギオテンシン系，アルドステロン，細胞外液のナトリウムイオン濃度，エンドセリンなど——を思い起こしていただきたい。高血圧症は，これらの調節機構のどれか一つがうまく機能しなくなっただけでも引き起こされる。したがって医師は，高血圧症患者の診察に際し，どの生理機構が正常に機能せず，血圧を上げているのかを正確に診断することはできないし，そのようなことを試みることもない。高血圧症は，多数の生化学的および生理学的原因を包括したきわめて総称的な病名である。したがって，あらゆる患者に有効な高血圧症薬を期待することは無理である。本態性高血圧症の治療では，個々の患者に最も適した薬物療法を確立するまでに，使用薬物の種類と用法に関して，かなりの試行錯誤を重ねる必要があるというのが実情である。2〜3種類の薬物を組み合わせて使用することも多い。

14.2.4 抗高血圧症薬
14.2.4.1 利尿薬

このカテゴリーの薬物で最も広く使用されているのは、ヒドロクロロチアジド（hydrochlorothiazide）**14.1**とクロルサリドン（chlorthalidone）**14.2**である。

14.1 ヒドロクロロチアジド　　　　**14.2** クロルサリドン

これらのチアジド系利尿薬による血圧降下の正確な作用機序は、まだ解明されていない。高血圧症の治療では、これらの薬物は通常低用量で使用される。これらは心拍出量を減少させ、血液量を減らす効果があるが、連用すると、心拍出量は薬物を使用する以前のレベルに戻る。これらの利尿薬は比較的長時間作用し、尿排泄（塩分排泄）を促進して、細胞外のナトリウムイオン濃度を緩やかに低下させる。降圧効果の原因は、このナトリウムイオン濃度の低下にある。ヒドロクロロチアジドとクロルサリドンの降圧作用は、多量の塩化ナトリウムの投与により打ち消される。これらの利尿薬は、数日間投与しなければ、降圧効果が現れてこないが、この事実は、上述の作用様式と矛盾しない。さらに強力なループ利尿薬、たとえばエタクリン酸（ethacrynic acid）**16.9**やフロセミド（furosemide）**16.10**もまた、抗高血圧症薬として時々使用されるが、1日1回の投薬では、一般にチアジド系利尿薬ほど満足な結果を与えない。ループ利尿薬は、作用持続が短いため、ナトリウムイオン濃度の低下した状態を長時間維持することができないからである。

降圧薬として単独使用されたヒドロクロロチアジドやクロルサリドンは、カリウムを過剰に排泄し、体内の正常な電解質平衡を撹乱する。したがって、これらの利尿薬は、他の降圧薬と組み合わせて使用されることが多い。

14.2.4.2 交感神経遮断薬

交感神経遮断薬は、ノルアドレナリン作動性神経の興奮を抑制する薬物であ

る。このカテゴリーに属する薬物は多数存在し，降圧作用の機序も様々である。α-メチルドパ（α-methyldopa）**14.3**は，最も広く使用されている抗高血圧症薬の一つである。この合成薬は，（恐らくドパ輸送体による）能動輸送機構により血液脳関門を透過し，中枢神経系で降圧効果を発現する。中枢神経系に達したα-メチルドパは，L-芳香族アミノ酸脱炭酸酵素（ドパ脱炭酸酵素）の作用で，α-メチルドパミン**14.4**へ変換され，さらにドパミンβ-水酸化酵素によりα-メチルノルエピネフリン**14.5**へ代謝される（第7章の図7.2参照）。

　この後者の代謝物は，薬理学的に活性で，アドレナリンα_2受容体作動薬として中枢神経系に作用し，降圧効果を引き起こす。また，シナプス前α受容体との相互作用は，動脈壁を収縮させるノルアドレナリン作動性経路の活性を低下させ，血管を拡張させる。α-メチルドパは，腎臓からのレニンの放出も抑制するが，この機構による降圧効果はあまり重要ではない。この薬物は，チアジド系利尿薬と組み合わせて使用されることが多い。α-メチルドパを長期にわたり単独で使用すると，ナトリウムイオンのうっ滞を来し，薬物の降圧効果が打ち消されるからである。これは，いわゆる偽耐性（pseudotolerance）の一例である。利尿薬の併用は，この問題を未然に防ぐ上で有効である。

14.3 α-メチルドパ

14.4 α-メチルドパミン

14.5 α-メチルノルエピネフリン

アドレナリン α_2 受容体作動薬として知られるクロニジン（clonidine）**14.6** も同様に中枢神経系に作用し、降圧効果を発現する。その作用機序は、α-メチルドパの代謝物、α-メチルノルエピネフリンのそれと恐らく同じである。

14.6 クロニジン

しかし最新の研究成果に従えば、クロニジンの降圧効果は、7.1.9項で言及したように、主に中枢と末梢のイミダゾリン受容体により仲介されるという。

アドレナリン β 受容体遮断薬もまた高血圧症の治療に広く使用される。この目的で用いられる代表的な β 遮断薬は、プロプラノロール（propranolol）**7.18**、ナドロール（nadolol）**14.7**、ピンドロール（pindolol）**14.8**などである。

14.7 ナドロール　　　　**14.8** ピンドロール

これらの薬物は、正常圧者の血圧には何ら影響を及ぼさない。しかし高血圧症患者に対しては、降圧効果を現し、末梢血管抵抗と心拍出量を減少させる。β 遮断薬による末梢抵抗の減少を満足に説明する理論は、まだ知られていない。β 受容体の遮断が原因とする説は、簡単であり広く受け入れられているが、現象を十分説明するものではない。ノルアドレナリン作動系の薬理に関する古典的な概念によれば、β 受容体の刺激は、特定の身体部位——たとえば平滑筋や腹部内臓——の動脈を拡張する。したがって、β 遮断薬は血圧を下げるのではなく、逆に上げることが予想される。しかし実際には、大多数の患者の血圧は β 遮断薬により降下する。我々は、この不可解な事実をどのように説明したら良いのであろうか。腎臓からのレニンの放出は、ノルアドレナリン作動系により制御されており、プロプラノロールは血中のレニン濃度を低下させる。しかし β 遮断薬の中には、血中のレニン濃度にほとんど影響を及ぼさないものもある。β 遮断薬が中枢神経系に作用する可能性も示唆されているが、それを裏付

ける実験的な証拠はまだほとんどない。

　プロプラノロール，ナドロールおよびピンドロールは，いずれも β_1 受容体と β_2 受容体の両者を同じように遮断する。そのため，これらの薬物は喘息患者では禁忌とされる。β_2 受容体遮断効果により気管支が収縮し，喘息発作を来すからである（第7章の表7.1参照）。喘息患者に対しては，メトプロロール（metoprolol）**14.9**のような β 遮断薬が使用される。この薬物は，特異的とまではいかないが，選択的に β_1 受容体を遮断するので危険が少ない。

14.9　メトプロロール

14.2.4.3　血管拡張薬

　血管拡張薬ミノキシジル（minoxidil）**14.10**はプロドラッグである。その降圧作用は，比較的少量しか生成しない代謝物のN-O硫酸エステル**14.11**に由来する。

14.10　ミノキシジル

14.11　ミノキシジルのN-O硫酸エステル代謝物

　硫酸化されたミノキシジルは，血管平滑筋のATP感受性カリウムチャンネルを活性化する。その結果，カリウムが流出して過分極と血管平滑筋の弛緩が誘発され，降圧効果がもたらされる。ミノキシジルは，尿細管 α 受容体への反射性刺激の間接的結果として，水とナトリウムイオンの貯留を引き起こす。体液のこの貯留は，利尿薬の併用により解消される。ただし，チアジド系利尿薬はあまり有効でないため，ループ利尿薬を使用する必要がある。ミノキシジルは，他の薬物に反応しない重症の高血圧症患者に対して使用される。ミノキシジルの抗高血圧症効果は強烈であるが，心機能に及ぼす様々な影響を含め，副作用も多く，患者の多くは，治療の途中で投薬中止を余儀なくされる。ミノキシジ

ルを長期間連用したとき現れる最も一般的かつ明白な副作用は，多毛症（hypertrichosis）である。これは，こめかみ，額，眉，耳の隆起部分，前腕，脚などの体表面に，毛が異常に増える病変である。多毛症は，ミノキシジルを4週間以上服用した患者のほとんどすべてに現れる。そのため，患者の多くは，その使用に対して審美的な理由により，猛烈な拒否反応を示す。体毛の過度な生長は，内分泌活性の変化によるものではなく，カリウムチャンネルとカルシウムチャンネルの活性化による皮膚の血流の増加に由来すると考えられる。水性エタノールとエチレングリコールに溶かしたミノキシジルの2％溶液は，頭皮へ局所適用する男性型禿頭症の治療薬として市販されている。この薬物は，無傷皮膚からはあまり吸収されないので，局所適用しても降圧効果を来すことはほとんどない。

ニトロプルシドナトリウム（sodium nitroprusside），$Na_2Fe(NO)(CN)_5$は，細動脈と細静脈の両者を拡張する。この薬物はきわめて強力な降圧薬である。ニトロプルシドナトリウムは，血管平滑筋で代謝され，薬理学的に活性な分子種，一酸化窒素を発生する。9.2.9項で既に述べたように，一酸化窒素は第二メッセンジャーとして働き，血管拡張作用を現す。ニトロプルシドナトリウムの降圧効果は，持続時間がきわめて短い。そのため，その使用は，高血圧発作の緊急事態が発生した場合に限られる。ニトロプルシドナトリウムは点滴静注により投与される。この方法は，血圧の正確な調節に有効である。ニトロプルシドアニオンの*in vivo*分解は，一酸化窒素と共に，シアン化物イオン（CN^-）も発生する。このシアン化物イオンは，毒性のより低いチオシアン酸イオン（CNS^-）へ代謝された後，糸球体で濾過され，尿中へほぼ完全に排泄される。しかし，チオシアン酸イオンの腎排泄は遅く，腎機能が正常な患者でも，50％排泄されるのに平均3日かかる。そのため，ニトロプルシドナトリウムを24時間以上続けて注入すると，チオシアン酸中毒を来すことがある。チオ硫酸ナトリウムの併用は，中毒濃度のシアン化物が蓄積するのを防ぐ上で有効である。ニトロプルシドナトリウムは，経口投与では効果がない。この薬物は，胃酸により速やかに分解され，有毒なシアン化水素やシアノーゲン（ジシアン）などを発生するからである。

14.2.4.4 アンギオテンシン変換酵素（ACE）阻害薬

カプトプリル（captopril）**14.12**は，アンギオテンシンⅠからアンギオテンシンⅡへの変換を触媒するタンパク質分解酵素，アンギオテンシン変換酵素（ACE）を競合的に阻害する（図14.2）。その結果，内因性昇圧物質アンギオテンシンⅡの血中濃度は低下し，血圧は降下する。カプトプリルは，このカテゴリーの抗高血圧症薬としては，第一世代に属する。カプトプリルは皮膚発疹や味覚喪失といった副作用があり，その臨床的価値は限定される。

エナラプリル（enalapril）**14.13**やリシノプリル（lisinopril）**14.14**は，より新しい世代のアンギオテンシン変換酵素阻害薬である。

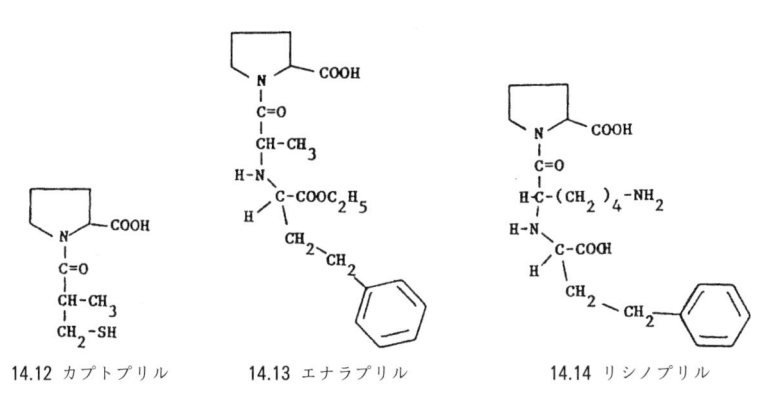

14.12 カプトプリル　　**14.13** エナラプリル　　**14.14** リシノプリル

エナラプリルはプロドラッグである。この薬物はモノエチルエステルであるため，遊離型のジカルボン酸と異なり，能動輸送系の基質として腸壁を透過する。エナラプリルはペプチドと構造が似ており，小ペプチドを基質とする担体タンパク質にうまく適合するのである。吸収されたエナラプリルは，血中のエステラーゼによりエステル部分を切り離され，活性型のジカルボン酸，エナラプリラート（enalaprilat）を遊離する。

これらのアンギオテンシン変換酵素阻害薬は，当初，腎性高血圧症に対してのみ有効であると考えられていた。しかし実際には，これらの薬物は，大多数の本態性高血圧症患者に対しても降圧作用を示す。この血圧降下の作用機序は，まだ解明されていない。変換酵素は，アンギオテンシンⅠ以外にも*in vivo*基質をもつ。そのため，酵素の触媒能力を阻害すると，アンギオテンシンⅡとは関係のない効果も現れる。ノナペプチド，ブラジキニン（bradykinin）はそ

のような基質の一つである。ブラジキニンは強力な血管拡張物質で，プロスタグランジンの生合成も促進する。プロスタグランジンは，血圧降下の機序に恐らく関与している。アンギオテンシン変換酵素阻害薬によるブラジキニンの代謝的不活性化の抑制は，血圧を降下させる直接的または間接的原因の一つかもしれない。しかしこの仮説は，まだ一般には受け入れられていない。

最近開発された，ロサルタン（losartan）**14.15**で代表されるアンギオテンシンⅡ受容体（AT_1）遮断薬は，高血圧症に対する新しいタイプの治療薬として注目に値する。

14.15 ロサルタン

14.3 高脂血症／アテローム性動脈硬化症

14.3.1 病理学

血漿中の脂質は，ほとんどすべてリポタンパク質と呼ばれる特別な高分子複合体の形で存在する。高リポタンパク血症（hyperlipoproteinemia）は，血漿リポタンパク質濃度が高くなる代謝疾患である。高脂肪血症（hyperlipemia）は，血漿トリグリセリド濃度が高くなった状態を指し，高脂血症（hyperlipidemia）は，高リポタンパク血症と高脂肪血症の両者を含めた総称である。またアテローム（atheroma）は，血管壁で起こる特徴的な変性，すなわち平滑筋壁での脂肪縞の発生に始まり，脂質（コレステロール，トリグリセリド）や細胞片，さらにはカルシウムも含んだ線維質斑へ進展する変性を意味する。この線維質斑は動脈を狭めるため，その付近に血栓（血餅）が生じやすくなる。

アテローム性動脈硬化症（動脈硬化症）は，米国における死亡原因の第一位を占める。この病変は，ある種の血漿リポタンパク質，すなわちアポリポタンパク質B-100を成分とするリポタンパク質と関係がある。このいわゆるアテロー

ム形成性リポタンパク質は，低密度（LDL），中間密度（IDL）および超低密度（VLDL）の3種に分類され，いずれも動脈壁へコレステロールを運ぶ媒介物として働く。マクロファージと平滑筋細胞もまたアテロームの形成に重要な役割を演じる。リポタンパク質は酸化された後，平滑筋細胞にある特殊な受容体から取り込まれ，コレステリルエステルの蓄積した泡沫細胞を形成する。アテローム泡沫細胞に見られるコレステリルエステルは，さらに細胞外基質中にも現れ，線維芽細胞によるコラーゲンの産生を誘発する。また，アテロームからコレステロールを取り除く働きのある高密度リポタンパク質（HDL）の不足や，喫煙，糖尿病，高血圧といった因子も，アテローム性動脈硬化症の進行に関与する。動脈血栓症は，アテローム性動脈硬化症と密接な関係がある。この病変は，健全な血管ではほとんど起こらない。アテローム斑の発生自体は，血栓症の臨床的徴候と直接関係がない。心筋梗塞，狭心症，卒中といった病変が現れるのは，アテローム斑が破裂したときである。冠動脈や末梢動脈に見られるアテローム性動脈硬化症は動的な過程である。脱脂質療法は，冠動脈疾患の寛解に有効であり，新しい病変の発症もまた，この療法により予防される。高コレステロール食の摂取や，動脈壁の度重なる損傷は，アテローム性動脈硬化症を誘発する。いずれの場合も，初期の病変は限局性であり，血管の開口部や分岐部位など，動脈の正常な剪断応力が乱流条件により乱される箇所で発生する。

14.3.2 リポタンパク質の化学と生理学

　血漿リポタンパク質のほとんどは球状であり，トリグリセリドやコレステロールエステルを含む疎水性のコア領域をもつ。このコアは，リン脂質や非エステル化コレステロールの単分子層で取り囲まれており，脂質と結合したアポリポタンパク質は表面に分布する。Bタンパク質と呼ばれるリポタンパク質は，分子量の非常に大きなアポリポタンパク質を含んでいる。このアポリポタンパク質は，分子量の小さいアポリポタンパク質と異なり，粒子から粒子へ転位することはない。アポリポタンパク質Bには，次の二つの型が存在する。

1. *アポB-48*：腸で形成され，キロミクロン（乳状脂粒）中に見出される。
2. *アポB-100*：肝臓で形成され，VLDL，IDLおよびLDL中に見出される。

キロミクロンは，最も大型のリポタンパク質である。このキロミクロンは腸で形成され，食物トリグリセリドやコレステロールエステルを運搬する。キロミクロンの表面は，リン脂質，遊離型コレステロールおよび新たに合成されたアポリポタンパク質B-48の層で覆われている。キロミクロンは腸より吸収され，リンパ系から血流へと移行する。トリグリセリドは，リポタンパク質リパーゼ系が関与する加水分解機構により，キロミクロンから取り除かれる。コア領域にあるトリグリセリドが取り除かれると，キロミクロンは大きさを縮小し，表面の脂質はHDLへ転移する。キロミクロンの残遺物（remnant）は肝細胞へ取り込まれる。コレステロールエステルは，そこで加水分解され，遊離型コレステロールとなる。コレステロールの一部は胆汁中へ排泄され，他は代謝される。キロミクロンは，絶食者の血中には通常存在しない。

VLDLは肝臓から分泌され，そこで合成されたトリグリセリドを運搬する。肝臓を出たトリグリセリドは，リポタンパク質リパーゼにより加水分解され，生成した遊離型脂肪酸は筋肉組織で酸化されるか，または脂肪組織に貯蔵される。トリグリセリドの含量が減少したVLDLは，中間密度リポタンパク質（IDL）と呼ばれる。IDLの一部は肝臓へ取り込まれ，他はさらにトリグリセリドを失ってLDLを生成する。

HDLのアポリポタンパク質は，腸や肝臓から分泌され，HDLに含まれる脂質の多くは，キロミクロンの表面単分子層やVLDLの脂質分解からもたらされる。HDLはまた末梢組織からもコレステロールを取り込む。

アテローム性動脈硬化による心疾患のリスクは，LDLコレステロールの血中濃度の増加と共に大きくなる。高トリグリセリド血症と冠性心疾患の間の統計的相関は余り高くない。しかし，アテローム性動脈硬化症と高トリグリセリド血症が密接に結び付いた家族も存在する。ある種の高コレステロール血症は，優性形質として遺伝する。そのため，高コレステロール血症患者の中には，トリグリセリドの血清濃度が正常な値をとる患者もしばしばいる。アポB-100のリガンド領域（膜結合型LDL受容体へ結合する領域）の欠損は，血液から細胞へのLDLの輸送を妨げ，高コレステロール血症を引き起こす。LDLの血清濃度は高いが，コレステロールの濃度は正常値をとる家系も知られている。HDLの血清濃度が低いことに由来する遺伝的疾患はまれである。

14.3.3 高脂血症の薬物療法

薬物療法に関する意思決定は，特異的な代謝欠陥の知識に立脚したものでなければならない。食物は，いかなる薬物療法においても必要な補助薬である。場合によっては，食物だけで高脂血状態を改善することも可能である。ニコチン酸14.16を数グラムずつ連日投与すると，VLDLの分泌が抑制され，その結果，LDLの生成が妨げられる。

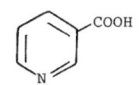

14.16 ニコチン酸

リポタンパク質リパーゼによるVLDLの除去は，血中のトリグリセリド濃度を下げるニコチン酸の効果を増強する。肝臓でのコレステロール生合成もまたニコチン酸により抑制される。その結果，血液から肝細胞へのLDLの取込みが促進されるが，胆汁酸の産生は影響を受けない。ニコチン酸による治療を開始したり，用量を増やしたとき，患者は皮膚血管の拡張や暖感を経験する。これは，プロスタグランジンが介在する反応であり，少量のアスピリンの前投薬はその予防に役立つ。この副作用に対するタキフィラキシー（速成耐性）は，通常二，三日以内に現れる。ニコチン酸は副作用が多いため，一般に，胆汁酸と結合するコレスチラミン（cholestyramine）のような樹脂と組み合わせて経口投与される。水に不溶なこの陰イオン交換樹脂は，腸の管腔で内因性胆汁酸と結合し，胆汁酸が再吸収されるのを妨げる。糞便への胆汁酸の排泄は，樹脂の使用により10倍程度まで促進される。その結果，肝臓での胆汁酸の代償合成が促進され，体内のコレステロールが多量に消費される。この過程は，通常，胆汁酸による負のフィードバック機構により制御される。陰イオン交換樹脂は，それらが出会う負に帯電したいかなる分子とも結合し，場合によっては，中性化合物を捕捉する。これらの樹脂は，ジギタリス配糖体，抗凝血薬，プロプラノロール，フロセミドおよびテトラサイクリンの吸収を妨げ，ジェムフィブロジルのような抗高脂血症薬の吸収も抑制する。したがって，このような薬物の服用は，樹脂を摂取する1時間以上前か4時間以上後にしなければならない。

ジェムフィブロジル（gemfibrozil）**14.17**は，多数あるフィブリン酸系抗高脂血症薬を代表する薬物である。

14.17 ジェムフィブロジル

この薬物は，リポタンパク質リパーゼによるトリグリセリドの加水分解を促進する。その結果，血中のVLDL濃度は下がる。しかし，LDL濃度の低下は一般にわずかであり，患者によっては上昇することもある。すなわち，ジェムフィブロジルは，VLDLが多い高トリグリセリド血症に対してのみ有効である。この薬物は腸から効率良く吸収され，広範かつ強力に血中タンパク質と結合した後，腸肝循環を経て，容易に胎盤を透過する。吸収されたジェムフィブロジルは，一部代謝を受け，環メチル基をヒドロキシル化されるが，ほとんどは未変化のまま尿中へ排泄される。ジェムフィブロジルの血漿半減期は短く，約1.5時間である。

ロバスタチン（lovastatin）**14.18**は，HMG-CoA還元酵素の競合阻害薬を代表する薬物である。

14.18 ロバスタチン

ロバスタチンはプロドラッグである。そのラクトン環は体内で加水分解され，薬理学的に活性なβ,δ-ジヒドロキシ酸へ開裂する。分子のこの部分は，3-ヒドロキシ-3-メチルグルタリル補酵素A（HMG-CoA）**14.19**と構造がよく似ている。HMG-CoAは，コレステロールを始めとするステロイドの生合成経路における中間体，メバロン酸（mevalonic acid）**14.21**の前駆体である。活性型ロバスタチン**14.20**は，酵素の触媒部位へHMG-CoAと競合的に結合し，反応を撹乱して，コレステロール前駆体の生合成を妨げる。

第14章 心血管系Ⅰ：解剖学的構造と生理機能，高血圧症，高脂血症／アテローム性動脈硬化症および心筋梗塞

14.19 HMG-CoA

14.20 活性型ロバスタチン

14.21 メバロン酸

またロバスタチンは，高親和性LDL受容体の数を増加させ，LDLの血中濃度を低下させる。この薬物は経口的に有効で，初回通過の際，きわめて効率良く肝抽出される。ロバスタチンの主な作用部位は肝臓である。肝臓はまた，ロバスタチンとその代謝物の主要な排泄経路でもある。それらは尿中へはほとんど排泄されない。

14.4 心筋梗塞

梗塞（infarct）は，広義には，血管内の流れに障害を来した状態を言う。しかし本節の議論では，冠血管に血餅が形成され，心筋領域への血液の流れが大きく妨げられた状態（血栓症（thrombosis））に対してのみ，この用語を使用することにする。梗塞が起こると，心筋の一部領域は壊死を来し，患者は心臓発作に見舞われる。心筋梗塞によるもう一つの危険は，血餅やその一部が動脈壁から剥離し，心血管内を自由に浮流するようになることである。この浮流する血餅の一部がある場所で堆積すると，他の血餅もそこを通れなくなって堆積し，結果的に血管の閉塞が起こる。これは塞栓症（embolism）と呼ばれ，通常，致命的な結果をもたらす。心筋梗塞の薬物療法では，血餅形成の予防や，既に形成された血餅の吸収促進が図られる。

14.4.1 血液凝固の生理学

　損傷した血管からの出血は自然に止まる。この現象は止血（hemostasis）と呼ばれる。損傷を受けた血管は，その止血応答として直ちに血管を攣縮させる。血小板は，骨髄で形成され，血中に多数見出される小さな円形または楕円形の円板である。血小板は核をもたず，再生もされない。損傷を受けた血管部位の近傍では，血管攣縮後，数秒以内に，血小板がねばねばした状態になり，傷ついた血管表面へ付着する。血小板は，さらにその膜を失い，ゼラチン状の塊を形成する。この凝固物は栓となって，出血を速やかに止める。しかし，その効果を長期間有効にするためには，フィブリン（線維素，fibrin）による補強が必要である。この補強は，血管の破損による局所的な刺激により誘発される。すなわち，血管が破損すると，プロトロンビン活性化因子と呼ばれる物質複合体が形成される。プロトロンビン（prothrombin）は，肝臓で絶えず作られているα-グロブリン型の血漿タンパク質である。ビタミンKは，肝臓でのこのプロトロンビンの産生を促進する。プロトロンビン活性化因子は，プロトロンビンに作用し，それを大きく二つに切断する。生成物の一つはトロンビンで，これもまたタンパク質分解酵素である。フィブリノーゲン（fibrinogen）は，肝臓で作られる高分子量のタンパク質で，血漿の正常な構成成分である。トロンビンは，このフィブリノーゲンに作用し，2個の低分子量ペプチド片を取り去って，フィブリンモノマー分子を産生する。フィブリンモノマーは，他のフィブリンモノマーと重合する性質がある。この重合は数秒以内に起こり，血餅の骨格をなすフィブリンの長い繊条を作り出す。血餅の中に取り込まれた血小板は，フィブリン安定化因子を放出する。しかし，この因子がその効果を発現するためには，既に放出されているトロンビンにより，それ自体活性化されなければならない。活性化されたフィブリン安定化因子は酵素として作用し，共有結合や橋かけ結合により，フィブリン鎖を相互に連結する。このようにして形成された血餅は，フィブリンの繊条が三次元的に絡み合った網状構造をなし，その内部には，血球，血小板および血漿が閉じ込められている。フィブリンの繊条は，損傷を受けた血管の表面に付着し，外へ血液が流れ出るのを防ぐ。血餅の形成過程は，要約すれば，図14.3のようになる。

　血餅は，生成後，数分以内に，中に取り込まれた余分な体液を絞り出しなが

```
        プロトロンビン
             │
      Ca++   │ プロトロンビン
             │ 活性化因子
             ▼
         トロンビン
             │
             ▼
フィブリノーゲン ────────▶ フィブリンモノマー
                              │
                       Ca++   │
                              │ フィブリン安定化因子
                              ▼
                       フィブリンの繊条
```

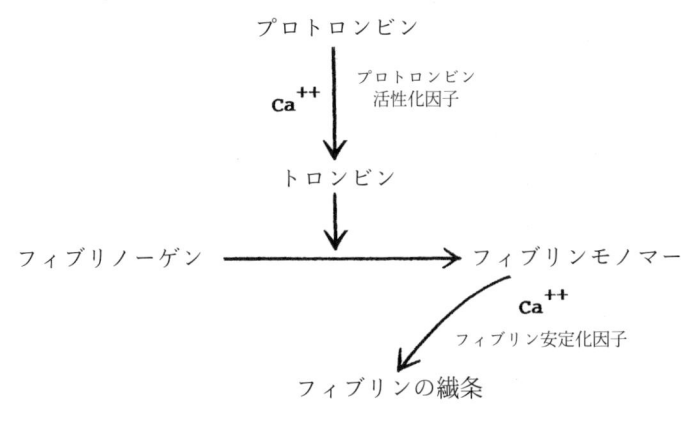

図14.3 血液の凝固過程

ら，退縮を始める。フィブリノーゲンなどの凝固因子が取り除かれたこの体液は，血清（serum）と呼ばれる。血清は，血漿と異なり凝固しない。血液の凝固は，いったん開始されると，連鎖的に繰り返され，次第に拡大する。このような現象が起こる原因の一つは，トロンビンにある。トロンビンはいったん形成されると，そのタンパク質分解効果を元のプロトロンビンに及ぼす。その結果，トロンビンのさらなる遊離が促され，凝固過程の拡大に寄与する。トロンビンは，内因性の血漿プロテアーゼ阻害薬により速やかに不活性化される。血餅の形成は，別の機構によっても抑制される。たとえば，ウロキナーゼのような酵素系は，フィブリンを分解する（線維素溶解）。

可溶性フィブリノーゲンから不溶性フィブリンへの変換過程の一部として，循環血液中に含まれる幾つかのタンパク質は，タンパク質分解反応の一連のカスケードで互いに影響を及ぼし合う。たとえば，チモーゲン型の血液凝固第Ⅶ因子は，タンパク質分解を経て，活性型プロテアーゼ（第Ⅶa因子）になる。このプロテアーゼは，次の凝固因子（第Ⅸ因子）を活性化し，このような過程は，固いフィブリン血餅が形成されるまで続く。

14.4.2 抗凝血薬

ヘパリン（heparin）は，硫酸化ムコ多糖類の不均一な混合物で強力な抗凝血薬である。ヘパリンの作用機序は，内因性の血漿プロテアーゼ阻害薬，抗ト

ロンビンIIIの作用と関係がある。抗トロンビンIIIは，プロテアーゼ型の凝固因子と等モルの安定な複合体を形成し，その効果を発現する。この反応は，ヘパリンが存在しなければ遅いが，ヘパリンが存在すると1000倍も加速される。これは，ヘパリンが抗トロンビンIIIへ結合すると，抗トロンビンIIIに配座変化が誘発され，その活性部位とプロテアーゼの間の構造的な相補性がより高まるからである。抗トロンビンIII-プロテアーゼ複合体がいったん形成されると，ヘパリンは複合体から遊離され，さらに別の抗トロンビンIIIとの結合に使われる。高用量のヘパリンは，血小板の凝集を妨げ，出血時間を引き延ばす。しかしこの抗血小板効果が，ヘパリンの薬理作用にどの程度の寄与をなしているかは，まだ明らかでない。

　ヘパリンは，通常，点滴静注により投与されるが，血栓症や塞栓症を予防する目的には，皮下注射による投与でも構わない。ヘパリンは胃腸粘膜から吸収されない。そのため，経口投与では効果がない。ヘパリンによる過度な抗凝血作用は，投薬を中止することで対処できる。しかし，出血を起こすほど大量にヘパリンを過剰投与した場合には，特効のある解毒薬，プロタミン（protamine）による処置が必要になる。プロタミンは，魚の精液から分離される低分子量の塩基性タンパク質で，ヘパリンと安定な複合体を形成しその抗凝血作用を中和する。

　ワルファリン（warfarin）**14.22**は，経口抗凝血薬を代表する薬物である。

14.22 ワルファリン

経口抗凝血薬は，ビタミンKの拮抗薬である。凝固因子II，VII，IXおよびXは，肝臓で合成されるが，生物学的に活性化されるためには，アミノ末端のグルタミン酸残基のいくつかがカルボキシル化され，さらに，生成したジカルボン酸誘導体がCa^{2+}と結合しなければならない。これは，分子が触媒活性を獲得する上で不可欠な中間反応である。小胞体で起こるこの反応は，図14.4に示されるように，二酸化炭素（カルボキシ基の供給源），酸素分子および還元型（ヒド

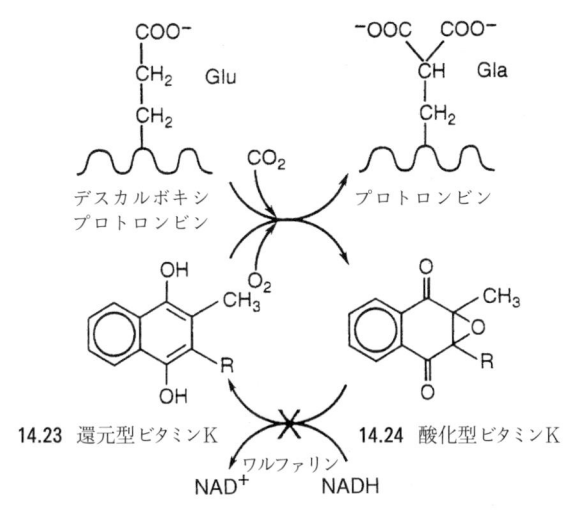

図14.4 ワルファリンの作用部位

ロキノン型)のビタミンKを必要とする。

　凝固因子のカルボキシル化は,ビタミンKがヒドロキノン型**14.23**からエポキシド型**14.24**へ酸化される反応と共役している。このカルボキシル化反応を持続させるためには,ヒドロキノン型のビタミンKがエポキシドから再生されなければならない。ワルファリンは,この反応を司る還元酵素を標的とし,その作用を阻害する。生体内には,エポキシド型のビタミンKの還元を触媒する別の還元酵素も存在する。これらの還元酵素は高濃度の基質を必要とする。しかし,ワルファリンに対する感受性ははるかに低い。大量のワルファリンによる抗凝血効果は,ビタミンKの大量投与により打消されるが,これは恐らくこのような理由による。

　ワルファリンは,ナトリウム塩として投与されたとき,100％の生物学的利用能を示す。また,投与量の約99％は血漿タンパク質に結合する。そのため,分布容積は小さく半減期は長い(36時間)。経口抗凝血薬の作用に影響を及ぼす薬物は非常に多い。サリチレートの影響は,第1章で既に取り上げた(1.6.6項参照)。その他,ワルファリンを服用中の患者では,エタノールの急性摂取により,特発出血の危険が増大する。またバルビツレートの慢性摂取は,酵素誘導現象を引き起こす。これは,ワルファリンの代謝的不活性化を促進し,薬

理効果を弱める結果となる。経口抗凝血薬は胎盤関門を透過する。また，授乳期に母乳中に現れる。新生児は，腸でビタミンKをまだ十分合成することができないので，このことは重大な意味をもつ。

経口抗凝血薬の評価は，プロトロンビン時間——Ca^{2+}を封鎖したクエン酸処理血漿へCa^{2+}と標準品のトロンボプラスチン（組織凝固因子やリン脂質を含有する脳の生理食塩水抽出物）を所定量添加したとき，血漿が凝塊を生ずるまでに必要な時間——に対するその効果に基づきなされるべきである。

14.4.3 血栓溶解薬

プラスミン（plasmin）は，フィブリンを溶解する生体酵素で，その不活性前駆体プラスミノーゲン（plasminogen）からアミノ酸を1個取り去ることにより得られる。この加水分解反応は，組織プラスミノーゲン活性化因子により触媒される。線維素溶解系は，その作用に選択性があり，不要なフィブリン血栓を取り除くが，止血の維持に必要な傷口のフィブリンには影響を及ぼさない。それに対し，血栓溶解薬は，病的な血栓だけでなく，血管損傷部位のフィブリン沈積物も溶解してしまう。そのため，血栓溶解薬は重篤な出血を引き起こすことがある。β型溶血連鎖球菌により産生されるタンパク質，ストレプトキナーゼ（streptokinase）は，酵素活性をもたないが，プラスミノーゲンと非共有結合型の安定な1：1複合体を形成する。この複合体は，プラスミノーゲン分子に配座変化を誘発し，活性なプラスミンへの変換を容易にする。ストレプトキナーゼは静脈内へ投与される。このタンパク質は，生体にとっては異物であるから，アレルギー反応や（まれには）アナフィラキシーといった副作用の原因となる。組織プラスミノーゲン活性化因子もまた，血栓を溶解する目的で，治療に時々使用される。ウロキナーゼ（urokinase）は，ヒト腎細胞の培養物から単離されたプロテアーゼである。この酵素は，他の血栓溶解薬と比べて特に治療的利点をもたない。にもかかわらず，それらの欠点をすべて備え，しかも非常に高価である。

14.4.4 抗血小板薬

アスピリンは心臓発作の予防薬としても使用される。その根拠は，この薬物

がアラキドン酸カスケードを阻害することにある。血液凝固の初期段階には血小板が関与する。血小板は，アラキドン酸カスケードの構成要素，シクロオキシゲナーゼを含んでおり，アスピリンによるその阻害は，血小板の凝集を抑制し，血液の凝固過程を崩壊させる。アスピリンの1回用量（0.65g）は，健常者の平均出血時間を2倍に引き延ばし，その効果は4～7日間持続する。アスピリンは，血栓や塞栓の発生を予防する目的に広く使用される。しかし，このようなアスピリンの使い方は，出血性卒中のリスクを高めるというデータもあり，議論の余地が残されている。

引　用　文　献

1. Guyton, A. C. *Textbook of Medical Physiology*, 6th ed.; Saunders: Philadelphia, Pa., 1981; p. 153.

推　薦　文　献

1. Oates, J. A. Chapter 33. Antihypertensive Agents and the Drug Therapy of Hypertension. In *Goodman and Gilman's The Pharmacological Basis of Therapeutics*, 9th ed.; Hardman, J. G. *et al.*, Eds.; McGraw-Hill: New York, 1996; pp. 780-808.
2. Nahmias, C.; Strosberg, A. D. The Angiotensin AT_2 Receptor: Searching for Signal-Transduction Pathways and Physiological Function. *Trends Pharmacol. Sci.* **1995**, *16*, 223-225.
3. Masaki, T. Possible Role of Endothelin in Endothelial Regulation of Vascular Tone. *Annu. Rep. Pharmacol. Toxicol.* **1995**, *35*, 235-255.
4. Warner, T. D.; Elliott, J. D.; Ohlstein, E. H. California Dreaming about Endothelin: Emerging New Therapeutics. *Trends Pharmacol. Sci.* **1996**, *17*, 177-181.
5. Griendling, K. K.; Lassèque, B.; Alexander, R. W. Angiotensin Receptors and Their Therapeutic Implications. *Annu. Rev. Pharmacol. Toxicol.* **1996**, *36*, 281-306.
6. Timmermans, P. B. M. W. M.; Smith, R. O. Chapter 29. Antihypertensive Agents. In *Burger's Medicinal Chemistry and Drug Discovery*. 5th ed.; Wolff, M. E., Ed.; Wiley-Interscience: New York, 1996; Vol. 2, pp. 265-321.
7. Majerus, P. W.; Broze, G. J., Jr.; Miletich, J. P.; Tollefsen, D. M. Chapter 54. Anticoagulant, Thrombolytic, and Antiplatelet Drugs. 推薦文献1, pp. 1341-1359.
8. Katzung, B. G. Chapter 34. Agents Used in Hyperlipidemia. In *Basic and Clinical*

Pharmacology, 6th ed.; Appleton and Lange: Norwalk, Conn., 1995; pp. 522-535.
9. Guyton, A. C.; Hale, J. E. Chapter 36. Hemostasis and Blood Coagulation. In *Textbook of Human Physiology*; W. B. Saunders: Philadelphia, Pa., 1996; pp. 390-399.
10. Highsmith, R. F., Ed.; *Endothelin. Molecular Biology, Physiology, and Pathology*. Humana Press: Totowa, N.J., 1997.

第15章 心血管系 II：不整脈と心筋虚血

15.1 不整脈

15.1.1 病理学

不整脈（arrhythmia）は，心拍数や拍動リズムに異常を来した状態で，きわめて重篤な心臓の病変である。不整脈には，次のような種類がある。

1. *早期収縮（期外収縮）*：心臓が正常な収縮以外に起こす収縮。心房か心室のいずれかに原因がある。
2. *心房細動*：心房の不規則かつ高頻度な痙攣性収縮（>400回／分）。インパルスの数が多すぎるため，個々の心筋線維は，互いに協調できず，独立に作動する。
3. *心室細動*：心室筋の統制のない不規則な痙攣性収縮。インパルスが非常に速く心室を通過し，心筋線維が互いに協調できない場合に起こる。
4. *心房粗動*：きわめてリズムが速いが（180〜400回／分），規則的で振幅も一様な心房の収縮を特徴とする。心室は，心房からの個々のインパルスに反応できず，心臓全体の協調的な律動性は保たれていない。

不整脈をもたらす主な原因は，次の三つである。(1)洞房結節（心臓のペースメーカー）におけるインパルスの発生異常，(2)洞房結節から心筋へ伝わるインパルスの伝導異常，(3)二つの上記原因の組み合わせ。第14章で既に説明したように，洞房結節で発生したインパルスは，細胞から細胞を経て，心臓全体へ伝導され，収縮の引き金を引く（14.1節参照）。収縮した心筋は次に弛緩する。この弛緩により心臓は拡張し，血液で再び満たされる。細胞から細胞へ伝わったインパルスは，心臓をぐるりと一周し，前に活性化した細胞を再び刺

激する可能性がある。これをリエントリー（再入，reentry）という。このリエントリーは，正常な状態では起こらない。なぜならば，細胞はいったん興奮すると，元のシグナルが消え去るまで，かなり長い時間，刺激に反応しなくなるからである。細胞は，通常，洞房結節からの新しいシグナルが到達するまで収縮することはない。しかし，時としてリエントリーが起こることがある。インパルスの伝導に要する時間よりも，心細胞の不応期が短くなった場合である。このような状況は，何らかの理由で，不応期が短縮されるか，インパルスの伝導速度が遅くなったときに生じる。心臓の細動や粗動は，ほとんどすべてリエントリーによって引き起こされる。しかし，心臓の律動性に異常をもたらす根本的な原因は，少なくとも臨床的にはまだよく分かっていない。

15.1.2 不整脈の薬物療法

抗不整脈薬は，作用様式に従い，次のように分類される。

　クラス *I*：電圧作動性ナトリウムチャンネルを遮断し，心臓の興奮性を低下させる薬物
　クラス *II*：アドレナリン β 受容体遮断薬
　クラス *III*：心筋の不応期を延ばし，過剰のインパルスを遮断する薬物
　クラス *IV*：電圧作動性カルシウムチャンネルを遮断し，洞房結節や房室結節などでのインパルスの伝播を抑制する薬物

この分類に対しては，薬理学的に見て単純化されすぎているとする批判もある。しかし，初心者に教える立場からは，この分類は，今なおその価値を失ってはいない。

15.1.2.1 クラス I 抗不整脈薬

キニジン（quinidine）**15.1**は，抗マラリア薬，キニーネ（quinine）のジアステレオマーである。

15.1 キニジン

この薬物は，心臓の不応期——心筋が収縮と収縮の間にあり，刺激に対して反応しない期間——を延ばし，リエントリーを妨げて不整脈を止める効果がある。キニジンは，開口状態ナトリウムチャンネル遮断薬に属する。この薬物は，恐らく局所麻酔薬と同じ機序で，心筋の細胞膜を通るナトリウムイオンとカリウムイオンの移動を遅らせる。キニジンによるカリウムチャンネルの遮断は，心筋細胞の活動電位の持続時間を延長させる。この活動電位の延長は，ナトリウムチャンネルの遮断と相まって，心筋組織の不応期を引き延ばす。キニジンはイオンチャンネルに作用し，活動電位の膜伝播を抑制する。そのため，膜安定化薬と呼ばれたこともあった。しかしこの呼び名は，単純化されすぎ誤解されやすいという理由で，現在では使われていない。キニジンは，その他，アドレナリンα受容体を遮断し血圧を下げたり，心臓に分布する迷走神経枝の興奮を抑制する作用がある。迷走神経の興奮は通常心拍数を減らすので，その抑制は不整脈の治療にとって有害である。迷走神経に対するキニジンのこの効果は，関与する迷走神経線維がコリン作動性であることから，抗コリン作動性効果と呼ばれる。要するにキニジンは，心臓に直接作用し心拍数を減少させるが，その一方で，迷走神経の興奮も抑制する。後者の作用は，間接的に心拍数を増やす方向に働く。キニジンは，用量が不適切であると不整脈を引き起こす。このような中毒症状は，迷走神経に対するキニジンの効果が，心筋に対するそれよりも優勢になったときに現れる。キニジンは胃腸管から良く吸収され，血中では，その大部分が血漿タンパク質と結合した状態で存在する。投与されたキニジンの半分は，様々な生成物——キノリン環やキヌクリジン環がヒドロキシル化された化合物，O-脱メチル化化合物，ビニル部分が酸化された化合物など——へ代謝される。これらの代謝物は，いずれも不活性か，キニジンに比べはるかに低活性である。キニジンの代謝酵素は，フェノバルビタールや抗痙攣薬

フェニトイン（phenytoin）のような薬物によっても誘導される。したがって，薬剤の投与計画を立てる際には，このことを考慮に入れなければならない。キニジン自体は，チトクロムP450 2D6酸化酵素の強力な阻害薬である。この酵素により代謝的に不活性化される薬物が同時に投与される場合には，このことは重大な結果をもたらす。キニジンは，治療比が比較的小さいため，その使用は潜在的に危険を伴う。米国では，ある種の不整脈の治療に，キニジンはいまもなお使用されることがある。しかし世界を見渡したとき，この薬物は現在ほとんど使われていない。

　局所麻酔薬のプロカイン（procaine）15.2は，静脈内への投与により顕著な抗不整脈作用を示す。しかしこの薬物は，血液や組織に含まれるエステラーゼのきわめて良い基質である。そのため，効果がすぐに消失し治療的には役に立たない。プロカインのアミド同族体，プロカインアミド（procainamide）15.3は，プロカインに比べ化学的に安定である。また，血中のエステラーゼにより加水分解されず，経口的にも有効である。プロカインアミドは，キニジンと同様，ナトリウムチャンネルを遮断し，カリウムの外向き電流を抑制する。心臓に対するこの薬物の生理学的効果は，キニジンのそれと似ている。しかしプロカインアミドは，キニジンと異なり，アドレナリンα受容体を遮断せず，また迷走神経の興奮を抑制しない。N-アセチルプロカインアミド15.4は，肝臓でN-アセチル転移酵素の作用により生成する，プロカインアミドの主要代謝物である。この代謝物は，ナトリウムチャンネルを遮断しない。しかし，活動電位の持続時間を延長させる点では，プロカインアミドと同等の効力をもつ。プロカインアミドは，未変化体のまま，または上述の肝代謝を経て速やかに腎排泄される。しかし腎不全の患者では，プロカインアミドとN-アセチルプロカインアミドは，中毒濃度に達するほど蓄積することがある。また，遺伝的にアセチル化の遅い患者（3.10節参照）でも，未代謝のプロカインアミドは高濃度蓄積し，有害な副作用をもたらす。

第15章 心血管系Ⅱ：不整脈と心筋虚血

15.2 プロカイン

15.3 プロカインアミド　R = H
15.4 N-アセチルプロカインアミド　R = C-CH₃
　　　　　　　　　　　　　　　　　　　‖
　　　　　　　　　　　　　　　　　　　O

注目すべきことに，別の局所麻酔薬リドカイン（lidocaine）15.5もまた，抗不整脈薬として有効である。キニジンやプロカインアミドと同様，この薬物はナトリウムチャンネルを遮断する。リドカインの難点は，作用の持続が短いことである。経口投与されたリドカインは，腸壁から効率良く吸収される。しかし初回通過の際に，その大部分がN-脱エチル化物15.6へ代謝される。この代謝物は，さらに肝アミダーゼにより加水分解され，N-エチルグリシン15.7と2,6-キシリジン15.8へ変換される。

15.5 リドカイン　　　　代謝　→　　15.6 N-脱エチル化代謝物

　　　　　　　　　　　　　　　　　アミダーゼ↓

15.8 2,6-キシリジン　＋　15.7 N-エチルグリシン

N-脱エチル化代謝物は抗不整脈作用を示す。しかしアミド基の加水分解により，きわめて速やかに不活性化されるため，臨床的には有用でない。リドカインは，静脈内へ投与された場合でさえ肝臓で容易に代謝され，その作用持続は短い。リドカインのアミド結合が，酵素により簡単に切断されるという事実は，立体的に障害のあるこの部位が，アルカリ加水分解に対して強く抵抗する事実と著しい対照をなし，興味深い。

初回通過代謝による不活性化に対する抵抗性を高めたリドカインの類似体も，いくつか開発されている．メキシレチン（mexiletine）**15.9**はその一例である．

15.9 メキシレチン

この薬物は経口的に有効で，心室性不整脈の治療に使用される．メキシレチンは肝臓の酵素群により代謝される．その中には，抗痙攣薬フェニトインなどの薬物により誘導される酵素も含まれる．

15.1.2.2 クラスⅡ抗不整脈薬

プロプラノロール**7.18**のようなアドレナリンβ受容体遮断薬（7.1.11項参照）は，心筋梗塞（心臓発作）から回復しつつある患者を死から予防する目的に有用である．β遮断薬のこの効果は，心室性不整脈を防ぐその能力に由来する．β遮断薬は，またノルアドレナリン作動性神経の活動性の亢進により誘発される心房性不整脈に対しても有効である．プロプラノロールの二つの鏡像異性体は，アドレナリンβ受容体の遮断に関してエナンチオ特異性を示す．しかし抗不整脈薬としては，両者は同等である．

15.1.2.3 クラスⅢ抗不整脈薬

このカテゴリーの薬物は，イオンチャンネルへ作用し，心臓の不応期を引き延ばす．これは，恐らく再分極K^+電流を抑制し，緩徐内向きNa^+電流を賦活する結果である．クラスⅢ抗不整脈薬は，ナトリウム／カリウムチャンネル遮断薬として分類される．しかしその作用機序は，まだよく分かっていない．代表的な薬物は，アミオダロン（amiodarone）**15.10**とブレチリウム（bretylium）**15.11**である．

15.10 アミオダロン　　　　　　**15.11 ブレチリウム**

15.1.2.4 クラスⅣ抗不整脈薬

　細胞質へのカルシウムイオンの輸送は，細胞膜にあるカルシウムチャンネルを介して行われる。この輸送は，いったん開始されると，細胞質へのCa^{2+}のさらなる流入を誘発する。カルシウムチャンネルを遮断する薬物は，カルシウムの移動を妨げ，房室結節と洞房結節でのインパルスの伝導速度を遅くする。この効果は，心臓の正常な律動性の回復に役立つ。しかし，標準の治療量でこの効果を顕著に現す薬物は，一般に使用されるカルシウムチャンネル遮断薬の中では，ベラパミル（verapamil）**15.12**だけである。

15.2 心筋虚血

15.2.1 病理学と病因学

　絞扼感を伴う胸骨下の劇痛発作を特徴とする臨床症候群は，一般に狭心症（angina pectoris）と呼ばれる。しかしこの症状は，より正確には心筋虚血（myocardial ischemia）と呼ぶのが正しい。虚血とは，血管の閉塞や収縮により起こる局所的な血液不足のことである。狭心症の痛みは，冠動脈疾患としばしば結び付いている。狭心症には，運動誘発型と非運動誘発型の二つのタイプがある。一般的なのは，前者のタイプである。また後者は，プリンズメタル型狭心症（Prinzmetal's angina）とも呼ばれる。虚血性心筋痛は，心筋の酸素需要と心筋への酸素供給の間の不均衡が原因で生じる。虚血が痛みを引き起こす生理学的な機序は，まだよく分かっていないが，痛みは恐らく化学的に誘発される。発痛物質として考えられるのは，侵害受容器を刺激するカリウムイオン，水素イオン，ブラジキニン，アデノシン，ADP，プロスタグランジンなどである。心筋への酸素の供給不足は，冠血管の内径の減少，血液の酸素運搬能力の低下，血液の粘度の増加による冠血流量の減少といった原因による。

また心筋の酸素需要は，心拍数の増加，（エピネフリンのような）変力ホルモンの放出過多，心室壁張力の増加といった因子により促進される。狭心症の発作では，心筋の酸素需要が高まる前に，全身の血圧や心拍数がまず増加することが多い。狭心症痛の緩和には，心筋への酸素供給を増やしたり，心臓の仕事量（酸素需要）を減らすなど，虚血を抑える戦略が使われる。狭心症発作の生理学的機序は，まだ解明されていない。従来，狭心症の治療では，心筋への血液の供給を増やし，痛みを軽減するために，冠動脈——心筋へ血液を供給する主要な動脈——を拡張させる薬物が投与されてきた。しかし，動物やヒトの冠動脈に対して顕著な血管拡張作用を示すにもかかわらず，多くの患者の狭心症痛をほとんど，または全く寛解しない化学物質が発見されるに及び，狭心症の病態生理学は，単なる冠動脈のスパスム（痙縮，spasm）ではなく，かなり複雑であることが認識された。しかしX線造影法によると，冠動脈のスパスムは実際に起こっており，狭心症患者の約1/3では，その痛みは恐らく冠動脈のスパスムによる。冠動脈のスパスムが起こる原因は，まだよく分かっていない。抗狭心症薬は，その化学的および薬理学的カテゴリーのいかんにかかわらず，いずれも鎮痛薬とは異なり，痛みの実際の原因を治すことにより，その治療効果を発現する。狭心症痛は，様々な因子，特に情動的な因子により影響されるので，薬物の治療効果の評価は容易ではなく，きわめて主観的である。

　より新しい仮説によれば，動脈のスパスムは，血管壁の細胞へのカルシウムイオンの突然の流入により引き起こされるという。そうであるならば，カルシウムチャンネル遮断薬は抗狭心症薬として有効なはずである。このクラスの薬物をより良く理解するためには，筋収縮の生化学的機構を知る必要がある。筋収縮はきわめて複雑な過程であるが，次にその概要を簡単に説明することにしよう。収縮の機構は，3種類の筋肉——横紋筋，平滑筋および心筋——のすべてに共通である。

　筋線維内の基本的収縮単位は筋節（sarcomere）と呼ばれる。筋線維の収縮は，2種類の線状タンパク質，ミオシン（myosin）とアクチン（actin）の間の相互作用に由来する。図15.1を見てみよう。筋節のA帯にある細いアクチンと太いミオシンは，相互に重なり合っている。上図は筋線維が弛緩した状態，下図は筋線維が収縮した状態をそれぞれ表す。二つの図を比較してみると，下

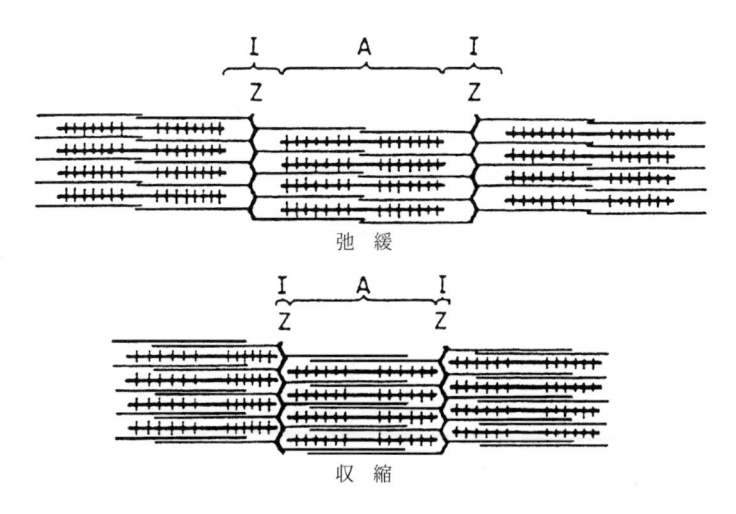

第15章 心血管系Ⅱ：不整脈と心筋虚血

図15.1 筋線維の弛緩と収縮（許可を得て，引用文献1より転載）
アクチンフィラメント（細線）は，収縮状態では，ミオシンフィラメント（太線）の間隙へ深く滑り込んでいる。

図では，アクチンフィラメントがミオシンフィラメントの間隙へ深く滑り込み，Z膜間の距離が短くなっているのが分かる。この筋収縮は，生化学的な予備反応として，神経伝達物質（通常，アセチルコリン）による刺激を必要とする。カルシウムイオンは，これらの線維，特にミオシンとアクチンが相互作用するA帯に高濃度存在する。活性化の段階（図15.2, Ⅰ）では，アセチルコリンによる膜の脱分極を契機に，カルシウムイオンが細胞膜のカルシウムチャンネルを通り，血管壁の筋細胞内へ流れ込む。

流入したカルシウムイオンは，細胞内に貯蔵されたCa^{2+}の放出を誘発する（Ⅱ）。これらのカルシウムイオンは，過程のエネルギー源，ATPからADPへの分解を含む一連のステップを活性化し，アクチン鎖とミオシン鎖の相互作用を促進して，筋線維を収縮させる。弛緩段階（Ⅲ）に入ると，カルシウムイオンはタンパク質フィラメントから脱着される。フィラメントは伸展し，筋線維は弛緩する。またカルシウムイオンの一部は，カルシウムチャンネルを通って細胞外へ放散され，他は筋細胞に貯蔵される。血管壁の平滑筋細胞へのCa^{2+}の流入は，カルシウムチャンネル遮断薬により選択的に抑制される。その結果，筋線維は収縮を妨げられ，血管は拡張したままとなる。カルシウムチャンネル

第Ⅲ部 末梢器官系の薬理学

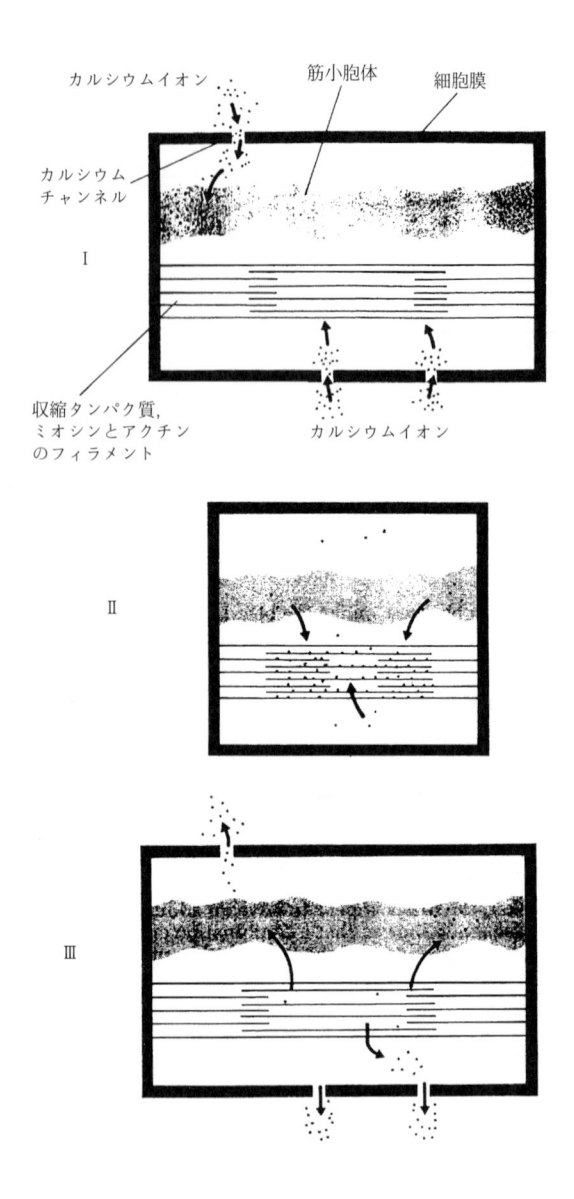

図15.2 筋線維の収縮に果すカルシウムチャンネルの役割
（許可を得て，引用文献2より転載）

遮断薬は，動脈平滑筋を弛緩させるが，静脈壁にはほとんど効果がない。このクラスの薬物は，冠動脈壁の平滑筋の収縮を抑制することにより，心筋への血液の供給を増大させる。またカルシウムチャンネル遮断薬は，冠動脈をスパスムから予防する目的にも役立つ。冠動脈のスパスムの予防は，ある種の狭心症患者では重要な意味をもつ。スパスムが起こってから，それを治すよりも，起こらないように予防する方が通常容易である。心筋細胞内のCa^{2+}濃度の増加は，心筋の収縮力を増大させ（陽性変力効果），狭心症症候群を悪化させる。心筋細胞へ流入するCa^{2+}量は，カルシウムチャンネルの遮断により有意に抑制される。

15.2.2 狭心症の薬物療法

前項の議論から推測されるように，細動脈を拡張させるカルシウムチャンネル遮断薬の効果は，その陰性変力効果と組み合わさり，本態性高血圧症の治療に役立つ。ニフェジピン（nifedipine）**15.13**，ジルチアゼム（diltiazem）**15.14**およびベラパミル（verapamil）**15.12**は，心筋虚血の治療に使用される代表的なカルシウムチャンネル遮断薬である。

15.12 ベラパミル

15.13 ニフェジピン   15.14 ジルチアゼム

歴史的に見たとき，最も重要な抗狭心症薬は有機硝酸エステルであり，次に

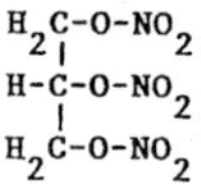

15.15 三硝酸グリセリン

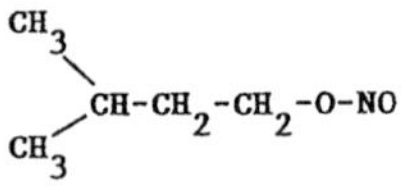

15.16 亜硝酸イソアミル

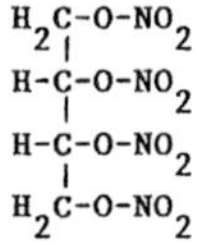

15.17 四硝酸エリスリチル

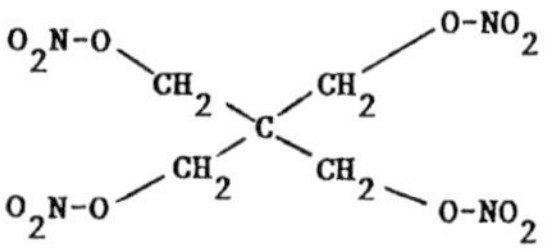

15.18 四硝酸ペンタエリスリトール

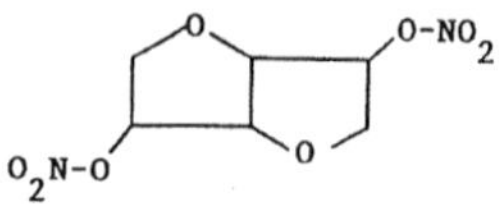

15.19 二硝酸イソソルビド

図15.3 抗狭心症作用をもつ硝酸および亜硝酸エステル類

続くのは有機亜硝酸エステルである（図15.3）。これらのエステルは，強力な血管拡張作用を示す。三硝酸グリセリン（glyceryl trinitrate）**15.15**は，短時間作用型の抗狭心症薬である。この薬物は，ニトログリセリン（nitroglycerin）という誤った名前で広く知られ，きわめて脂溶性である。三硝酸グリセリンの舌下錠は，粘膜から速やかに吸収され，2〜3分後には，狭心症の痛みを和らげる効果を現す。しかし，この効果は数分で消失する。もし痛みが持続したり，ぶり返すようであれば，別の錠剤をさらに服用しなければならない。肝臓には，高い触媒能力をもつ有機硝酸エステル還元酵素が存在する。この酵素は，無機亜硝酸イオンを段階的に発生させながら，三硝酸グリセリンを，部分的に脱ニトロ化されたより水溶性のグリセリン誘導体へ代謝する。この脱ニトロ化は，三硝酸グリセリンのもつ薬理活性を大幅に弱める。三硝酸グリセリンは，胃腸管で分解されやすく，しかも初回通過の際に，ほとんど代謝され不活性化されるため，経口的に投与されることはめったにない。有機硝酸および亜硝酸エステルが示す有益な薬理学的効果は，血管平滑筋での酵素的変換により発生する一酸化窒素（またはその類似物質）に由来する。この変換の化学的詳細は，まだ解明されていない。第9章で述べたように，一酸化窒素はグア

ニル酸シクラーゼを活性化し，第二メッセンジャー，環状グアノシン3′,5′—リン酸（サイクリックGMP）の産生を促進する（9.2.9項参照）。この第二メッセンジャーは，細胞内のCa^{2+}濃度に対するその効果に加え，ミオシン線維を構成するタンパク鎖の一つを脱リン酸化（リン酸エステル基の加水分解的開裂）するプロテインキナーゼ系を活性化する。リン酸化型のタンパク鎖は，筋肉の収縮過程で重要な役割を演じている。そのため，このタンパク鎖を脱リン酸化する有機亜硝酸および硝酸エステルは，血管壁の平滑筋線維の収縮力を低下させ，低血圧を引き起こす。亜硝酸エステルや硝酸エステルの抗狭心症効果は，一部，この血管拡張作用から直接もたらされる。血管の拡張による末梢抵抗の減少もまた，血液を駆出する心臓の収縮力を弱め，その仕事量と酸素需要を低下させる効果がある。

　三硝酸グリセリンの降圧効果に伴って発現する耐性は，一酸化窒素への酵素的変換に必要な補酵素の細胞内での枯渇により説明される。しかしこの仮説は，その正当性が疑われている。（レニン-アンギオテンシン系の活性化のような）生理的な反対調節昇圧過程が関係しているのかもしれない。

　三硝酸グリセリンは脂溶性が高く，無傷皮膚から効率良く吸収される。三硝酸グリセリンを染み込ませた絆創膏は，新しい経皮剤形として注目される。これは，腕や脚の皮膚に貼り付けて使用される。三硝酸グリセリンは一様な速度で徐々に吸収されるため，持続的な抗狭心症効果が得られる。

　亜硝酸イソアミル（isoamyl nitrite）15.16は，短時間作用型の抗狭心症薬である。しかし，使用されることはほとんどない。この薬物は，脂溶性かつ揮発性の液体で，吸入により投与される。亜硝酸イソアミルは，気道の粘膜から良く吸収される。その作用は，恐らく三硝酸グリセリンと同様，体内で産生される一酸化窒素に由来する。亜硝酸イソアミルとその同族体，亜硝酸イソブチルは性欲刺激作用があり，オルガスムを高めるという。そのため，これらの有機亜硝酸エステルは，「Rush」あるいは「Bolt」という名前で，ヘッドショップでも売られている。副作用としては，起立性低血圧や意識の消失といった症状が現れる。

　四硝酸エリスリチル（erythrityl tetranitrate）15.17，四硝酸ペンタエリスリトール（pentaerythritol tetranitrate）15.18および二硝酸イソソルビド

(isosorbide dinitrate) **15.19**は，前述の硝酸エステルや亜硝酸エステルと異なり固体である。これらの薬物もまた舌下投与が可能である。三硝酸グリセリンに比べ，作用の発現は多少遅いが，作用の持続時間ははるかに長い。これらの薬物は，狭心症の発作を予防する目的で常時投与される。四硝酸エリスリチルと四硝酸ペンタエリスリトールは，三硝酸グリセリンと同様，激しく爆発する性質がある。

引 用 文 献

1. Guyton, A. C.; Hall, J. E. *Textbook of Medical Physiology*, 9th ed.; Saunders: Philadelphia, Pa., 1996; p. 76.
2. Sanders, H. J. New Drugs for Combating Heart Disease. *Chem. Eng. News* **1982**, *59*, (28), 33.

推 薦 文 献

1. Roden, D. M. Chapter 35. Antiarrythmic Drugs. In *Goodman and Gilman's The Pharmacological Basis of Therapeutics*, 9th ed.; Hardman, J. G. *et al.*, Eds.; McGraw-Hill: New York, 1996; pp. 839-874. 不整脈の発生と関連のある心筋電気生理学の議論を含む。
2. Thomas, R. E. Chapter 28. Cardiac Drugs. In *Burger's Medicinal Chemistry and Drug Discovery*, 5th ed.; Wolff, M. E., Ed.; Wiley-Interscience: New York, 1996; Vol. 2, pp. 152-261. 心筋生理学と心筋の膜貫通および細胞内シグナル伝達系に関する議論を含む。
3. Guyton, A. C.; Hall, J. E. Chapter 6. Contraction of Skeletal Muscle. In *Textbook of Medical Physiology*, 9th ed.; W. B. Saunders: Philadelphia, Pa., 1996; pp. 73-85.
4. Robertson, R. M.; Robertson, D. Chapter 32. Drugs Used for the Treatment of Myocardial Ischemia. 推薦文献1, pp. 759-777.

第16章 心血管系Ⅲ：うっ血性心不全と利尿薬

16.1 うっ血性心不全

16.1.1 病因学

　うっ血性心不全（congestive heart failure）は，心臓のポンプ機能が低下し，生体の要求を満たすに十分な血液量を送り出すことが出来なくなった状態である。うっ血性心不全の主要な原因は，まだ分かっていない。しかしうっ血性心不全患者では，生化学的に見て，（生体の主な化学的エネルギー源である）ATPを機械的仕事へ変換する心臓の能力に欠陥が認められる。心臓がポンプとしての機能を果さなくなると，心拍出量を維持するため，（主に自律神経系により仲介される）代償機構が作動し始め，交感神経活動性の亢進が起こる。これは，一部，動脈系圧受容器反射の感受性低下により，中枢性交感神経活動性を抑制する生体の能力が衰えたことによる。その結果，腎臓にナトリウムイオンと水が貯留し，血液量が増加する。また，心臓の容積が拡大し（心肥大），頻脈（tachycardia）——心拍数が異常に増えた状態——が現れる。心臓のポンプ機能の低下に伴い，静脈はうっ血し，体液は毛細管から組織へ漏れ出る。そのため，下肢，くるぶし，足および肺に浮腫が現れる。肺浮腫は，身体の末梢へ血液を送り出す左心室の機能に著しい低下が見られるとき，特に生じやすい。左心室が止まると，血液は肺血管に停滞し，体液は肺組織へ漏れ出る。その結果，患者は呼吸困難（dyspnea）に陥るが，これはうっ血性心不全患者に共通する特徴的な症状である。うっ血性心不全の薬物療法では，生体のもつ代償機構を損なうことなく，心機能を改善することを原則とする。

16.1.2 強心配糖体の化学構造と薬理学的効果

うっ血性心不全の治療に最も広く使用される薬物は，ジギタリス属植物から得られるステロイド配糖体である。このカテゴリーの薬物は，一般にジギタリス配糖体という通称で呼ばれる。しかし，キンリュウカ（*Strophanthus*），スズラン（*Convallaria*），カイソウ（*Urginea*）などの植物種もまた，ジギタリス配糖体とよく似た構造をもつステロイド強心配糖体を産生する。最も頻繁かつ広く使用される代表的な強心配糖体は，ジゴキシン（digoxin）**16.1**とジギトキシン（digitoxin）**16.2**である。

16.1 ジゴキシン

16.2 ジギトキシン

これらの配糖体の生物活性は，アグリコン（非糖部）に由来する。しかし，分子から糖部を取り除けば，その治療的価値は失われる。糖部の主な役割は，体内の作用部位への効率的な吸収・輸送に適した分配係数に近づくよう，脂溶性のステロイド環を修飾し，分子全体をより親水性にすることにある。糖部はまた，いわゆるジギタリス受容体との結合にも関与する（次項参照）。

強心配糖体の作用様式はきわめて複雑であり，まだ完全には解明されていない。強心配糖体は，構造が異なっても，作用機序は恐らくすべて同じである。詳細に見れば，生体に及ぼす強心効果は，もちろん配糖体により多少異なる。しかし心筋は，どの配糖体に対しても定性的に同じ反応を示す。強心配糖体は，

心臓のポンプ効率を高める。その結果，心筋の収縮力は増大し（陽性変力効果），心拍数は減少する（陰性変時効果）。これらの薬物は，うっ血性心不全患者の心拍出量を増加させ，心容積を縮小させ，静脈圧を低下させ，血液量を減らし，浮腫組織から体液を取り除く。しかし強心配糖体自体は，腎臓に直接作用することはない。また正常心機能者では，利尿効果は認められず，陽性変力効果もごく弱い。

16.1.3 ジギタリス受容体

図16.1は，生体内の受容体へのジギタリス配糖体の結合に関する推定モデルである。上図（Ⅰ）は，配糖体により誘発される受容体タンパク質の配座変化，下図（Ⅱ）は，配糖体と受容体との詳細な結合様式をそれぞれ示している。下図によれば，強心配糖体は，ラクトンカルボニル酸素の水素結合，ラクトン環の炭素-炭素二重結合の静電引力，ステロイド核の疎水結合，デスオキシ糖の親

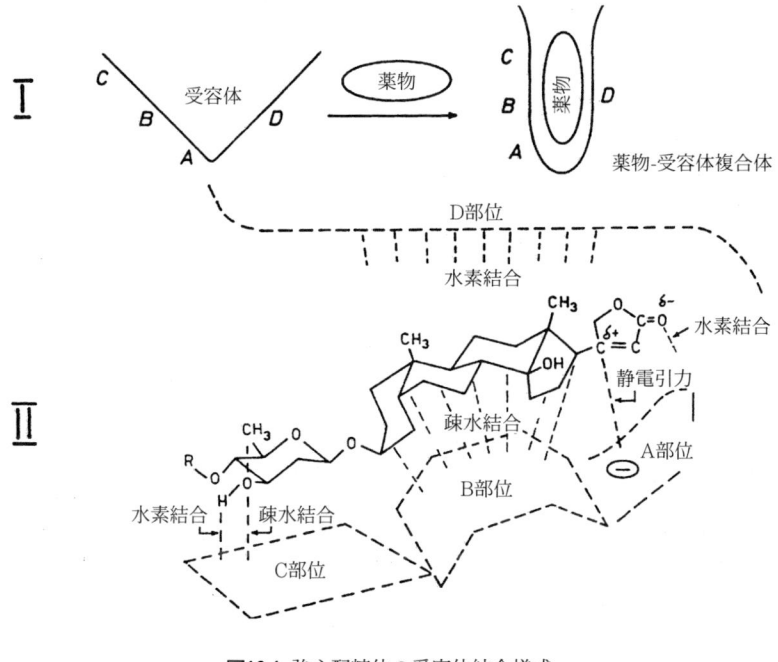

図16.1 強心配糖体の受容体結合様式
（許可を得て，引用文献1より転載）

油基の疎水結合，および糖アルコール基の水素結合を介して，受容体と相互作用する。このモデルは，不飽和ラクトン環の必要性，ステロイド縮合環の厳密な立体化学的条件，デオキシ糖の薬理学的な重要性，といった様々な実験事実を合理的に説明する。

16.1.4 強心配糖体の作用機序

強心配糖体は，アデノシン三リン酸をアデノシン二リン酸へ変換する酵素，Na^+-K^+ ATPアーゼ（輸送ATPアーゼ）を阻害する。心筋細胞膜内外のナトリウムイオンとカリウムイオンの濃度差は，細胞のナトリウムポンプにより維持されるが，その実体はこのNa^+-K^+ ATPアーゼである。Na^+は細胞外液に，またK^+は細胞の内側に，より高濃度存在することを思い出していただきたい。脱分極波の通過に伴い，心筋細胞膜の透過性は変化し，受動拡散により，Na^+は細胞内，K^+は細胞外へそれぞれ速やかに移動する。

心臓の拍動性興奮が去ると，イオン移動の方向は逆転し，再分極が起こる。K^+は細胞内へ，Na^+は細胞外へそれぞれ位置を移すが，これらはイオンの濃度勾配に逆らって起こる能動輸送である。Na^+-K^+ ATPアーゼは，これらの能動輸送系（ナトリウムポンプ）に深く関与する。ATPからADPへの酵素加水分解による高エネルギーリン酸結合の開裂は，能動輸送に必要なエネルギーを供給する。ジギタリス製剤を投与された心臓では，Na^+-K^+ ATPアーゼが阻害されるため，能動輸送が起こらず，細胞内Na^+の濃度は，増加した状態がそのまま維持される。これは，次にNa^+-Ca^{2+}交換輸送系の機能を亢進する。その結果，有効な細胞内Ca^{2+}が増加し，ジギタリス配糖体療法にとって望ましい効果，すなわち陽性変力効果がもたらされる。

細胞外液コンパートメントのK^+は，濃度が高くなると，心筋への強心配糖体の効果を打ち消す。強心配糖体による急性中毒の治療では，一般にカリウム塩を投与し，その細胞外濃度を高める処置が採られるが，その根拠はここにある。すなわち，細胞外K^+の濃度増加は，Na^+-K^+ ATPアーゼ系を刺激する。その結果，過剰な細胞内Na^+の細胞外への排出が促進され，細胞内Ca^{2+}の濃度もそれに伴い減少する。心臓へのジギタリス配糖体分子の結合強度もまた，細胞外K^+の増加により弱められる。これらの因子は，加え合わされば，心臓に対

する強心配糖体の効果を打ち消すのに十分な大きさになる。

ジゴキシンはまた、うっ血性心不全患者のレニン-アンギオテンシン系を阻害し、ノルアドレナリン作動性神経の活動性を抑制する。うっ血性心不全時に、ノルアドレナリン作動性神経の活動性が高まることは、既に述べた通りである。強心配糖体の治療効果には、これらの因子も寄与している可能性がある。

16.1.5 強心配糖体の薬理学的に重要な物理化学的性質

強心配糖体は、親水性糖残基の存在にもかかわらず、水に難溶である。しかし、経口剤形で使用されることが多い。脂質溶解度の高い強心配糖体は、一般に効率良く吸収される。それらはまた、効果の発現が遅く、排泄もきわめてゆっくりしている。少し単純化しすぎかもしれないが、強心配糖体は、そのステロイド核に付いたヒドロキシ基の数が多ければ多いほど、親水性が高く、このことは、その薬理学的プロフィルにも反映される。ジゴキシン16.1は、ステロイド環の12位にもOH基が付いており、ジギトキシン16.2に比べ、その数が1個多いことに注意されたい。クロロホルム／水分配係数の実測値は、ジゴキシンでは81.5、ジギトキシンでは96.5である。これは、ジギトキシンがジゴキシンよりも多少脂溶性が高いことを示しており、OH基の数から導かれる予測と矛盾しない。これらの配糖体は、受動拡散機構で胃腸管から吸収され、その度合は分子の脂溶性に依存する。ジギトキシンでは、経口投与量の95～100％が吸収される。しかしジゴキシンでは、この値は若干低く、70～85％である。強心配糖体は全身に分布する。したがって、心組織に対して特に選択性が高いというわけではない。心臓に作用するのは、全投与量のほんの一部である。ジゴキシンの貯蔵所となる主要な組織は、意外にも骨格筋であり、脂肪組織ではない。ジゴキシンは、受動拡散により胎盤関門を透過する。ジギトキシンも恐らく同様であろう。

16.1.6 強心配糖体の臨床的側面

強心配糖体の優劣を決めることは難しい。米国で最も広く使用されているのはジゴキシンである。しかし、ジゴキシンが他の市販配糖体に比べ、薬理学的に本当に優れているかどうかは分からない。患者に使用すべき強心配糖体を選

択する際には、二つの基準——(1)効果の発現までの時間，(2)効果の持続時間——を考慮しなければならない。ジギタリス配糖体の治療係数は、いずれもほぼ同じできわめて小さい。典型的な場合，治療量は中毒量の約50～60％である。これは，強心配糖体がいずれも潜在的に危険な薬物であることを意味する。維持療法では，効果が長く持続することが望まれる。ジギトキシンは，消失半減期が5～7日である。したがって，半減期が36～48時間のジゴキシンに比べ，安定な薬物濃度をより長時間維持できる。しかしジギトキシンによる長時間の効果持続は，蓄積の危険や中毒の発生，また投薬を止めた後の効果の残留といった問題を同時に抱えている。そのため，作用の持続時間が短いジゴキシンの方を好んで使用する医師が多い。

ジギトキシンでは，吸収量の約25％は，未変化体のまま胆汁中へ排泄され，腸壁から再吸収される。この腸肝循環は，ジギトキシンが脂溶性であることの反映であり，その消失半減期を引き延ばすのに寄与している。

ほとんどの患者で，ジゴキシンは，糸球体濾過と直接的な尿細管分泌が組み合わさった結果，ほぼ100％未変化体のまま尿中へ排泄される。しかし，ジゴキシンをかなり代謝する患者も，まれではあるがいないわけではない。この場合，ジゴキシンは，糖部と非糖部の間で切断され，生じたステロイドは，ヒドロキシ基を介してグルクロン酸や硫酸と抱合体を形成する。一方，ジギトキシンは，ジゴキシンとは対照的に，ほとんどの患者で，その大部分が肝代謝され，様々な生成物へ変換される。その際，糖部は切り離され，非糖部はグルクロン酸や硫酸と抱合する。また，一部のジギトキシンは，代謝的なヒドロキシル化を受け，ジゴキシンを生成する。

16.1.7 その他のうっ血性心不全治療薬

心細胞におけるサイクリックAMP（環状アデノシン3',5'—リン酸）の作用の一つは，Ca^{2+}チャンネルを刺激し，細胞内Ca^{2+}の濃度を高めることにある。サイクリックAMPは，ホスホジエステラーゼ（PDE）により細胞質で分解される。したがって，この酵素を阻害すれば，細胞内Ca^{2+}は増加し，うっ血性心不全の治療に役立つはずである。このカテゴリーに属する代表的な薬物は，アムリノン（amrinone）**16.3**とミルリノン（milrinone）**16.4**である。これらの

薬物は，心ホスホジエステラーゼを構成する3種のイソ酵素のうち，PDE Ⅲのみを特異的に阻害する。両薬物は，強力な陽性変力作用を示すが，同時に，きわめて高い確率で，重篤な副作用をもたらす。たとえば，サイクリックAMPの濃度増加により引き起こされる不整脈は，しばしば致命的である。

　アンギオテンシン変換酵素（ACE）阻害薬は，その血管拡張作用により心臓の負担を軽減するので，うっ血性心不全の治療に有効なことがある。アンギオテンシンⅡは，成長促進因子でもあり，第二メッセンジャーのジアシルグリセロールとイノシトールリン酸を介して心細胞を刺激する。したがって，アンギオテンシンⅡの産生阻害は，うっ血性心不全がもたらす望ましくない結果の一つである心肥大の抑制にも役立つ。

16.3　アムリノン　R＝H; R'＝NH$_2$
16.4　ミルリノン　R＝CH$_3$; R'＝CN

16.2 利尿薬

16.2.1 腎臓の解剖学的構造と生理学：尿の生成

　腎臓の生理学的な基本単位，ネフロンが薬物の代謝と排泄に果す役割については，既に第3章で解説した。図3.1に示されるように，尿細管は様々な分節に分けられる。近位曲尿細管（proximal convoluted tubule）では，カリウムイオン，ナトリウムイオン，グルコース，アミノ酸，リン酸イオン，炭酸水素イオンおよび大量の水が体循環へ再吸収される。尿細管に残った濾液は，最初，下行脚（descending limb）からさらに上行脚（ascending limb）へと，ヘンレ係蹄（loop of Henle）を移動していく。ヘンレ係蹄は，近位曲尿細管と共に，水の重要な再吸収部位である。濾液は，次に遠位曲尿細管（distal convoluted tubule）へ移行する。ナトリウムイオンは，ここでカリウムイオンやプロトンと引き替えに，体循環へ再吸収される。遠位曲尿細管でのこのイオン交換は，副腎皮質で産生されるステロイドホルモン，アルドステロン

(aldosterone)により促進される。尿は次に集合管へ移動するが，水はここでさらに再吸収される。この再吸収は，脳下垂体後葉から分泌される抗利尿ホルモン(antidiuretic hormone)，アルギニンバソプレシンにより調節される。このペプチドホルモンは，尿細管液からの水の再吸収を促進する作用がある。

　生体は，その正常な生理機能を維持するため，必要なイオンの濃度を一定に保とうとする。Na^+，K^+およびCl^-など，これらのイオンの再吸収過程は，能動輸送機構を必要とする。一方尿素のように，生体にとって不用な代謝産物は，再吸収されることはない。それらは，尿細管液中にそのまま残留し，膀胱へ運ばれた後，体外へ排泄される。

16.2.2 各種利尿薬とその利尿機序

　利尿薬(diuretic)は，生体からの尿の排泄を促進する物質である。薬理学的に見て真性の利尿薬は，腎臓に直接その効果を及ぼす。利尿(diuresis)という用語は，一般に二つの意味で使用される。一つは尿量自体の増加であり，もう一つは溶質や水の正味の喪失である。利尿薬の臨床的に最も重要な用途は，恐らく浮腫の治療に関するものでる。すなわち，利尿薬は，（強心配糖体の佐剤として）うっ血性心不全による浮腫の縮小や，妊娠中の浮腫の軽減，月経前緊張の緩和といった目的に使用される。最後の使い方は，月経前緊張が一部，水や塩のうっ滞（浮腫）によりもたらされるとする仮説に基づく。利尿薬は，本態性高血圧症の治療にも使用されるが，この点については，第14章で既に説明した通りである（14.2.4.1項参照）。

　利尿薬は，機能している腎臓に対してのみ利尿効果を発現する。腎臓が機能していない場合や，重篤な機能低下に陥っている場合には，利尿薬の投与は無意味であり，きわめて危険ですらある。

　利尿薬は，その作用機序から次の三つのタイプに大別される。

1. *尿細管内の浸透圧を上昇させる薬物*：尿細管液の浸透圧が高くなると，尿細管壁からの水の再吸収が抑制され，尿細管内に残留する液量が増加する。今，このような利尿効果をもつ中性分子を静脈内へ投与した場合を考えてみよう。これらの分子は糸球体で濾過され，血液から尿細管へ移行する。しかし，尿細管壁から再吸収される量はわずかである。その

ため，尿細管内の浸透圧が上昇し，主にヘンレ係蹄と近位曲尿細管からの水の再吸収が妨げられる。また，それに付随して，Na^+，K^+，Ca^{2+}，Mg^{2+}，Cl^-，$H_2PO_4^-$，HCO_3^-など，ほとんどすべてのイオン種の尿排泄量がある程度増加する。浸透圧性利尿薬のほとんどは，グルコース，スクロースといった糖類や，マンニトール，ソルビトールといった多価アルコール類である。尿素もまた浸透圧性利尿薬として分類される。浸透圧を上昇させるこれらの利尿薬は，広く一般に使用される薬物ではない。これらの薬物は大量投与を必要とし，その効果もあまり当てにならない。しかし，浸透圧性利尿薬を必要とする臨床的状況も，比較的まれではあるが，ないわけではない。

2. *体内の酸塩基平衡を変化させる薬物*：ナトリウムイオンや炭酸水素イオンの尿細管再吸収を抑制し，尿細管濾液のpHをよりアルカリ性にする薬物である。尿細管液に含まれるこれらのイオンの濃度が増加すると，強力な浸透圧効果が現れ，水の再吸収が妨げられる。その結果，尿細管内に水が過剰に停滞し，尿量が増加する。また，尿細管液がアルカリ性になるため，血液や細胞外液の酸性度が高くなり，全身性アシドーシス（systemic acidosis）の症状が現れる。このタイプの薬物は，現在もなお，ある程度治療に使用されている。しかし一般には，利尿へのこの薬理学的アプローチは，時代遅れの感を否めない。

3. *尿細管能動輸送機構を変化させ，溶質や水に対する尿細管壁の再吸収能力を低下させる薬物*：尿細管液に貯留した溶質は，液の浸透圧を上昇させる。その結果，水の再吸収が妨げられ，尿量が増加する。

尿量を増加させるこれらの三つの戦略のうち，きわめて強力かつ確実な利尿効果が期待できるのは，尿細管輸送を変化させる第三の戦略である。

16.2.2.1 体内の酸塩基平衡を変化させる利尿薬

このカテゴリーに属する代表的な薬物は，アセタゾラミド（acetazolamide）**16.5**である。この薬物は炭酸脱水酵素（carbonic anhydrase, C.A.）を阻害する。

16.5 アセタゾラミド

炭酸脱水酵素は，赤血球や尿細管壁に存在する。この酵素は，水と二酸化炭素から炭酸が生成する反応を触媒し，平衡の達成を著しく促進する。生成した炭酸は自発的に電離し，プロトンと炭酸水素アニオンになる。

$$2\,H_2O + CO_2 \underset{}{\overset{C.A.}{\rightleftharpoons}} H_2CO_3 \underset{}{\overset{H_2O}{\rightleftharpoons}} H_3O^+ + HCO_3^- \qquad (16.1)$$

炭酸脱水酵素が存在しないと，全体の平衡はずっと左の方へずれる。炭酸脱水酵素阻害薬は，以下の機序で利尿効果を現わす。

(1) 腎臓の炭酸脱水酵素に作用し，酵素を阻害する。
(2) 炭酸の生成が抑制され，尿細管壁内に存在するH_3O^+（プロトン）の数が減少する。
(3) H_3O^+と尿細管液中のNa^+の間の正常な生理的交換が抑制される。
(4) 尿細管液に残留するNa^+の濃度が増加し，浸透圧が上昇する。
(5) 水の再吸収が妨げられ，利尿効果が現れる。

尿細管液からHCO_3^-イオンが取り除かれる過程もまた，H_3O^+が十分な量存在しないため抑制される。その結果，正常にはわずかに酸性であるべき尿がアルカリ性を呈するようになる。腎臓の炭酸脱水酵素の阻害はまた，K^+の尿排泄を増加させるが，これは通常有害な作用である。

炭酸脱水酵素は，眼や中枢神経系にも存在する。この酵素の阻害薬は，緑内障の治療で，眼球内の体液（房水）の量を減らし，眼内圧を低下させる目的にも使用される。

16.2.2.2 尿細管輸送機構を変化させる利尿薬

このカテゴリーに属する利尿薬は，さらにいくつかのサブタイプに細分類される。

16.2.2.2.1 水銀利尿薬

メラルリド（meralluride）**16.6**で代表される有機水銀誘導体は，多年にわたり，最良の利尿薬として広く使用されてきた。

$$\text{HOOC-CH}_2\text{-CH}_2\text{-C(=O)-N(H)-C(=O)-N(H)-CH}_2\text{-CH(OCH}_3\text{)-CH}_2\text{-Hg-OH}$$

16.6 メラルリド

水銀利尿薬は，ヘンレ係蹄の上行脚でのCl^-の能動的な再吸収過程を阻害することにより，その効果を発現する。尿中へのCl^-の排泄量は増加し，Na^+の排泄量もそれに伴い増加する。水銀利尿薬は，(1)効力／活性がしばしば当てにならない，(2)水銀中毒を来す可能性がある，(3)筋肉内へ投与しなければならない，といった様々な薬理学的および臨床的な問題を抱えており，治療薬として，もはや時代遅れなものになった。しかしそれらの幾つかは，現在もなお市販されている。

16.2.2.2.2 Na^+-Cl^-共輸送阻害薬

チアジド系利尿薬（thiazide diuretic）はこのクラスに属する。代表的な薬物は，クロロチアジド（chlorothiazide）**16.7**とヒドロクロロチアジド（hydrochlorothiazide）**16.8**である。

16.7 クロロチアジド　　**16.8** ヒドロクロロチアジド

この系列に属する各薬物は，最大利尿効果の発現に必要な用量をそれぞれ異にする。しかし，固有活量はいずれもほぼ同じ水準にある。クロロチアジドとヒドロクロロチアジドの場合，後者は前者のほぼ10倍の効力をもつ。

尿細管腔にあるNa^+は，正常な能動輸送機構により，尿細管壁を通って再吸収され，その際，Cl^-もまた，管腔から尿細管壁へ移動する。後者の移動は濃度勾配に逆らって起こる。（2種のイオンが膜を通り同じ方向に輸送される）このいわゆる共輸送系（symport system）は，2種のイオンが膜を介して交

換される逆輸送系（antiport system）とよい対照をなす。チアジド類は，糸球体での濾過ではなく，主に近位曲尿細管への直接的な分泌により，尿細管腔へ入り込む。血液などの体液に含まれるチアジド類は，ナトリウムの再吸収に影響を及ぼさない。チアジド系利尿薬は，尿細管壁に直接作用し，Na^+，Cl^-および（程度は低いが）K^+の再吸収を妨げる。この系列の利尿薬は，Cl^-結合部位を競合的に遮断し，Na^+-Cl^-共輸送系を阻害すると考えられる。イオンの再吸収が阻害されると，尿細管液に含まれるCl^-，Na^+およびK^+の濃度は上昇する。その結果，尿細管液の浸透圧が高くなり，水の再吸収が妨げられて，利尿効果が現れる。チアジド類は，主に遠位曲尿細管でのNa^+/Cl^-再吸収を阻害する。しかし，第3章の図3.1に示したネフロンの模式図によれば，Na^+の正常な生理的再吸収の少なくとも70%は，遠位曲尿細管ではなく，近位曲尿細管で起こる。この近位曲尿細管に対するチアジド系利尿薬の効果はあまり強くない。すなわち，チアジド系利尿薬は，ナトリウムの再吸収が比較的少ない尿細管分節を主な作用部位とし，その利尿効果は自己限定性である。しかし，ナトリウムの排泄を促進する能力は明白であり，効果的かつ信頼に足る長時間作用形（$t_{1/2}$＝2〜7時間）の利尿薬として，チアジド類は有用である。効果が長時間持続するという特徴は，既に述べたように，本態性高血圧症の治療にチアジド系薬物が使用される理由の一つでもある（14.2.4.1項参照）。

チアジド系利尿薬は，上述のように，尿細管でのK^+の生理的な輸送過程も併せて妨害する。そのため，チアジド系利尿薬を長期間使用すると，尿への排泄により，体内から多量のカリウムが失われ，食物による補給が必要になることもあり得る。

クロロチアジドとヒドロクロロチアジドは，ほぼ100%未変化体のまま尿中へ排泄される。しかし，新しいチアジド系利尿薬の中には，代謝をかなり受けるものも知られている。

16.2.2.2.3　Na^+-K^+-$2Cl^-$共輸送阻害薬

このクラスの薬物は，しばしばループ利尿薬（loop diuretic）とか高天井利尿薬（high-ceiling diuretic）とか呼ばれる。ループ利尿薬は，きわめて高い固有活量をもち，チアジド系薬物では達成できない強力な利尿効果をもたら

す。ループ利尿薬の主な作用部位は，ヘンレ係蹄の上行脚である。この分節にあるNa$^+$-K$^+$-2Cl$^-$共輸送体は，3種のイオンを尿細管腔から尿細管壁へ同時に輸送する。Na$^+$が存在しなければ，Cl$^-$の取込みは起こらない。このクラスに属する薬物の化学構造は様々であるが，代表的なものは，エタクリン酸（ethacrynic acid）**16.9**とフロセミド（furosemide）**16.10**である。

16.9 エタクリン酸　　　　　**16.10** フロセミド

これらの薬物がNa$^+$-K$^+$-2Cl$^-$共輸送体を阻害する機構は，まだ解明されていない。恐らくCl$^-$結合部位に作用するのであろう。エタクリン酸やフロセミドなどのループ利尿薬は，血漿タンパク質へ強く結合する。そのため，糸球体ではほとんど濾過されない。しかし，近位曲尿細管腔へ薬物を直接分泌する効率的な生理系が存在している。ループ利尿薬はこの系を介し，Na$^+$-K$^+$-2Cl$^-$共輸送体へ接近すると考えられる。

ループ利尿薬の効果発現までの時間と効果の持続時間は，チアジド系利尿薬のそれに比べかなり短い。ループ利尿薬の半減期は，一般に0.3～1.5時間である。この系列の薬物は，ある程度代謝的に不活性化されるが，その割合は，通常，尿中へ未変化体のまま排泄される割合に比べて小さい。薬物により利尿が引き起こされると，その効果を打ち消す生理的な代償機構が作動し始める。このことは，問題を複雑にしている。

16.2.2.2.4 アルドステロン拮抗薬

既に述べたように，ステロイドホルモン，アルドステロン（ミネラルコルチコイド）は，後部遠位尿細管と集合管に存在するアルドステロン受容体に作用する（16.2.1項参照）。アルドステロン受容体が活性化されると，ナトリウム-プロトン交換を刺激する一連の生化学的事象が起こり，その結果，Na$^+$が再吸収され，H$_3$O$^+$が尿細管へ放出される。アルドステロン受容体は，（前に述べた膜結合Gタンパク質共役型受容体やイオンチャネルと並ぶ）第三の受容体カ

テゴリーを構成する代表的な受容体である。このステロイド受容体は，膜結合型ではなく，尿細管壁細胞の細胞質に見出される可溶性タンパク質である。図16.2に示されるように，血流を経て細胞膜表面へ運ばれたアルドステロン分子は，脂溶性であるため，受動拡散により容易に細胞膜を通り抜け，細胞内へ進入する。

細胞内に入ったアルドステロンは，細胞質にあるその受容体と相互作用し，アルドステロン-受容体複合体を形成する。この複合体は，次に細胞核内へ移行し，DNAの一部である特異的な核アクセプター（nuclear acceptor）と結合する。この核内反応は，同義遺伝子産生物質，アルドステロン誘導タンパク質（aldosterone-induced protein）を発現する。このタンパク質は，次にNa^+チャンネルとNa^+ポンプを活性化し，尿細管腔からのNa^+の再吸収を促進する。膜結合型のアルドステロン受容体もまた存在する。この受容体の活性化は，Na^+-H_3O^+交換過程を刺激して，尿細管でのNa^+の再吸収をさらに促進する。

アルドステロンは，またカリウムの排泄を促す作用もある。薬物によりアルドステロン受容体が遮断されると，尿中のナトリウム濃度が増加し，同時にカ

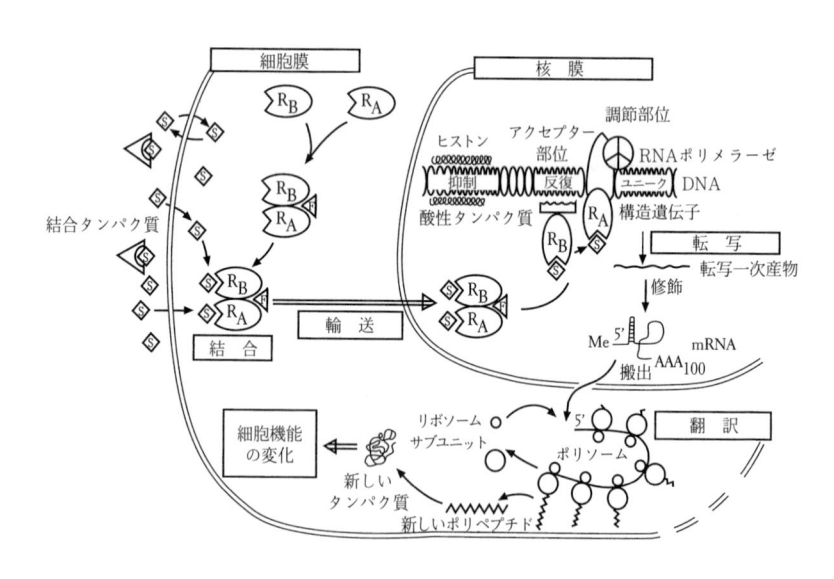

図16.2 ステロイド受容体の一般的なモデル
（許可を得て，引用文献2より転載）

第16章 心血管系Ⅲ：うっ血性心不全と利尿薬

リウムの貯留が起こる。アルドステロンの腎作用を妨げる薬物，アルドステロン拮抗薬は，この意味でカリウム保持性利尿薬（potassium sparing diuretic）とも呼ばれる。比較的大量のアルドステロン拮抗薬を長期間使用したり，（バナナやオレンジのような）カリウムに富む食物を常に摂取している患者では，（血中のK⁺濃度が異常に高くなる）高カリウム血症の症状が現れる。高カリウム血症による最も重篤な障害は，恐らく心臓に対するものである。高濃度のカリウムは，心筋の収縮を維持する正常なイオンの流れを妨害し，高カリウム血性不整脈を引き起こす。この不整脈は生命にとって危険である。

　スピロノラクトン（spironolactone）16.11は，アルドステロン拮抗薬を代表する薬物である。この薬物は，それ自体もアルドステロン拮抗作用を示すが，その薬理学的効果のほとんどは，チオール酢酸基が脱離したΔ^6活性代謝産物，カンレノン（canrenone）16.12に恐らく由来する。カンレノンは臨床的に有用である。しかし，米国では現在使用されていない。スピロノラクトンとカンレノンは，水に溶けにくいため，治療での有用性がいくらか制限される。それに対し，カンレノンのラクトン水解物のカリウム塩——カンレノ酸カリウム（potassium canrenoate）16.13は水によく溶ける。この薬物は，注射剤で使用されるが，in vivoでは，ラクトン環を再形成し，カンレノンへ変換されることが分かっている。

16.11 スピロノラクトン

16.12 カンレノン

16.13 カンレノ酸カリウム

スピロノラクトンとカンレノンは，細胞質にあるミネラルコルチコイド受容体へのアルドステロンの結合を競合的に阻害する。生成した受容体-カンレノン複合体は，核アクセプターへ結合しない。そのため，Na^+輸送機構の活性化に必要なアルドステロン誘導タンパク質の発現が妨げられる。初期の文献によれば，細胞質のミネラルコルチコイド受容体は，活性配座と不活性配座の二つの状態を取り得る。しかしスピロノラクトンが結合すると，受容体は活性配座を取れなくなるという。

16.2.2.2.5 その他のカリウム保持性利尿薬

このカテゴリーに属する薬物は，トリアムテレン（triamterene）**16.14**とアミロリド（amiloride）**16.15**の２種である。これらの薬物は，恐らく同じ機序で作用し，後部遠位尿細管と集合管のナトリウムチャンネルを遮断する。その結果，Na^+の再吸収が抑制され，K^+の排泄速度が間接的に減少する。トリアムテレンやアミロリドが作用する後部遠位尿細管と集合管は，ナトリウムを再吸収する能力が小さい。そのため，これらの薬物は，ナトリウムの排泄をほんの少し増加させるに止まり，利尿の度合はわずかである。したがってトリアムテレンやアミロリドは，単独で使用されることはまれであり，その主たる用途は，（チアジド類やループ利尿薬のような）他の利尿薬と組み合わせ，それらのカリウム排泄効果を相殺することにある。

16.14 トリアムテレン

16.15 アミロリド

16.2.2.2.6 キサンチン類

カフェイン（caffeine）**16.16**やテオフィリン（theophylline）**16.17**もまた利尿作用を示す。しかし，これらの薬物は効力が弱く，耐性を生じ，しかも心臓刺激効果や精神運動効果のような副作用がある。そのため，その臨床的価値は限られる。

第16章 心血管系Ⅲ：うっ血性心不全と利尿薬

16.16 カフェイン　　**16.17** テオフィリン

カフェインとテオフィリンの利尿機序は，まだ完全には解明されていない。しかし恐らく，アデノシン受容体（9.2.6項参照）を阻害するその能力と関係がある。アデノシンは，様々な動物種で抗利尿作用を示すが，その効果は，テオフィリンにより競合的に拮抗されるからである。

引 用 文 献

1. Thomas, R. E. Cardiac Drugs. In *Burger's Medicinal Chemistry and Drug Discovery*, 5th ed.; Wolff, M. E., Ed.; Wiley-Interscience: New York, 1996; Vol. 2, p. 241.
2. Nogrady, T. *Medicinal Chemistry*, 2nd ed.; Oxford University Press: New York, 1988; p. 255.

推 薦 文 献

1. Kelly, R. A.; Smith, T. W. Chapter 34. Pharmacological Treatment of Heart Failure. In *Goodman and Gilman's The Pharmacological Basis of Therapeutics*, 9th ed.; Hardman, J. G. *et al.*, Eds.; McGraw-Hill: New York, 1996; pp. 809-838.
2. Repke, K. R. H.; Weiland, J.; Megges, R.; Schön, R. Approach to the Chemotopography of the Digitalis Recognition Matrix in the Na^+/K^+-transporting ATPase as a Step in the Rational Design of New Inotropic Steroids. In Ellis, G. P.; Luscombe, D. K., Eds.; *Progress in Medicinal Chemistry*. Elsevier: Amsterdam, 1993; Vol. 30, pp. 135-202.
3. Thomas, R. E. Cardiac Physiology. In *Burger's Medicinal Chemistry and Drug Discovery*, 5th ed.; Wolff, M. E., Ed.; Wiley-Interscience: New York, 1996; Vol. 2, pp. 156-165.
4. Thomas, R. E. Transmembrane and Intracellular Signaling Systems. 推薦文献3, pp. 165-189.
5. Thomas, R. E. Congestive Heart Failure. 推薦文献3, pp. 223-261.

6. Jackson, E. K. Chapter 29. Diuretics. 推薦文献1, pp. 685-713.
7. Rang, H. P.; Dale, M. M.; Ritter, J. M.; Gardner, P. Chapter 18. The Kidney. In *Pharmacology*; Churchill Livingstone: New York, 1995; pp. 367-384.
8. Fink, C. A.; Werner, L. H. Chapter 31. Diuretic and Uricosuric Agents. 推薦文献3, pp. 363-460.
9. Guyton, A. C.; Hale, J. E. Chapters 26 and 27. Urine Formation by the Kidneys I and II. In *Textbook of Human Physiology*; W. B. Saunders: Philadelphia, Pa., 1996; pp. 315-348.

第17章 ヒスタミンが関与する疾患の薬理学：アレルギー，喘息および胃酸分泌過多

17.1 アレルギー

17.1.1 免疫応答

　生体の免疫反応と関連アレルギー応答は，化学物質により仲介される。これらの応答の誘発と伝播に関与する内因性化学物質は，いくつか知られている。しかし，それらが生体の生理において，どのような協調関係にあるのかを説明することはきわめて難しい。免疫反応，アレルギーおよび喘息に関する以下の議論は，一連の実験的な観察に基づいており，必ずしも筋の通ったものではない。これらの生理学的過程は，生化学的にはきわめて複雑であり，まだ完全には解明されていない。

　リンパ球は白血球の一種で，主にリンパ組織で作られる。生成したリンパ球は，血中へ移行し，それらを必要とする様々な生体部位へ運ばれる。T細胞は骨髄の造血幹細胞に由来するリンパ球の一種である。生体は抗原に晒されると，活性化した多数のT細胞を遊離する。それらは，毛細血管壁を通って組織間隙へ移行し，全身へと分布する。T細胞には，次のような種類がある。

1. <u>ヘルパーT細胞</u>（*helper T cell*）：このT細胞は，一連のタンパク質メディエーター，リンホカイン（lymphokine）を産生し，事実上すべての免疫機能を調節している。
2. <u>細胞傷害性T細胞</u>（*cytotoxic T cell*）：キラーT細胞（killer T cell）とも呼ばれる。このT細胞は，微生物を死滅させ，時として生体自身の細胞さえも破壊する。それらは標的細胞に結合し，パーフォリン（perforin）と呼ばれる糖タンパク質を分泌する。このパーフォリンは，

標的細胞膜に文字通り大きな丸い穴をあけ，膜を破壊して細胞を殺す。
3. <u>*サプレッサーT細胞*（*suppressor T cell*）</u>：このT細胞は，他の2種のT細胞の機能を抑制する。

免疫の重大な副作用は，ある種の条件下でアレルギーが発現することである。アレルギーの種類は様々である。活性化したT細胞により誘発されるアレルギーには，たとえば，化粧品や家庭用化学薬品による皮膚の発疹（皮疹）がある。またウルシかぶれは，抗体ではなく，活性化したT細胞により引き起こされる遅延型アレルギーの古典的事例である。ウルシの毒素，ウルシオール（urushiol）自体には，組織を強く傷つける作用はない。しかし，ウルシオールに繰り返し晒されると，生体は活性化したヘルパーT細胞と細胞傷害性T細胞を遊離するようになる。その結果，ウルシ毒にさらに接触するようなことがあれば，それに反応して，活性化したT細胞が血中から皮膚へ拡散し，1日以内に細胞性免疫反応が現れる。この種の免疫では，活性化したT細胞から多数の毒性物質が放出される。したがって遅延型アレルギーは，組織にきわめて重大な損傷を与える可能性がある。

17.1.2 ヒスタミンに由来するアレルギー反応

体質により，アレルギーを起こしやすい人と，そうでない人がいる。この種のアレルギーは，免疫系の遺伝的素因に依存するので，アトピー性アレルギー（atopic allergy）と呼ばれる。また，特定の化学物質によって感作された結果起こる有害な応答は，化学物質アレルギーと呼ばれ，やはり免疫系が関与する。体液性免疫応答は，抗原を投与された個体での抗体の産生と，それに続く抗原と抗体との結合から成り立つ。抗原としては，タンパク質，多糖-タンパク質複合体，全細胞または細胞成分などが考えられる。1回目の抗原刺激で起こる抗体産生反応は，一次応答（primary response）と呼ばれる。抗体の血中濃度は，同じ抗原を再度投与すると著しく増加する。これを二次応答という。抗体の産生を誘発する物質は，タンパク質と多糖だけである。しかしはるかに小さな分子でも，タンパク質と結合すれば，特異的な抗体の産生を誘発する場合がある。このような小分子はハプテン（hapten）と総称される。このようにして生成した抗体は，（ハプテン分子を含まない）遊離型タンパク質とは一

般に反応しない。アレルギー（過敏性）反応は，くしゃみ，流涙，鼻漏，皮膚発疹および蕁麻疹といった急性または慢性の症状を引き起こす。アナフィラキシーショック（anaphylactic shock）は，特定のアレルゲンによって既に感作されている個体が，そのアレルゲンと接触したときに直ちに起こる全身性の激しいアレルギー反応であり，時として死に至ることもある。アレルギー反応では，通常の用量反応関係は見られない。

　抗原に対するアレルギー反応では，その一環として，特殊な抗体，免疫グロブリンE（immunoglobulin E, IgE）——レアギン（reagin）または感作抗体（sensitizing antibody）とも呼ばれる——が産生され，結合組織にある肥満細胞（mast cell）の膜受容体へ結合する。その数は，肥満細胞1個につき50万個にも上る。アレルゲン（allergen）は，IgE抗体，レアギンと特異的に反応する抗原のことである。アレルゲンが体内に入ると，アレルゲン-レアギン反応が起こり，アレルギー反応が誘発される。肥満細胞の膜表面は，また補体系（complement system）——9種の主要酵素を含む反応カスケード——の成員に対する受容体も存在する。アレルギーに関与する補体成分は，C3aとC5aである。肥満細胞が活性化されると，これらの補体受容体からメディエーターが分泌される。メディエーターは，次に酵素ホスホリパーゼCを活性化し，第二メッセンジャー，ジアシルグリセロールとイノシトール 1,4,5-三リン酸の産生を促す。これらの第二メッセンジャーは，細胞内Ca^{2+}濃度を上昇させ，その結果として，肥満細胞から多数の化学物質が遊離される。遊離する主な物質の一つはヒスタミンである。ヒスタミンは，酸性タンパク質や高分子量ヘパリンと複合体を形成し，肥満細胞の内部に貯蔵されている。肥満細胞には，その他，セロトニン，アセチルコリン，ブラジキニン，ロイコトリエンといった化学物質も見出される。これらもまた，アレルギー反応やアナフィラキシー反応に寄与すると考えられる。ちなみに，小腸知覚ニューロンや径の細い内臓知覚神経線維には，サブスタンスPなどのタキキニン類が存在する。これらのタキキニン類は，肥満細胞からのヒスタミンの遊離を誘発したり，血管に直接作用して，血管を拡張させたり，組織への血漿の漏出（浮腫）を引き起こすなど，局所的な損傷に対する神経性炎症反応と関係が深い。

17.1.3 アレルギーとヒスタミンH_1受容体

H_1受容体は，末梢の気管支，腸および血管の平滑筋や，皮膚の疼痛および掻痒神経終末に分布し，主としてアレルギー反応に関与する。H_1受容体は，細胞内Ca^{2+}濃度を上昇させるGタンパク質変換系と共役しており，細胞内のプロテインキナーゼやホスホリパーゼを活性化して，特徴ある様々な応答を引き起こす。末梢のH_1受容体に対する刺激は，小血管を拡張させ，顔面の紅潮や血圧の下降をもたらす。また，血管のH_1受容体への刺激は，小血管の透過性を高め，細胞外間隙への血漿タンパク質や液性成分の流出を促して，浮腫を発生させ，肺のH_1受容体への刺激は，気管支の平滑筋を収縮させる（気管支痙攣）。喘息患者では，きわめて小量のヒスタミンでも，強い気管支収縮が惹起される。ヒスタミンは，皮下注射により，次の三つの段階からなる，いわゆる三重反応（triple response）を引き起こす。(1)注射部位のまわりに2～3mmの範囲で，局所的な発赤が広がる。これは，数秒以内に出現し，約1分で最大に達する。(2)より明るい潮紅が元の発赤の範囲を越えて1cmほどに広がる。この反応は，前の反応よりもゆっくりと進行する。(3)1～2分後には，元の発赤と同じ範囲に膨疹が認められるようになる。発赤はヒスタミンによる直接的な血管拡張作用に起因し，潮紅はヒスタミンによって誘発される軸索反射に基づく，間接的な血管拡張作用に由来する。また，膨疹はヒスタミンに浮腫を惹起する能力があることを示している。三重反応は，蕁麻疹の臨床症状で認められる。枯草熱（花粉症）では，アレルゲン-レアギン反応は鼻内で起こる。この反応により遊離されたヒスタミンは，血管を局所的に拡張させ，毛細血管の透過性を高める。その結果，液性成分の漏出が起こり，鼻腔内が腫れ上がって，鼻水の分泌が激しくなる。またアレルゲン-レアギン反応により遊離される他の化学物質も鼻を刺激し，くしゃみを引き起こす。

　ヒスタミンは，酵素によって仲介される一連の反応により代謝的に不活性化される。最初に生成するのは，N^1-メチルヒスタミン17.1である。この化合物は，次にモノアミン酸化酵素によりアルデヒド17.2へ代謝され，アルデヒドは，さらにN^1-メチルイミダゾール-4-酢酸17.3へ変換される。尿中へ排泄されるのは，N^1-メチルイミダゾール-4-酢酸である。

17.1 N^1-メチルヒスタミン

17.2

17.3 N^1-メチルイミダゾール-4-酢酸

17.1.4 アナフィラキシー

アナフィラキシーは，ヒスタミンが体循環系へ遊離され，全身の血管を拡張させる結果，引き起こされる症状である。エピネフリンを投与し，ヒスタミンの降圧効果を打ち消さなければ，患者は数分で死に至ることもある。この死を防ぐには，H_1遮断薬だけでは不十分である。アナフィラキシーでは，ロイコトリエンもまた遊離される。ロイコトリエンは，気管支を収縮させる作用があり，患者はその結果，窒息死することもある。ヒスタミンではなく，セロトニンにより全身性アナフィラキシーが惹起される例もいくつか知られている。

17.1.5 H_1受容体拮抗薬による治療

H_1作動薬の臨床的価値は，現時点では認められていない。しかしH_1拮抗薬は，様々な即時型過敏性反応の対症療法において，確固たる地位を占めている。H_1拮抗薬は，ヒスタミンとH_1受容体との相互作用を可逆的かつ競合的に阻害する薬物で，鼻炎，蕁麻疹，皮膚炎および結膜炎といった急性のアレルギー疾患に対して有効である。しかしその効果は，抗原-抗体反応によって遊離されたヒスタミンにより惹起される症状の抑制に限定される。H_1遮断薬は，気管支喘息に対しては，ほとんど治療効果を示さず，ヒスタミン以外のオータコイ

ド（autacoid）が関与する全身性アナフィラキシーに対しても全く無効である。また，世間一般での頑固な信仰にもかかわらず，H_1拮抗薬は感冒の治療には役立たない。

17.4 ジフェンヒドラミン

H_1拮抗薬は多数知られている。代表的な薬物とその性質を次に示そう。ジフェンヒドラミン（diphenhydramine）**17.4**は，古い世代（第一世代）を代表するH_1拮抗薬で，傾眠，注意力の低下，反応時間の遅延といった顕著な中枢抑制作用を示す。ヒスタミンに中枢神経系の神経伝達物質としての働きがあったことを思い出していただきたい（9.2.7項参照）。しかしH_1拮抗薬の中枢抑制作用は薬物によって異なり，これらの薬物に対する感受性も人によって様々である。ジフェンヒドラミンは，医師の処方箋を必要としない一般用鎮静薬として，様々な商標名で市販されている。この薬物は，第一世代の他のH_1拮抗薬と同様，ムスカリン受容体遮断作用を示す。ジフェンヒドラミンは，フェノチアジン系抗精神病薬の錐体外路性副作用を軽減させるのに使用されることがある。抗ムスカリン作用によって惹起される第一世代の薬物の副作用には，その他，口腔や気道の渇きがある。H_1拮抗薬は，以前，感冒の症状の緩和に使用されていたが，その根拠はこの効果にあった。ジフェンヒドラミンなど，いくつかのH_1拮抗薬は，動揺病（乗物酔い）の予防に有効である。ムスカリン受容体遮断薬スコポラミンは，強力な鎮吐作用を示し，動揺病の治療と予防にきわめて有効であることから，動揺病に対するH_1遮断薬の抑制効果は，副作用である抗ムスカリン作用に由来すると考えられる。この副作用は，延髄の化学受容引き金帯とは直接関係がない。H_1拮抗薬のいくつかは，妊娠中の悪心や嘔吐の軽減に使用されたこともあった。しかし，催奇形性に関する世間の敵対的な関心から，これらの薬物は，現在この目的にはほとんど使用されていない。

テルフェナジン（terfenadine）**17.5**で代表される第二世代のH_1拮抗薬のいくつかは，きわめて親水性であり，血液脳関門をほとんど透過しない。そのた

め，これらの薬物は脳内のヒスタミン受容体に到達せず，治療量を与えても鎮静効果を示さない．現在使用されているH_1拮抗薬には，その他，プロメタジン（promethazine）**17.6**，クロルフェニラミン（chlorpheniramine）**17.7**，トリペレナミン（tripelennamine）**17.8**などがある．

17.5 テルフェナジン

17.6 プロメタジン

17.7 クロルフェニラミン

17.8 トリペレナミン

17.2 気管支喘息

17.2.1 生理学

喘息は，刺激に対する気道の再発性閉塞を特徴とする疾患である．喘息患者は，喘鳴，咳，呼吸困難（呼吸障害）の発作を断続的に繰り返す．喘息持続状態（急性の重篤な喘息）では，呼吸困難は数日間持続し，時として死に至ることもある．喘息は，以前には，肥満細胞上でのアレルゲン-IgE相互作用に起因する過敏性反応であり，気管支収縮は，遊離されたヒスタミンなどのメディエーターにより引き起こされると考えられていた．確かに，喘息患者は，ごく小量のヒスタミンを吸入するだけで，激しい気管支痙攣を来す．しかし，喘息でない健常人では，小量のヒスタミンを吸入しても，このような気管支痙攣が起こることはない．現在の認識によれば，すべての喘息がアレルギーに起因するわけではない．にも拘らず，アレルギー性喘息は，適当なアレルゲンに暴露する

ことで，意のままに症状を引き起こせるといった理由により，喘息研究の一般的モデルとして現在もなお使用される。喘息の発病には，恐らく遺伝的因子や環境的因子も複雑に絡んでいる。アレルギー性喘息では，花粉やヒョウヒダニの糞タンパク質のようなアレルゲンへの暴露が感作を誘発し，T細胞を活性化させてIgEタンパク質の産生を促す。生成したIgEは肥満細胞上の受容体へ結合する。系がアレルゲンへ再びさらされると，アレルゲンはIgEへ結合し，喘息発作が引き起こされる。最初の反応は，気管支平滑筋の痙攣であり，突然起こる。この発作には，肥満細胞から遊離されるヒスタミンや白血球，血小板から遊離されるトロンボキサン類が関与する。トロンボキサン類は，アラキドン酸カスケードの代謝産物の一つであり，その構造はプロスタグランジンに似ている（図11.3参照）。トロンボキサン類は，気管支喘息では，恐らくヒスタミンよりも重要な痙攣原物質である。肺におけるヒスタミンの遊離は，アデノシンにより誘発される。アデノシンの吸入は，喘息患者の気管支を収縮させるが，これは，アデノシンの作用でヒスタミンやロイコトリエンが遊離された結果である。

　運動誘発喘息などの非アレルギー性喘息は，知覚神経線維からの神経ペプチドメディエーターの遊離を誘発する刺激受容器（irritant receptor）の興奮に由来すると考えられる。これらの神経ペプチドは，肥満細胞を活性化する。

　気管支痙攣は，喘息症候群の最初の段階にすぎない。さらに進んだ段階では，進行性の炎症反応が起こる。喘息の炎症は，他の疾患で見られる炎症症候群とは少し異なり，気管支部位へ引き付けられた遊走細胞から分泌されるペプチドなどの様々な化学物質により仲介される。ロイコトリエン17.9などのアラキドン酸カスケード代謝産物もまた，気管支炎症に直接関与する。喘息は，炎症性の疾患として分類されるべきである。

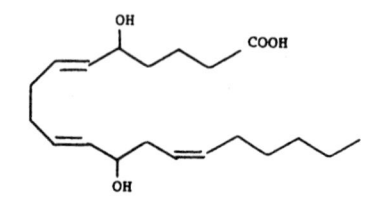

17.9 典型的なロイコトリエン構造

17.2.2 喘息の薬物療法

　喘息症候群は，気管支痙攣と炎症の二つの相からなり，各相はそれぞれ異なる治療的アプローチを必要とする。第7章で取り上げたアドレナリンβ_2受容体作動薬は，気管支痙攣に対して有効である。また喘息の症状は，コリン作動性神経系の気管支収縮効果とアドレナリンβ作動性神経系の気管支拡張効果との間の不均衡に起因するという前提に基づき，抗コリン作動薬（抗ムスカリン薬）イプラトロピウム（ipratropium）**17.10**も使用される。

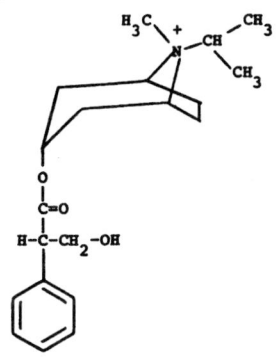

17.10 イプラトロピウム

　この薬物の溶液は，エアゾールとして口腔から気道へ噴霧投与される。イプラトロピウムは第四級アンモニウム基を有し，親水性である。そのため吸収されにくく，エアゾールで投与したとき，その作用は気管支に限局され，全身に及ぶことはない。しかし喘息患者に対するイプラトロピウムの全般的な効果は，一般にあまり芳しくない。

　テオフィリン（theophylline）**16.17**は，喘息患者に対する気管支拡張薬として，広く使用されてきた。しかし現在では，その使用頻度は減少傾向にある。テオフィリンの気管支拡張作用は，第二メッセンジャー，サイクリックAMPを代謝的に不活性化する酵素，ホスホジエステラーゼの阻害に由来する。この酵素が阻害されると，サイクリックAMPの細胞内濃度が増加し，持続性の気管支拡張効果が現れる（アドレナリンβ_2受容体効果）。テオフィリンは，カフェインと同様，アデノシン受容体拮抗薬でもある。アデノシン受容体は，前項で既に述べたように，ヒスタミンやロイコトリエンの遊離と関係がある。テオフィリンは，アデノシンA_1，A_2およびA_3受容体を遮断すると考えられる。テオフィ

リンに対する治療量域は,その中毒量域にきわめて近い。テオフィリンによる致命的な中毒例も報告されている。この薬物により誘発される不整脈は,時として死をもたらす。テオフィリンは,治療量を投与した場合でも,しばしば下痢,頭痛,不眠,悪心,嘔吐といった不快な副作用を引き起こす。テオフィリンは,部分的にN-脱メチル化され,尿中へ排泄される。しかし,尿酸へ代謝されることはない。

　喘息の炎症相に対しては,半合成ステロイド系の糖質コルチコイド(glucocorticoid)がしばしば使用される。この糖質コルチコイドという名称は,グルコースの取込みと利用に果すその生理的役割にちなんだものである。代表的な薬物には,トリアムシノロンアセトニド(triamcinolone acetonide) **17.11**,プレドニゾン(prednisone) **17.12**,ベクロメタゾン(beclomethasone) **17.13**などがある。

17.11 トリアムシノロンアセトニド

17.12 プレドニゾン

17.13 ベクロメタゾン

これらの薬物は気管支拡張薬ではないので,初期の気管支痙攣には効かない。しかし,気管支の炎症が主症状となる慢性喘息では,その効果は顕著である。また糖質コルチコイドは,急性の激しい喘息発作に対しても救命効果がある。糖質コルチコイドの抗炎症効果は,血管,炎症細胞および炎症メディエーター

に対する多元的な作用に由来する。すなわち，糖質コルチコイドは，気管支喘息に関係する様々な部位でアラキドン酸カスケードに介入し，プロスタグランジンやロイコトリエンの産生を阻害する。また，関連遺伝子の転写を阻害することにより，COX-2酵素の発現を抑制し，炎症反応に関与するペプチドファミリー，インターロイキンの産生やヒスタミンのIgE依存性遊離に対しても阻害効果を及ぼす。抗喘息薬としての糖質コルチコイドは，ほとんどの場合，吸入により投与される。これらの薬物の副作用による生理学的影響もいくつか報告されている。たとえば，感染や損傷に対する反応が抑制され，創傷の治癒が遅れるといった影響である。水-電解質平衡の維持と関連した代謝的効果も認められる。糖質コルチコイドの吸入は，口腔カンジダ症――カンジダ属真菌による感染症――をしばしば引き起こす。

　クロモリンナトリウム（cromolyn sodium）17.14は，気管支拡張薬ではない。したがって，平滑筋に対して何ら効果を及ぼさないし，平滑筋刺激薬の作用を阻害することもない。

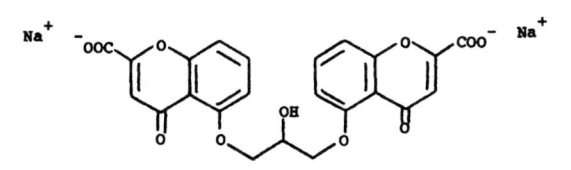

17.14 クロモリンナトリウム

しかしクロモリンは，抗原により誘発された気管支痙攣を阻止し，肥満細胞からのヒスタミンやロイコトリエンの遊離を抑制する。また予防的に使用したとき，この薬物は即時型と遅発型の喘息反応のいずれをも和らげる効果がある。クロモリンは，抗原，運動あるいは刺激原により誘発された喘息に対して有効である。しかし，あらゆる喘息患者に対して効くというわけではない。

　クロモリンの作用機序は，まだよく分かっていない。この薬物は，肥満細胞からのヒスタミンの遊離を抑制し，肥満細胞を安定化させるが，この能力だけで観測される現象をすべて説明することはできない。クロモリンは，消化管からきわめて吸収されにくいので，吸入により投与される。投与部位からわずかしか吸収されないため，副作用は少ないが，糖質コルチコイドに比べ，喘息をコントロールする能力は劣っている。また，クロモリンを糖質コルチコイドと

組み合わせて使用しても，特に利点はない。

ホスホジエステラーゼは，気管支拡張を仲介するサイクリックAMPやサイクリックGMP（環状グアノシン 3',5'—リン酸）を不活性化するが，この酵素に対する非プリン系阻害薬や，インターロイキン阻害薬，抗IgE薬といった新しいタイプの喘息治療薬も発見されており，今後の展開が期待される。

17.3 胃酸分泌過多

17.3.1 胃腸の生理学

胃腸系は，食物の消化と吸収におけるその重要な生理的役割に加え，生体の主要な内分泌系の一つであり，それ自身，統合的な神経回路網，腸神経系を備えている。神経とホルモンの制御下にあるこの胃腸系は，平滑筋，血管および腺から構成される。胃腸系の自律神経支配に関しては，第6章で既に言及した（表6.1参照）。胃と十二指腸で合成されたペプチドホルモン，ガストリン（gastrin）は，胃の壁細胞による塩酸の分泌を刺激する。ガストリンの分泌は，胃内容物のpHが2.5よりも低いと抑制される。塩酸の分泌には，その他，アセチルコリンやヒスタミンも関与する。塩素イオンは，K^+を伴い，胃の壁細胞から共輸送により，胃管腔へ直接つながる細管へ能動輸送される。K^+イオンは，K^+/H_3O^+逆輸送系の基質でもある。この逆輸送系は，K^+を壁細胞へ運び返すと共に，H_3O^+を壁細胞から細管を経て胃管腔へと輸送し，胃内のpHを低下させる。壁細胞の内部では，（細胞代謝により生成した）二酸化炭素と水が（炭酸脱水酵素の触媒作用により）結合し炭酸を生成する。炭酸は自然にイオン化してH^+とHCO_3^-になり，このプロトンは，カリウム-プロトン交換過程で利用される。またHCO_3^-は，細胞膜を通って血中のCl^-と入れ替わり，血漿から壁細胞へのCl^-の移動に寄与する。

迷走神経（コリン作動性神経）の刺激とガストリンの作用は，肥満細胞からのヒスタミンの遊離を促進し，ヒスタミンは，次に壁細胞のH_2受容体を活性化する。このH_2受容体は，アデニル酸シクラーゼをエフェクターとするGタンパク質共役型である。H_2受容体の活性化は，サイクリックAMPの濃度増加を伴い，その結果，H^+/K^+ ATPアーゼ・プロトンポンプ系が活性化される。こ

のプロトンポンプ系は，またムスカリン受容体（M_2, M_3）が関係するCa^{2+}依存性経路を介しても活性化される。胃壁で作られ放出されるプロスタグランジン類は，胃の内壁を覆い保護する胃粘液の分泌を刺激すると共に，ヒスタミンにより誘発されるアデニル酸シクラーゼの活性化を阻害し，酸分泌を抑制する。ヒスタミンは，胃に対しては神経伝達物質ではなく，恐らく局所ホルモンとして働いている。

カフェインやテオフィリンなどのキサンチンアルカロイド類は，胃酸と消化酵素の分泌を促進する。消化性潰瘍患者にとって，コーヒーの摂取が悪いとされる根拠はここにある。しかしコーヒーの場合，カフェイン抜きでも胃酸分泌を強力に刺激する効果があるので，問題はそれほど簡単ではない。

17.3.2 消化性潰瘍

消化性潰瘍は，酸分泌機構（過剰）と粘膜防御因子（欠乏）との間の不均衡が原因で発症する。したがって，その均衡の回復が治療の目標となる。ある種の潰瘍は，胃酸分泌は正常であるが，胃粘液の産生がそれに伴わず，粘液により覆われない胃壁部位が，0.1M塩酸の刺激や，胃の消化酵素ペプシンのタンパク質分解作用に晒される結果引き起こされる。また，別のタイプの潰瘍は塩酸の分泌過多と関係がある。消化性潰瘍は，その他，ヘリコバクター・ピロリ（*Helicobacter pylori*）への感染や，非ステロイド系抗炎症薬の長期使用，悪性腫瘍といった原因によっても誘発される。

17.3.3 消化性潰瘍の薬物療法

消化性潰瘍の治療では，古くは，制酸薬やムスカリン受容体遮断薬が経口投与された。これらの薬物は，胃の酸度を下げ，症状の緩和と治癒の促進に役立つと見なされていたのである。しかし経口的に投与された制酸薬は，効果の持続時間が短く，またムスカリン受容体遮断薬は，受け入れ難い様々な副作用を引き起こす。そのため，これらの療法はいずれも全く不十分であり，両者を併用する療法も満足できるものではなかった。

17.3.3.1 ビスマス化合物

細菌による消化性潰瘍には，抗生物質と次サリチル酸ビスマス（Pepto-Bismol）を組み合わせた併用療法がしばしば有効である。このビスマス化合物は，胃酸を中和するのではない。その有益な効果は，胃粘液の分泌促進，ペプシン活性の抑制，潰瘍底部の物理的被覆といった作用に由来し，特にヘリコバクター・ピロリに対する抗菌作用は最も重要である。

17.3.3.2 H_2受容体拮抗薬

ヒスタミンH_1受容体拮抗薬は，胃酸分泌を抑制しないので，消化性潰瘍の治療には役立たない。しかしH_2受容体拮抗薬は，胃酸分泌の強力な抑制薬である。この薬物は，H_2受容体でヒスタミンと競合し，ヒスタミンにより惹起される胃酸分泌を用量依存的に抑制する。またその効果は，H_2受容体に対して高度に選択的で，H_1受容体にはほとんど作用しない。H_2拮抗薬は，絶食時や夜間の酸分泌を抑制し，酸の分泌量とプロトン濃度の両者を減少させる。ペプシンの分泌量は，通常胃酸の分泌低下に伴って減少する。H_2受容体拮抗薬を代表する薬物は，シメチジン（cimetidine）**17.15**とラニチジン（ranitidine）**17.16**である。シメチジンは，他のH_2拮抗薬と異なり，チトクロムP450の活性を阻害し，その基質である多くの薬物の代謝を遅らせる。またフェノバルビタール，キニジン，テオフィリン，プロプラノロール，ベンゾジアゼピン類を含む，多数の薬物の半減期を引き延ばす。シメチジンは，その他，アンドロゲン受容体へ結合し，男性の女性化乳房や女性の乳汁漏出といった抗アンドロゲン作用を示すことも知られている。

17.15 シメチジン

17.16 ラニチジン

17.3.3.3 H^+/K^+ ATPアーゼ阻害薬

既に述べたように，H^+/K^+ ATPアーゼ系（プロトンポンプ）は，胃酸分泌の最終段階に作用する。このポンプの阻害は，ヒスタミンH_2受容体の阻害に

第17章 ヒスタミンが関与する疾患の薬理学:アレルギー,喘息および胃酸分泌過多

代わる治療戦略となり得る。プロトンポンプ阻害薬は,H_2拮抗薬では十分対処しきれない消化性潰瘍の患者や,胃酸が食道に損傷を与える逆流性食道炎(reflux esophagitis)の患者に対して有効である。プロトンポンプ阻害薬は,ベンズイミダゾール環とピリジン環を結ぶ架橋部分にスルフィニル基を含み,プロドラッグとしての性格をもつ。すなわち,このクラスの薬物は,中性のpHでは化学的に安定で,阻害作用のない脂溶性の弱塩基体として存在する。オメプラゾール(omeprazole)**17.17**は,このカテゴリーを代表する薬物である。オメプラゾールは,胃壁の壁細胞分泌細管の酸性環境下で,プロトンに仲介される一連の化学変換を受ける。

17.17 オメプラゾール

数段階

代謝物1
(スルフェン酸)

代謝物2
(スルフェナミド)

生成した代謝物1と代謝物2は,膜を貫通するH^+/K^+ ATPアーゼの細胞外(管腔側)領域にあるスルフヒドリル基と相互作用し,ジスルフィド共有結合を形成する。酵素を完全に阻害するためには,酵素1分子当たり2分子の阻害薬が結合する必要がある。プロトンポンプ阻害薬は,胃液の分泌量をほとんど

変化させず，胃の運動性にも影響を及ぼさない。このクラスの薬物は，H^+/K^+ ATPアーゼを不可逆的に阻害するため，その効果は，薬物が血漿中から消失した後も持続する。たとえば，1回用量のオメプラゾールは，胃酸の分泌を3〜4日間抑制する。またシメチジンと同様，オメプラゾールは肝チトクロムP450系の活性を阻害し，薬物の代謝反応を遅らせる。

　プロトンポンプ阻害薬は，酸性条件下では不安定で，酸触媒型転位反応を起こす。そのため，単錠剤や水性懸濁液として経口投与した場合，胃の管腔内で代謝を受け，吸収されない生成物や，壁細胞のH^+/K^+ ATPアーゼ部位まで輸送されることのない生成物へ変換されてしまう。このような状況下では，薬物はその本来の有益な効果をほとんど発揮できない。このクラスの薬物に対する理想的な経口剤形は，遅放性のマイクロカプセル剤である。このカプセル剤の剤皮は，胃の酸性環境下では安定で，pHがより高い腸の環境下で初めて崩壊し，薬物を放出する。放出された薬物は速やかに吸収され，壁細胞へ輸送された後，酸性環境下にある標的酵素の受容体領域で分子転位を起こし，酵素を阻害する。オメプラゾールによる胃酸分泌の抑制は，胃酸分泌の最終酵素段階の阻害というユニークな作用機序に基づく。そのため，その抑制効果は，病態に関与する生理的刺激因子の種類とは無関係である。

17.3.3.4 胃壁コーティング薬

　胃壁の粘膜を保護する粘液層は，重炭酸イオンの緩衝作用により均衡を維持しており，その均衡は，消化性潰瘍の発症により著しく損なわれる。ペプシンによるタンパク質加水分解が硫酸化多糖類により抑制されるという発見は，この効果に基づく粘膜保護薬の開発を促すきっかけとなった。その一つ，スクラルファート（sucralfate）は，スクロース八硫酸と水酸化アルミニウムから作られる複雑な物質で，その基本単位は$C_{12}H_6O_{11}[SO_3^- Al_2(OH)_5^+]_8 \cdot nH_2O$で表される。この物質は水に不溶の白い粉末である。胃の酸性環境にさらされたとき，スクラルファートは重合と架橋を繰り返して，粘着性のねばねばしたゲルを形成する。そして，上皮細胞や潰瘍底部へ強く付着し，6時間以上もその状態を維持する。制酸薬や食物は，粘着したゲルの状態に影響を及ぼさない。し

たがって，失われた粘液に代わって，強力に粘膜を被覆保護し，潰瘍の治癒を促進する。治療効果を上げるためには，スクラルファートは空腹時——毎食前1時間と就寝時——に服用されなければならない。スクラルファートは，H_2遮断薬としての作用もあると言われる。しかし，1日に何回も服用しなければならないというのは，何とも不便である。スクラルファートは，テトラサイクリン，ジゴキシン，シメチジン，フェニトインなど，様々な薬物を吸着し，それらの生物学的利用能を低下させる。この相互作用は，スクラルファートを服用する2時間前に，他の薬物を投与することによって最小限に抑えられる。

推 薦 文 献

1. Herling, A. W.; Weidmann, K. Chapter 27. Gastric Proton Pump Inhibitors. In *Burger's Medicinal Chemistry and Drug Discovery*, 5th ed.; Wolff, M. E., Ed.; Wiley-Interscience: New York, 1996; Vol. 2, pp. 119-151.
2. Brunton, L. L. Chapter 37. Agents for Control of Gastric Acidity and Treatment of Peptic Ulcers. In *Goodman and Gilman's The Pharmacological Basis of Therapeutics*, 9th ed.; Hardman, J. G. *et al.*, Eds.; McGraw-Hill: New York, 1996; pp. 901-915.
3. Babe, K. S., Jr.; Serafin, W. E. Chapter 25. Histamine, Bradykinin, and Their Antagonists. 推薦文献2, pp. 581-600.
4. Rang, H. P.; Dale, M. M.; Ritter, J. M.; Gardner, P. Chapter 11. Local Hormones, Inflammation and Allergy. In *Pharmacology*; Churchill Livingstone: New York, 1995; pp. 214-245.
5. Guyton, A. C.; Hall, J. E. *Textbook of Medical Physiology*, 9th ed.; W. B. Saunders: New York, 1996; pp. 445-455.
6. Serafin, W. E. Chapter 28. Drugs Used in Treatment of Asthma. 推薦文献2, pp. 659-682.
7. Stinson, S. C. Asthma Attack: Fresh Strategies. *Chem. Eng. News* **1997**, *75*, (1), 25-28.

訳者あとがき

　本書はオックスフォード大学出版局から1999年に刊行されたJoseph G. Cannon著「化学者のための薬理学（*Pharmacology for Chemists*）」の全訳である。

　著者のCannon博士は，米国アイオワ大学薬学部の医薬品化学名誉教授で，米国化学会医薬品化学部会の部会長を務めたこともある米国医薬品化学界の長老の一人である。著者は，米国化学会の主催により毎年行われている3日間の短期講習会，「化学者のための薬理学」の講師を担当しており，本書は20年にわたるその経験に基づき執筆されたものである。

　薬物の開発研究に携わる化学者にとって，薬理学の知識は，生物学領域の研究者とのコミュニケーションを円滑にし，共同研究をより活性化する上で不可欠である。本書は，生理学や薬理学の予備知識のない化学者を対象に，薬理学の最も重要かつ有用な側面を分かりやすく解説した入門書である。本書執筆の方針は，著者のまえがきに詳しく述べられているが，その最大の特色は，医学的色彩の強い通常の教科書と異なり，できる限り化学的な視点から，薬理学の現象を捉えようと試みている点であろう。

　訳者は，米国化学会刊行の医薬品化学誌（*Journal of Medicinal Chemistry*）を20年余り購読しているが，まだ一度も同誌へ研究を発表したことはなく，今後もその見通しは立たない。本書の翻訳を思い立ったのは，何とか一矢を報いたいという気持からである。また，薬理学の日本語教科書は多数出版されているが，意外なことに，化学者を対象としたものは一冊も見当たらない。その意味で，本書の訳出は意義あることと感じたのである。

　翻訳に当たっては，大学時代の教科書を初め，様々な関連図書を参照したが，特に参考になったのは，「グッドマン・ギルマン薬理書」と「ドーランド図説

医学大辞典」であった。記して謝意を表する次第である。

　本訳書が，薬理学に関心を持つ化学系の研究者や学生の方々の手引きとして，多少なりとも役立つところとなるならば幸いである。

　最後に，出版に当り種々ご尽力下さった地人書館編集部永山幸男部長と関係諸氏に感謝申し上げる。

　　平成 13 年 4 月　　　　　　　　　　　　　　　　　　　　訳　　者

用語集

アイスバーグ（iceberg）　細胞膜の表面を覆う，規則正しく水素結合した水分子の格子。

アシドーシス（acidosis）　体内に酸が蓄積したり，体内からアルカリが失われることによって起こる病的な状態。

圧受容器反射（baroreceptor reflex）　動脈圧を一定に維持する調節機構。動脈の知覚神経終末（圧受容器）によって感知された動脈圧の変化は，中枢神経系へ求心性インパルスとして伝達される。インパルスは，そこで動脈圧を元に戻すための遠心性インパルスへ変換される。

アテローム（atheroma）　退行変性を起こした動脈内膜に見られる黄色斑状の沈着物。粥腫とも言う。

アテローム性動脈硬化（atherosclerosis）　コレステロールや類脂質物質を含む黄色斑（アテローム）の動脈内膜への沈着を特徴とする動脈硬化。

アナフィラキシー（anaphylaxis）　異種のタンパク質などに対する生体の過大または異常な反応。アナフィラキシーショックに陥った患者では，突然の急激な血圧低下が起こる。

アポリポタンパク質（apolipoprotein）　リポタンパク質を構成するタンパク質成分。リポタンパク質から脂質成分を除いたもの。

アルカローシス（alkalosis）　体内にアルカリが蓄積したり，体内から酸が失われることによって起こる病的な状態。

アレルゲン（allergen）　アレルギーや特異過敏症を起こす物質。

アロステリック部位（allosteric site）　薬物（またはリガンド）の受容体部位から物理的に離れているが，薬理学的に重要な役割を担う生体高分子上の領域。

閾用量（threshold dose）　それ以下では，感知しうる反応を生じない薬用量。

一次速度論（first-order kinetics）　吸収や輸送などの過程で，薬物の濃度が指数関数的に変化する場合の速度論。速度は初め最大で，時間と共に次第に減少していく。受動拡散は，この一次速度論に従う。

in vitro（in glass）　ラテン語。試験管内の。

in vivo（in life）　ラテン語。生体内の。

飲作用（pinocytosis）　生細胞が外界から液体を摂取する作用。先ず，細胞膜の一部が陥入し，液体の入った溝が形成される。次に，溝の端がくびれ切られて小胞が作られ，液体が細胞内へ取り込まれる。取り込まれる物質が固体の場合は食作用

という。

炎症症候群（inflammatory syndrome） 特に関節で見られる，発赤，浮腫，腫脹および疼痛を特徴とする慢性的な病状。

遠心性神経（efferent nerve） 中枢神経系から末梢へインパルスを伝える神経。たとえば運動神経。

エンドセリン（endothelin） 21個のアミノ酸残基からなる血管内皮細胞由来の一連のペプチド。その幾つかは，高血圧症や虚血性心疾患に関与すると考えられる。

塩分排泄（saluresis） 尿中にナトリウムイオンと塩素イオンが排泄されること。

横紋筋（striated muscle） 表面に横紋のある筋線維で構成された筋肉。意志によって動かすことのできる随意筋。

オピエート（opiate） アヘンアルカロイドから誘導される薬物。

オピオイド（opioid） モルヒネ様の鎮痛作用と嗜癖性を示す薬物の総称。

外因性（exogenous） 生体外で発生または発達した。

概日リズム（circadian rhythm） およそ24時間の周期で起こる生命現象の規則的な繰返し。

外傷（trauma） 外力によって受けた傷。身体的なものと精神的なものがある。

外分泌（exocrine） 管路を通じた外への分泌。内分泌の逆。

潰瘍性大腸炎（ulcerative colitis） 大腸（結腸）下部の慢性的な潰瘍化。

化学受容引き金帯（chemoreceptor trigger zone, CTZ） 延髄にあり，催吐応答の起点となる部位。

滑液（synovial fluid） 関節腔や腱鞘などに含まれる透明なアルカリ性の粘稠液。

かゆみ（pruritus） 皮膚を掻いたり擦ったりせずにはおられない，不快な皮膚感覚。

管腔（lumen） 管状器官内の空洞あるいは通路。

逆輸送系（antiport system） 生体膜を通じて二つの物質が同時に逆方向に輸送される系。

求心性神経（afferent nerve） 末梢部から中枢神経系へインパルスを伝達する神経。知覚神経とも言う。

共輸送系（symport system） 生体膜を通じて二つの物質が同時に同じ方向に輸送される系。

虚血（ischemia） 血管の狭窄や閉塞により起こる局所的な血液不足。

緊張（tone） 筋肉が正常かつ持続的に収縮している状態。

クリアランス（clearance） 1分間に排泄される薬物量が，どれだけの血漿量に由来するかを示す値。薬物の排泄速度を血漿濃度で除すことにより得られる。

痙攣（spasm） 筋肉の急激な激しい不随意の収縮。冠動脈の場合はスパスムと言う。

血液有形成分（formed elements of the blood） 赤血球，白血球および血小板を指す。

血管運動性緊張（vasomotor tone） 血管壁の平滑筋が正常かつ持続的に収縮し，血管の口径が一定に保たれた状態。

血管拡張（vasodilation）　血管の口径の拡大。
血管収縮（vasoconstriction）　血管の口径の縮小。
結合組織（connective tissue）　相互に結合し，生体の様々な構造を支えている組織。
血漿（plasma）　血球成分を除いた，血液の液性部分。
血清（serum）　有形成分と凝固因子を取り除いた，血液の上清部分。
解熱薬（antipyretic）　発熱時に体温を下げる薬物。
高カリウム血症（hyperkalemia）　血中のカリウム濃度が異常に高い状態。
高血圧症（hypertension）　血圧が異常に高い状態。
鉱質コルチコイド（mineralocorticoid）　Na^+の貯留とK^+の排泄を促進する副腎皮質のステロイドホルモン。
向精神薬（psychotropic drug）　精神機能に影響を及ぼす薬物。
呼吸困難（dyspnea）　呼吸するのが難しく，息遣いが苦しい状態。
黒質線条体路（nigrostriatal pathway）　随意筋の緊張調節に関与する脳内の神経経路。
固有活量（intrinsic activity）　受容体に結合した薬物分子により引き起こされる薬理学的反応の大きさに関する尺度。
コンパートメント（compartment）　薬物が均一に分布すると見なされる生体内の仮想空間。
細胞質（cytoplasm）　細胞膜内部を満たす核以外のコロイド状物質。
作動薬（agonist）　受容体に結合して薬理学的効果を引き起こす物質の総称。
散瞳（mydriasis）　瞳孔の散大。
弛緩性麻痺（flaccid paralysis）　筋肉の緊張と腱の反射が失われる麻痺。
自己免疫疾患（autoimmune disease）　生体の免疫系が内因性タンパク質を外来性抗原と間違えて認識し，感作されることによって引き起こされる疾患。内因性抗原と反応する抗体が形成されるため，組織は破壊的な変化を来す。
悉無的反応（quantal response）　たとえば睡眠や死のように，「全か無か」の二者択一の状態しかない薬理学的反応。
シナプス（synapse）　(1)2本の隣接するニューロンの接合部。神経インパルスは，一方のニューロンから他方のニューロンへ化学物質を介して伝達される。(2)ニューロンと効果器官の接合部。遠心性神経インパルスは，化学物質を介して，効果器に対する刺激へ変換される。
収縮期（systole）　心筋が収縮している期間。
十二指腸（duodenum）　小腸上部の胃に最も近い部分。
絨毛（villus）　小腸粘膜面を覆う，毛のように細い小さな血管性の突起。
縮瞳（miosis）　瞳孔の収縮。
受容体（receptor）　細胞内や細胞間における化学的な情報伝達に直接かつ特異的に関与する細胞高分子。受容体へリガンドが結合すると，細胞機能に変化が誘発される。

昇圧物質（pressor）　血圧を上昇させる物質。
症候群（syndrome）　同時に現れる一連の症状。
症状（symptom）　患者に現れる身体的あるいは精神的状態の病的変化。
小胞体（endoplasmic reticulum）　細胞内原形質の中央部分に分布する網状構造の細胞小器官。
食細胞（phagocyte）　微生物などの異物体を摂取する細胞の総称。
女性化乳房（gynecomastia）　男性乳腺の過度な発育による胸部の肥大。
徐脈（bradycardia）　心拍数が異常に少ない状態。
自律神経節（autonomic ganglion）　中枢神経系を起点とする神経線維と，効果器官を終点とする神経線維の間に見られるシナプスの集合体。
侵害受容（nociception）　不快な痛み刺激の知覚。疼痛経験の第一段階。
心拡張期（diastole）　心筋が拡張（弛緩）した状態にある期間。
心筋（myocardium）　心臓の壁を構成する筋肉。
心筋梗塞（myocardial infarction）　冠動脈に血栓などが生じて，血液の循環障害が起き，その部分の心筋が壊死する疾患。
神経遮断薬（neuroleptic）　以前は，抗精神病薬の同義語として用いられた。しかし現在では，その神経学的効果を強調したい場合にのみ使用される。
心拍出量（cardiac output）　心臓から単位時間当りに送り出される血液の量。
蕁麻疹（urticaria）　滑らかな，やや膨隆した発疹を一時的に生じる皮膚の血管性反応。発疹は周囲の組織よりも赤みまたは青みを帯び，しばしば激しいかゆみを伴う。
信頼区間（confidence interval）　ある確率で統計量の真値を含むことが期待される数値区間。
親和性（affinity）　受容体に対するリガンドの結合力の強さ。
錐体外路性効果（extrapyramidal effect）　錐体外路系の疾患に伴って現れる一連の特有の症状。
精神安定薬（ataractic）　精神を平静にする薬物。
生体異物（xenobiotic）　生体内に本来ない外因性化学物質。
生物学的利用能（bioavailability）　各種経路で投与された薬物が，未変化のまま吸収され，作用部位や体循環へ到達し利用される度合。
舌下の（sublingual）　舌の下部に限局した。
節後線維（postganglionic fiber）　神経節から効果器官へ至る自律神経のセグメント。
節前線維（preganglionic fiber）　脊髄から神経節へ至る自律神経のセグメント。
零次速度論（zero-order kinetics）　薬物の吸収や輸送において，速度が濃度に依らず一定となる場合の速度論。能動輸送の特徴をなす。
促進拡散（facilitated diffusion）　エネルギーを必要としない担体輸送。この促進拡散では，濃度勾配に逆らう物質の移動は起こらない。
塞栓症（embolism）　血流により運ばれてきた血餅がより細い血管にはまり込み，その管腔を閉塞した状態。

耐性（tolerance）　連用により引き起こされる，薬物の効果に対する感受性の漸進的な低下．

体性痛（somatic pain）　たとえば歯痛や頭痛のように，筋肉や骨から発する痛み．

大脳辺縁系（limbic system）　脳を構成する部位の一つで，痛み，気分，情動などを司る．

ダウンレギュレーション（down-regulation）　作用物質に対する受容体の感受性の低下．

タキキニン（tachykinin）　神経系に主に分布し，種々の特異的な生化学的機能を果すペプチドファミリーの一つ．10または11個のアミノ酸からなるペプチドで，C末端側にアミノ酸配列-Phe-X-Gly-Leu-Met-NH_2を共通にもつ．その内のいくつかは神経伝達物質と考えられる．

タキフィラキシー（tachyphylaxis）　短い間隔で薬物を反復投与したとき起こる反応の低下．

多幸感（euphoria）　根拠のない過度の幸福感．

多毛症（hypertrichosis）　体毛が異常に増える病変．

遅発性ジスキネジア（tardive dyskinesia）　抗精神病薬の長期投与により引き起こされる随意運動の障害．

痴呆（dementia）　精神的荒廃を指す一般用語．

腸肝循環（enterohepatic circulation）　胆汁成分として肝臓から腸管腔へ排泄された物質が，腸壁から吸収され，再び肝臓に戻る再帰的過程．

跳躍伝導（saltatory conduction）　有髄神経線維における神経インパルスの伝導様式．電気的興奮は，髄鞘を跳び越して，ランビエ絞輪部から次のランビエ絞輪部へと飛び飛びに伝わっていく．

鎮咳薬（antitussive）　咳反射を抑える薬物．

鎮痙薬（antispasmodic）　筋線維の痙攣を和らげる薬物．

低血圧症（hypotension）　血圧が異常に低い状態．

定量的反応（quantitative response）　たとえば血圧や心拍数のように段階的に変化する，数量化された薬理学的反応．

電圧作動性チャンネル（voltage-gated channel）　膜電位の変化により，ゲートの開閉が制御される細胞膜上のイオンチャンネル．

天井用量（ceiling dose）　用量を増やしても，応答がそれ以上大きくならない薬物の用量．

洞房結節（sinoatrial node, S-A node）　上大静脈と右心房の接合部にある特殊心筋細胞の集まり．心収縮のリズムを伝えるインパルスは，ここで発生する．心臓のペースメーカー．

動脈硬化（arteriosclerosis）　動脈壁の肥厚，弾力喪失および硬化で特徴づけられる状態．

特発性（idiopathic）　原因不明の．

内因性（endogenous）　生体内で発生または発達した。

内臓痛（visceral pain）　身体の非骨格部分が関係する痛み。たとえば胃痛や腸痙攣などがこれに該当する。

乳汁漏出（galactorrhea）　乳汁の過剰な自然流出。

乳状脂粒（chylomicron）　小腸で形成される直径0.3〜1.5μmのリポタンパク質粒子。その生理的役割は，トリグリセリドやコレステロールエステルを運搬することにある。

認識部位（recognition site）　ホルモン，神経伝達物質などの内因性作用物質が結合する受容体高分子上の領域。

ネフロン（nephron）　尿形成に与る腎臓の機能単位で，糸球体と尿細管からなる。

脳幹（brain stem）　小脳，大脳および補助結合組織を除く脳全体を指し，運動路と知覚路を含む。

能動輸送（active transport）　生体膜を通る化学物質の移動で，化学エネルギーの消費を伴うもの。物質は濃度勾配に逆らって移動する。

肺胞（alveoli）　肺にある膨張性の小さな袋群。ガス交換はその壁を通して行われる。

ハプテン（hapten）　それ自体は抗原性をもたないが，タンパク質などの担体と結合することにより，生体に免疫反応を起こさせる物質。

反射弓（reflex arc）　不随意の反射反応に利用される神経経路。インパルスは，先ず求心性（知覚）線維に乗って（脊髄や脳幹にある）反射中枢に伝わる。そして，そこで遠心性（運動）インパルスへ変換された後，折り返され，遠心性線維を経て末梢効果器官へ達する。

鼻炎（rhinitis）　鼻粘膜の炎症。

非経口投与（parenteral administration）　口腔を経由しない方法で薬物を投与すること。一般に，皮下，筋肉内または静脈内への注射を指す。

肥大（hypertrophy）　器官またはその一部が過度に発育すること。

皮膚炎（dermatitis）　皮膚の炎症。

病因（etiology）　疾患の原因。

頻拍（tachycardia）　心拍数が異常に多い状態。

不快気分（dysphoria）　不定愁訴。心理的な抑うつ。

浮腫（edema）　細胞間隙に異常に多量の体液が蓄積した状態。

不整脈（arrythmia）　心拍が異常な律動を示す状態。

プラセボ（placebo）　有効成分を含まない不活性な薬剤（偽薬）。薬剤の効果を評価するための対照試験で使用される。

プロトロンビン時間（prothrombin time）　血漿にトロンボプラスチンとCa^{2+}を加えた後，凝血塊が形成されるまでの時間。

分配係数（partition coefficient）　有機分子の親水性／疎水性を定量的に表現した係数。無極性溶媒での溶解度を水（または水性緩衝液）での溶解度で割った値として定義される。

平滑筋(smooth muscle)　随意筋と異なり，表面に横紋のない筋線維からなる不随意筋．
変時性(chronotropism)　筋肉，特に心筋の収縮速度を変化させる性質．
変力性(inotropism)　筋肉の収縮力を変化させる性質．
房室結節(atrioventricular node, A-V node)　右心房と右心室の間にある特殊な心筋線維の集まり．心臓のペースメーカー，洞房結節(S-A結節)からのインパルスは，房室結節に伝わるまでに少し時間がかかる．その結果，心室は心房よりも少し遅れて収縮する．
膨疹(wheal)　身体表面にできる滑らかで，やや隆起した限局性皮疹．周りの皮膚よりも赤みや青みを帯び，しばしば激しいかゆみを伴う．
泡沫細胞(foam cell)　脂質で満たされた多数の空胞をもち，特有の外観を呈する細胞．
ボーラス投与(bolus administration)　通常，薬物の全量を一度に静注することを指す．点滴静注と対比される．
マクロファージ(macrophage)　主に血中の単球(monocyte)に由来する食作用の強い大型の単核遊走細胞．
麻酔(anesthesia)　痛覚の消失．意識の喪失を伴わない痛覚の消失は，局所麻酔と呼ばれる．
末梢抵抗(peripheral resistance)　末梢血管，特に細動脈を血液が流れるときの抵抗．
麻薬(narcotic)　習慣性のあるモルヒネ様鎮痛薬を指すのに以前使われた．法律用語として現在も使用されるが，薬理学の用語としては，もはや廃語に等しい．
ミクロソーム(microsome)　機械的な破砕により*in vitro*で形成される，細胞や細胞成分の砕片．
ミトコンドリア(mitochondria)　細胞質内にある小器官の一つ．細胞の正常な生理機能の遂行に必要なエネルギーを産生する，食物酸化反応の主要部位．
ムコ多糖(mucopolysaccharide)　反復単位の二糖にヘキソサミンを含む多糖の総称．タンパク質と結合していることも多い．水に分散すると，粘液の主要成分である種々のムチンを生成する．
メトヘモグロビン血症(methemoglobinemia)　ヘモグロビンの二価鉄が酸化され，三価鉄状態になった化合物，メトヘモグロビンが血中に存在する状態．
毛様体筋麻痺(cycloplegia)　光の変化に対して瞳孔が反応しなくなる視力の調節麻痺．
網様体賦活系(reticular activating system, RAS)　下位の中枢から大脳へ至る脳内経路．その刺激は大脳皮質を興奮させる．
門脈(portal vein)　心臓へ戻る途中，再び分岐して毛細血管網を作る静脈．一般には，胃腸管から吸収された物質を肝臓へ運搬する肝門脈を指す．
薬物動態学(pharmacokinetics)　生体内での薬物の消長――吸収，分布，代謝，排泄――を研究する学問領域．
薬物の効能(drug effect)　薬物により誘発される生体機能の変化．たとえば，血圧の降下や心拍数の変化など．

薬物の作用（drug action） 薬物の生物学的な作用機序。生体のどの部位へ，どのように作用して，その薬理学的反応を生じるのか。

薬力学（pharmacodynamics） 薬物の生化学的および生理学的効果と作用機序を研究する学問領域。

有効性（efficacy） 薬物により引き起こされる反応の大きさに関する尺度。一般に固有活量と同じ意味に用いられるが，厳密には異なる。

有窓性（fenestrated） 開いた窓をもつ解剖学的構造に対して用いる。

揺動クラスターモデル（flickering cluster model） 液体水の構造に関するモデルの一つ。このモデルでは，水はきわめて動的な状態にあり，結晶格子が局部的に絶えず生成したり，崩壊したりしている。

予後（prognosis） 病気の経過と結末についての医学的な見通し。

ランビエ絞輪（node of Ranvier） 有髄神経線維に一定間隔で存在する，髄鞘の欠如した狭窄部。跳躍伝導現象に関与する。

リガンド（ligand） 受容体と反応する化学物質。

リガンド作動性チャンネル（ligand-gated channel） 内因性リガンドとの相互作用により，その開閉が制御される膜内のチャンネル。

利尿薬（diuretic） 尿量を増加させる薬物。

流動モザイクモデル（fluid mosaic model） 生体膜の構造に関する仮説の一つ。このモデルでは，生体膜は流体の性質を多く備え，膜に結合したタンパク質は動的な状態にあって，膜基質の内部や表面を動き回っている。

レム睡眠（rapid eye movement sleep, REM sleep） 閉じたまぶたの下で急速な眼球運動が見られる生理的睡眠。この睡眠期には，夢を見ていることが多い。

索 引

【あ】

IgE抗体　341
IC$_{50}$値　102
アクチン　314-316
アグマチン　160
アグリコン　322
cis-アコニット酸　62
アザラシ肢症　64
亜酸化窒素　274-275
亜硝酸イソアミル　318-319
亜硝酸エステル
　　抗狭心症作用をもつ――　318
アスパラギン酸　205
アスピリン　→アセチルサリチル酸
アセタゾラミド　329-330
アセチル化　63,74,78
　　――における人種差　78
　　――の速い人と遅い人　78
アセチルコリン　136-140,142-143,171-174
　　シナプス小胞への――の取込み　172-174
　　――の酵素加水分解　180-181
アセチルコリンエステラーゼ阻害薬　180-184
アセチルコリン受容体　175-176
アセチルコリン受容体刺激薬　184-185
アセチルコリン不活性化酵素　171-172
アセチルコリン遊離促進薬　184
アセチルサリチル酸　36-37,40,243-244,253
N-アセチルプロカインアミド　310-311
アセチル β-メチルコリン　176-177
アセトアニリド　69,251
アセトアミノフェン　251-252
アセトアルデヒド　71-72
汗への薬物の排泄　61
圧受容器反射　284
アデニル酸シクラーゼ　153-157
アデノシン　205-206
アデノシン 5'-一リン酸（5'-AMP）　155
アデノシン三リン酸（ATP）　153-156,206,242
アデノシン二リン酸（ADP）　242
アデノシンリン酸エステル類　205-206
アテローム性動脈硬化症　294-299
アトピー性アレルギー　340
アドリアマイシン　82-84
アドレナリン　→エピネフリン
アドレナリン α 受容体の生化学　157
アドレナリン作動薬
　　直接，間接および混合作用型――　157-159
アドレナリン受容体　151-153
アドレナリン受容体刺激薬　157-161
アドレナリン受容体遮断薬　161-164
アドレナリン β 受容体遮断薬　290,312
アドレナリン β 受容体の生化学　153-156
アトロピン　73-74,190
アナフィラキシーショック　341,343
アニリン　70,72,75
アポリポタンパク質B　295
アミオダロン　312-313
アミトリプチリン　215
p-アミノ安息香酸　243
アミノ酸抱合　75-76
9-アミノテトラヒドロアクリジン（THA）　193
γ-アミノ酪酸（GABA）　201-202,220-222
アミロリド　336
アムリノン　326-327
アモバルビタール　235
アラキドン酸カスケード　246-249
アルギニンからの一酸化窒素の生成　207-208
アルコール脱水素酵素　71
アルツハイマー病　192-193
アルドステロン拮抗薬　333-336
アルドステロン誘導タンパク質　334
アルファプロジン　261
アルブミン　39
アレコリン　177
アレルギー　339-345
　　――とヒスタミンH$_1$受容体　342-343
アレルギー反応
　　ヒスタミンに由来する――

340-341
アレルゲン 341
アンギオテンシノーゲン 286
アンギオテンシン変換酵素
　　　（ACE）286
アンギオテンシン変換酵素阻害
　　薬 293-294,327
アンギオテンシン類 286-287
安息香酸 69,75-76
アンフェタミン 158-159
　　──の長期使用 42
安眠 230

【い】
イオンチャンネル 28-29
　　伝達物質作動性── 29
胃からの薬物吸収 36
閾用量 104
胃酸分泌過多 350-355
イソニアジド 78
イソフルラン 274
依存性 268-269
痛み 239-240,254
　　──の閾値 239
　　──の発生と認知 242
一次消失速度論 50-52
胃腸の生理学 350-351
一酸化窒素 207-208
イノシトール 1,3,5-三リン酸 201
イノシトールリン酸代謝経路 219
イブプロフェン 248,250
イプラトロピウム 347
イプリンドール 216
胃壁コーティング薬 354-355
イミダゾリン類 159-160
イミプラミン 215
飲作用 34
インターカレーション 82-84
インターロイキン 349
インドメタシン 248-250

【う】
うっ血性心不全 321-327

──の病因学 321
──の薬物療法 322-337
うつ病　──→抗うつ薬
ウロキナーゼ 304
運動神経の分類 130-132

【え】
エイコサノイド 246
AMPA受容体 203
エコチオフェート 183
エスタゾラム 232-233
エステルとアミドの加水分解型
　　開裂 73-74
エタクリン酸 333
エタノール 67,71,230-231
エトクロルビノール 231-232
HMG-CoA 298-299
エトミデート 275-276
エドロホニウム 182
エナラプリラート 293
エナラプリル 293
NMDA（N-メチル-D-アスパラ
　　ギン酸）受容体 202-205
エピネフリン 146-148,152, 160-161
エピバチジン 179-180
エフェドリン 158-159
MPTP 261-262
エンケファリナーゼ 268
エンケファリン 209
炎症症候群 244-251
エンドモルフィン 267
エンドルフィン 209,257,266-269
エンフルラン 274

【お】
横紋筋 131-132
オキシカム 250
オピエートの定義 257
オピオイド 257-262,267-269
オピオイド薬物の拮抗薬 262-263
オメプラゾール 353-354

【か】
概日リズム 200
カイニン酸受容体 203
灰白質 127-128
回復のプロセス 134
化学受容引き金帯（CTZ）165
核アクセプター 334
下行脚 58,327
ガストリン 350
カタレプシー効果 213
活動電位 133
カテコールアミン類 147,152, 161
カテコール-O-メチル転移酵素
　　（COMT）149-150
カフェイン 336-337
カプサイシン 254
カプトプリル 293
ガラミン 187
カリウム保持性利尿薬 335-336
カルシウムチャンネル
　　筋線維の収縮に果す──の
　　　役割 315-317
カルシウムチャンネル遮断薬 314-317
カルバミルコリン 176-177
カルビドパ 168-169
カルビノールアミン代謝物 71
カルボン酸エステル 73
カルモジュリン 154
感覚運動皮質 213
還元 72
肝酵素 65-67,79
環状アデノシン 3',5'-一リン酸
　　──→サイクリックAMP
環状ヌクレオチドホスホジエス
　　テラーゼ 155
官能基化反応 68-74
肝ミクロソーム代謝 65
カンレノ酸カリウム 335
カンレノン 335-336

索 引

【き】

気管支拡張薬　347-349
気管支痙攣　347
気管支喘息　345-350
キサンチンアルカロイド　206,351
キサンチン類　336-337
拮抗作用
　　競合的——　93,111-112
　　非競合的——　93,111-112
拮抗薬　92-93
キニジン　308-310
気分安定薬　218-219
逆説睡眠　230
逆輸送系　332
逆流性食道炎　353
吸　収
　　——と消失　54
　　——とpH　35-37
　　——と輸送　35-41
　　——に影響を及ぼす因子　37
　　——における絨毛の役割　36-37
　　——部位　36-38,59-60
　　眼からの——　37-38
求心性神経　123
急速眼球運動睡眠　229-230
競合阻害薬　97
狭心症　313
　　——の薬物療法　317-320
強心配糖体　322-326
鏡像体　64,87-88
共有結合　85
共輸送系　331
局所麻酔薬　276-278
近位曲尿細管　58,327
筋収縮　314-317
筋線維　131-132,314-316
筋肉の分類　130-132

【く】

空費部位　81,101
クエン酸　62
クリアランス（CL）　48-49

グリシン　204-205
グリシン抱合体　75-76,244
グルクロン酸エーテル抱合体　244
グルクロン酸エステル抱合体　244
グルクロン酸抱合　75
グルタチオン　76,252
グルタチオン抱合　76
グルタミン酸　202-203
クロザピン　224
クロニジン　159-160,290
クロモリンナトリウム　349
クロルサリドン　288
クロルフェニラミン　345
クロルプロマジン　223-225
クロロチアジド　331-332

【け】

ケタミン　275
血圧の生理的調節　283-285
血液凝固の生理学　300-301
血液脳関門　41-43
血管運動の緊張　284
血管拡張薬　291-292
血漿タンパク質　39-41
　　——との結合　39-40
血漿糖タンパク質　40
血　清　301
血栓溶解薬　304

【こ】

抗うつ薬　214-218
抗炎症鎮痛薬　242-251
　　——の作用機序　247-249
　　——の副作用　249
　　非サリチレート系——　248,250-251
高カリウム血症　335
交感神経系　——→ノルアドレナリン作動系
交感神経遮断薬　164-165,288-291
交感性の興奮効果　139
抗凝血薬　40,66-67,301-304

抗狭心症薬　317-320
高血圧症　283-294
抗血小板薬　304-305
高脂血症／アテローム性動脈硬化症　294-299
高親和系
　　Na^+を必要とする——　172
　　抗精神病薬　196,222-225
向精神薬　196
酵　素
　　薬物受容体としての——　95-99
構造Rs　155-156
構造特異的薬物　88-89
構造非特異的薬物　88-89
梗　塞　299
酵素阻害のタイプ　95-96
酵素阻害薬　95-99
酵素的な血液脳関門　41
酵素反応速度論　96-97
酵素誘導　66-67
抗　体　340-341
抗トロンビンⅢ　301-302
勾配比検定　107
抗不安薬　220-222
抗不整脈薬　308-313
興奮期　273
高密度リポタンパク質（HDL）　295-296
抗ムスカリン薬　——→ムスカリン受容体遮断薬
効　力　91-92
コカイン　218,277-278
呼吸困難　321
呼吸麻痺期　273
呼気を介した薬物の排泄　62
黒質線条体路　165
口腔カンジダ症　349
コチニン　178-179
コデイン　258-259
コハク酸ヘミアルデヒド　202
固有活量　90-92
コリンアセチル転移酵素　172
コリンエステラーゼ阻害薬

369

180-184
コリン作動性神経系　→副交感神経系
コリン作動性神経終末　172-174
コリン作動性線維　142-143
コリン作動薬
　　間接作用型──　180-184
コレスチラミン　297
コレステロール　30
混合阻害薬　95
昆虫フェロモン　89
コンパートメント　47-48,50,52
コンビナトリアル化学　103

【さ】
サイクリックAMP　154-157, 200-201,205-206,326-327,347,350
最高血中濃度（Y_{max}）　54
最高血中濃度到達時間（t_{max}）　54
最小肺胞内濃度（MAC）　272
催眠薬　229-237
酢　酸　71-72
サクシニルコリン　73,77,188-189
作動薬　89-95
サブスタンスP　242,268
サリチルアミド　243-244
サリチル酸　243-244
サリチル酸メチル　243-244
サリチレート系薬物　242-244
サリドマイド　64
サリン　183
酸　化　68-72
三環系抗うつ薬　214-216
三硝酸グリセリン　73-74,318-320
酸性度と塩基性度　35-36
酸性薬物の結合性　40
3点取付け仮説　87-88
散　瞳　190

【し】

ジアシルグリセロール　201
ジアゼパム　220,276
ジイソプロピルフルオロリン酸（DFP）　183
Gタンパク質　155-157
ジェムフィブロジル　297-298
弛緩性麻痺　186-189
ジギタリス受容体　323-324
ジギタリス配糖体　322
ジギトキシン　322,325-326
糸球体網　57
糸球体濾過　57-59
止　血　300
ジゴキシン　322,325-326
自己受容体　→シナプス前受容体
自殺基質　98-99
指数関数的消失　51
ジスルフィラム　71-72
悉無的反応　106
自動微量合成　103
シナプス　124,136-140
シナプス間隙　136
シナプス後受容体　141-142
シナプス小頭　136,138,141
シナプス小胞　136
シナプス前受容体　141-142
ジヒドロキシフェニルアラニン
　　→ドパ
ジヒドロキシフェニル酢酸　165
ジフェンヒドラミン　344
シメチジン　352
重症筋無力症　185
終　板　132
絨　毛　36-38
受動拡散　33
受容体　81
　　──の化学的性質　82-84
　　──の単離　82
　　──の不斉性　87-88
受容体部位　81-82
シュレム管　185
消化性潰瘍　351-355
上行脚　58,327

硝酸エステル類
　　抗狭心症作用をもつ──　318
脂溶性分子　44,59-60,271
小腸からの吸収　36-37
小　脳　125
小胞体　65
初回通過効果　66
触媒能力　96,98
自律神経系　139-143
ジルチアゼム　317
侵害受容　239
心筋虚血　313-320
　　──の病理学と病因学　313-317
心筋梗塞　299-305
腎クリアランス（CL_r）　48
神経ガス　183
神経幹　123-124
神経筋遮断薬　186-189
神経筋接合部　132
神経系の解剖学的構造と機能　123-135
神経細胞　123-124
神経遮断薬　→抗精神病薬
神経調整物質　205
神経終末　145-146,164,172-174
神経症　195-196
神経節　140
神経節遮断薬　186
神経線維
　　分極した──　132-133
神経伝達物質の生化学と生理学　196-211
神経の種類　123,130-132
神経ペプチド　→ペプチド系神経伝達物質
神経インパルスの伝達　136-139
心室細動　307
親水性　34-35,344
腎　臓　57-61
　　──の解剖学的構造と生理学　327-328

索 引

腎臓外排泄経路
　　薬物とその代謝物の―― 61-62
心臓の解剖学的構造と生理機能 281-283
心拍出量　283
心房細動　307
心房粗動　307
信頼区間　110-111
親和性　90-92
親和性(結合)試験　101-104

【す】
随意筋　131-132
随意神経　130,132
水銀利尿薬　331
髄　鞘　134-135
錐体外路　211,213
錐体外路性効果　168,225
錐体路　211,213
睡眠のタイプ　229-230
スクラルファート　354-355
スコポラミン　――→ヒヨスチン
ステロイド受容体の一般的なモデル　334
ストレプトキナーゼ　304
スピード　159
スピロノラクトン　335-336
スルファニルアミド　63

【せ】
正向反射　114
静止電位　133
精神安定薬　196
精神病　195-196
精神分裂病　195
性腺ステロイドホルモン類　207
生体反応の定量化　104-107
生体膜　25-30
生物学的半減期　52-53
生物学的利用能　47,66
　　経口投与と――　66
　　静脈内投与と――　47,66
生物検定法

相対――　105-107
　　分析希釈――　105
脊　髄　127-129,140
セコバルビタール　235
セロトニン（5-HT）　197-200
セロトニン受容体　200-201,273
遷移状態類似体　97-98
全身性アシドーシス　329
全身麻酔　229-230
　　――の段階　273
全身麻酔薬　271-276
　　吸入――　271-274
　　静脈――　275-276
　　――の理論　272-273

【そ】
躁うつ病　195
相加平均用量　110
相乗平均用量　110
早発痴呆　195
50%阻害濃度（IC_{50}）　111
塞栓症　299
速度論のタイプ　34
組織耐性　237
組織プラスミノーゲン活性化因子　304
疎水結合　85-87
疎水性　34-35

【た】
代　謝
　　初回通過――　66
　　生体異物の――　57
　　メタノールの――　72
代謝酵素の阻害
　　薬物による――　67-68
代謝的結果
　　望ましくない――　62-63
耐　性　237,268-269
　　オピオイドと鎮痛ペプチドの――　268-269
胎内暴露　43
第二メッセンジャー　155-156
大脳辺縁系　211-212

ダイノルフィン　209-210,266-267
胎盤膜を横切る輸送　43
第四級アンモニウム化合物　37
タキキニン　208
タキフィラキシー　108
タクリン　193
多元筋　131-132
多数回投与半減期　53
N-脱エチル化代謝物　311
脱分極　133-135
タブン　183
多毛症　292
炭酸脱水酵素　329-330

【ち】
チアジド系利尿薬　331-332
チーズ症候群　67
チオチキセン　223
チオバルビツレート　236
知覚神経　123-124
蓄　積　109-110
致死合成　62
致死量　116,118
50%致死量（LD_{50}）　110,115-116
遅発性ジスキネジア　225
中間密度リポタンパク質（IDL）　295-296
中枢神経系（CNS）　125,195-211
超低密度リポタンパク質（VLDL）　295-298
貯蔵部位
　　薬物とその代謝物の――　44
チラミン　68
治療係数　116-118
治療比　――→治療係数
鎮痙薬　189
鎮静薬　229-237
鎮　痛　239-240
鎮痛受容体　263-265
　　――の内因性作動薬　265-

371

267
鎮痛薬　239-254,257-269
　　　　コールタール──　251-253
　　　　──の効力評価　240-242
　　　　非麻薬性──　242-254

【つ】
痛覚脱失期　273
d-ツボクラリン　187-189

【て】
DNA　82-84
T細胞　339-340
定常状態　53
低密度リポタンパク質（LDL）　295-299
テールフリック法　240
テオフィリン　336-337,347-348
デカメトニウム　188
デキストロメトルファン　260
デスオキシエフェドリン　71
デスカルボキシプロトロンビン　303
デスフルラン　274
テトラカイン　276-277
テトラサイクリン系抗生物質　37
デプレニル　217-218
テルフェナジン　344-345
天井用量　104

【と】
糖質コルチコイド　348-349
動物スクリーニング
　　　　向精神薬候補の──　211-214
洞房結節（S-A結節）　283,307-308
投与量と作用持続時間　51
ドキセピン　215
ドキソルビシン　→アドリアマイシン
ドパ　167-169,192

ドパミン作動系　165-169
ドパミン受容体　166
トラゾリン　161-162
トランキライザー　196
トリアムシノロンアセトニド　348
トリアムテレン　336
トリクロロエタノール　72
トリフルオロアラニン　99
トリフルプロマジン　223
トリペレナミン　265,345
トリメチルアミン　70
トリメチルアミンオキシド　70
トルエン　69
トロンビン　300-301
トロンボキサン　246

【な】
内因性鎮痛物質　269
内臓筋　131-132
ナス科アルカロイド　190
ナトリウムチャンネル　28
ナドロール　290
ナファゾリン　159-160
ナプロキセン　248,250
ナルトレキソン　263
ナロキソン　263
ナロルフィン　262-263
難溶性代謝物　63

【に】
ニコチン　175,178-179
ニコチン受容体　175-176
ニコチン受容体刺激薬　→ニコチン様作動薬
ニコチン受容体遮断薬　186-189
ニコチン様作動薬　178-180
　　　　──の今後の治療的用途　179-180
二酸代謝物　78
二重盲交差試験法　241
二硝酸イソソルビド　318-320
ニトログリセリン　→三硝酸グリセリン

ニトロソニウムイオン　207
ニトロソベンゼン　70,72
ニトロプルシドナトリウム　292
ニトロベンゼン　72
ニフェジピン　317
尿細管再吸収　59-61
　　　　──に及ぼすpHの影響　61
尿細管分泌　60
尿細管能動輸送機構　329
尿の生成　327-328
認知機能不全　192-193
認識部位　81

【ね】
ネオスチグミン　183
ネフロン　57-58

【の】
脳脊髄液（CSF）　127
能動輸送　33-34
濃度とクリアランスの関係　49
脳の解剖学的構造と機能　125-126,129,211-213
ノルアドレナリン　→ノルエピネフリン
ノルアドレナリン作動系　145-165
ノルアドレナリン作動性神経伝達物質　146-150
　　　　──の酵素的不活性化　148-150
　　　　──の生合成　146-148
ノルアドレナリン作動性節後神経終末　145-146
ノルアドレナリン作動性線維　142
ノルエピネフリン　142,145-149,197-198
　　　　神経終末における──の枯渇　164-165
　　　　──の生合成経路　146-147

索　引

──の代謝的運命　149

【は】
パーキンソン症候群　166-169
パーフォリン　339
白　質　127
白血球　──→リンパ球
発　酵　68
馬尿酸　75-76
ハプテン　340
パラアルデヒド　231-232
パラノイア　195
バルビタール　234-235
バルビツレート類　233-237
ハロタン　273-274
ハロペリドール　223
反射弓　128
半速濃度（K_m）　55

【ひ】
pH　35-37,41-42
pK_a　35,41
被害妄想　──→パラノイア
非競合阻害薬　97
ヒスタミン　206-207,340-344
ヒスタミンH_1受容体　342
ヒスタミンH_1受容体拮抗薬　343-345
ヒスタミンH_2受容体拮抗薬　352
ビスマス化合物　352
ビタミンK　300,302-304
ヒドラジド窒素原子　78
5-ヒドロキシインドール酢酸　197,199
5-ヒドロキシトリプタミン（5-HT）──→セロトニン
5-ヒドロキシトリプトファン　199
ヒドロキシル化　70
ヒドロキシル化代謝物　69
ヒドロクロロチアジド　288,331-332
ヒドロコドン　260

ヒドロモルホン　260
肥満細胞　341
ヒヨスチアミン　190-192
　　──のラセミ体　──→アトロピン
ヒヨスチン　190-192
ピリドスチグミン　183
ピレンゼピン　191
ピロカルピン　177
ピロキシカム　248,250
ピンドロール　290
頻　脈　321

【ふ】
不　安　──→抗不安薬
フィゾスチグミン　182
フィブリノーゲン　300-301
フィブリン安定化因子　300-301
フィブリンの繊条　300-301
フィブリンモノマー　300-301
フェナセチン　70,251
フェニルアセトン　71
フェニルアラニン　151
フェニルケトン体　151
フェニルケトン尿症　151
フェニル乳酸　151
フェニルヒドロキシルアミン　70,72
フェニルピルビン酸　151
フェニレフリン　158-159
フェノール　75
フェノキシベンザミン　161-162
フェノバルビタール　66-67,234-235
フェンシクリジン（PCP）　204-205
フェンタニール　275-276
フェントラミン　161-162
不完全作動薬　94,176-178
副交感神経系　130-131,142-143
副交感性の興奮効果　139
複合吸収消失モデル　54

副作用　82
不随意筋　──→平滑筋
ブスピロン　222
不整脈　307-313
　　──の病理学　307-308
　　──の薬物療法　308-313
二日酔い　233-234
負のフィードバック機構　142
ブホテニン　197-199
ブラジキニン　242,293-294
プラスミノーゲン　304
プラスミン　304
プラセボ　241-242
プラゾシン　162
フルオキセチン　215
フルオロクエン酸　62
フルオロ酢酸　62
フルラゼパム　232-233
ブレチリウム　312-313
プレドニゾン　348
プロカイン　73,276-277,310-311
プロカインアミド　310-311
プロスタグランジン　245-247
フロセミド　333
プロトリプチリン　215
プロトロンビン　300-301,303
プロトロンビン時間　304
プロビット　113
プロプラノロール　162-163,290-291,312
プロベネシド　60
プロポフォル　275-276
プロメタジン　345
分配係数　35
分布容積（V_d）　49-50
　　定常状態──（V_{ss}）　50
糞便への薬物の排泄　61

【へ】
平滑筋　131-132
平均滞留時間
　　体内──（MRT）　53
　　中央コンパートメント──（MRTC）　53

373

平行線検定　107
ヘキサメトニウム　186
ベクロメタゾン　348
ベタネコール　177
ペニシリンG　→ベンジルペニシリン
ペプチド系神経伝達物質　208-210
ヘミアセタール代謝物　70
ヘミアミナール代謝物　71
ベラドンナ　190
ベラパミル　313,317
ヘロイン　258-259
変時作用　284
ベンジルアルコール　69
ベンジルペニシリン　60
ベンゾカイン　277-278
ベンゾジアゼピン（BZD）受容体　220-222
ベンゾジアゼピン類　220-222, 232-233
ペンタゾシン　264-265
ペントバルビタール　235
変力作用　284
変量的反応　106
ヘンレ係蹄　58,327

【ほ】
芳香族ニトロ化合物　72
抱合反応　74-76
抱水クロラール　72,231
ホスファチジルイノシトール4,5-二リン酸（PIP）　219
ホスホジエステラーゼ　206,326
補体系　341
ホットプレート法　240
ホモバニリン酸　165

【ま】
膜　25-30
　　──の構造　25-28
　　──の脂質二重層モデル　27-28,30

膜透過
　　有機分子の──　33-34
末梢神経　128
麻　薬　257
マラチオン　77-78

【み】
ミオシン　314-316
ミカエリス定数（K_m）　96
ミカエリス-メンテンの式　96
ミクロソーム　65
ミクロソーム酵素　65
水
　　──の構造　31-32
　　──の体内分布　48
　　──の薬理学的意義　31-32
　　──の揺動クラスターモデル　31-32
水溶解度　35
ミノキシジル　291-292
ミルリノン　326-327

【む】
ムスカリン　175
ムスカリン受容体　175-176
ムスカリン受容体刺激薬　→ムスカリン様作動薬
ムスカリン受容体遮断薬　189-192, 351
　　──の中枢作用　191-192
　　──の末梢作用　189-191
ムスカリン様作動薬　176-178, 184-185

【め】
メカミルアミン　186
メキシレチン　312
メサドン　261
メチオニンエンケファリン　266-267
N^1-メチルイミダゾール-4-酢酸　342-343
α-メチルドパ　289
α-メチルドパミン　289

α-メチルノルエピネフリン　289
N^1-メチルヒスタミン　342-343
メチルフェニデート　161
メトプロロール　163,291
メトポン　260
メバロン酸　298-299
メフェナム酸　248,250
メプロバメート　69-70
メペリジン　73-74,261
メラトニン　199-200
メラルリド　331
免疫応答　339-340

【も】
網様体賦活系（RAS）　211, 214,224
もだえ試験　240
モノアミン酸化酵素（MAO）　148-149,199,262, 342-343
モノアミン酸化酵素阻害薬　217
モリンドン　223
モルヒネ　75,79,111-112,257-269

【や】
薬　物
　　──の効能　25
　　──の作用　25
　　──の分布　39
　　──の溶出　33
薬物結合部位　81
薬物作用
　　──の占有理論　89-92
　　──の速度理論　92-93
薬物-受容体相互作用　84-87
薬物代謝
　　生体内──　65-68
　　第Ⅰ相──（官能基化反応）　68-74
　　第Ⅱ相──（抱合反応）　74-76
　　──の遺伝的変異　77-79

索引

──の化学的側面　68-76
──の性差　79
──の動物種差　77
──の年齢差　79
薬物動態学　47-55
薬物動態耐性　67
薬物-薬物相互作用　39
薬理学の定義　25
薬理試験　101-119
　　──の種類と用途　105-107

【ゆ】

有機リン化合物　183-184
有効性　──>固有活量
　　負の──　95
有効量　110-111,116,118
50％有効量（ED_{50}）　110-111,115-116,118
有窓性毛細血管　57
誘導適合　94
輸　送　35,43,48

【よ】

溶解度　35
溶出速度　33
用量の数値表現　118-119
用量-反応曲線　104,110,116-118
四硝酸エリスリチル　318-320
四硝酸ペンタエリスリトール　318-320

【ら】

ライ症候群　249
ラニチジン　352
ラベタロール　163-164
ランビエ絞輪　135

【り】

リシノプリル　293
リチウムカチオン　219
リドカイン　276-277,311
利尿機序　328-337
利尿薬　288,327-337
　　酸塩基平衡を変化させる──　329-330
　　尿細管輸送機構を変化させる──　330-337
リポタンパク質　295-296
硫酸抱合　75
流動モザイクモデル　29-30,272
リン脂質　26-30
　　──のアルキル鎖　30
　　──の構造　26-27
リン脂質二重層モデル　──>膜の脂質二重層モデル
リンパ球　339
リンホカイン　339

【れ】

レセルピン　164-165
レニン-アンギオテンシン系　286-287
レバロルファン　263
レボルファノール　260
レム睡眠　──>急速眼球運動睡眠

【ろ】

ロイコトリエン　246
ロイシンエンケファリン　266-267
ロサルタン　294
ロバスタチン　298-299
ロベリン　179-180

【わ】

ワルファリン　40,302-303

375

【訳者紹介】
江崎俊之(えさき・としゆき)
1970年　京都大学薬学部卒業
1975年　京都大学大学院薬学研究科博士課程終了
現　在　江崎ゴム㈱医薬研究室室長
　　　　中京大学教養部非常勤講師
　　　　科学技術振興事業団永年協力抄録員
専　攻　理論医薬化学
訳　書　『定量薬物設計法』(地人書館, 1980)
　　　　『リチャーズ量子薬理学』(地人書館, 1986)
　　　　『コンピュータ分子薬理学』(地人書館, 1991)
　　　　『分子モデリング』(地人書館, 1998)
ニューヨーク科学アカデミー会員, 京都大学薬学博士
住　所　〒453-0821 名古屋市中村区大宮町1-7

化学者のための薬理学

2001年6月15日　初版第1刷　©

著　者　J. G. キャノン
訳　者　江崎俊之
発行者　上條　宰
発行所　株式会社**地人書館**
　　　　〒162-0835　東京都新宿区中町15
　　　　電話　03-3235-4422　　FAX 03-3235-8984
　　　　URL　http://www.chijinshokan.co.jp
　　　　e-mail　KYY02177@nifty.ne.jp
　　　　郵便振替口座　00160-6-1532
印刷所　モリモト印刷㈱
製本所　カナメブックス

Printed in Japan
ISBN4-8052-0686-1 C3047